Christof Schnürer

Mehr Luft

Atemwegserkrankungen verstehen und überwinden

Asthma bronchiale
Allergie
COPD
Rhino-Sinusitis

aethera®

Ein wichtiger Hinweis

Sämtliche Angaben und Empfehlungen in diesem Buch wurden mit größter Sorgfalt überprüft und in Übereinstimmung mit dem neuesten Wissensstand erarbeitet. Bei Heilmittel- oder Therapieempfehlungen handelt es sich um eine subjektive Auswahl ohne Anspruch auf Vollständigkeit, in der sich die Verordnungspraxis des Autors spiegelt. Die Nennung von Handelsnamen oder Warenbezeichnungen geschieht im Rahmen der allgemeinen Pressefreiheit ohne Rücksicht auf Erzeugerinteressen; eine Werbeabsicht ist damit keinesfalls verbunden.
Angaben zu Medikamenten und therapeutischen Maßnahmen erfolgen unter der Einschränkung, dass Angaben zu Dosierungen und Applikationen durch neue Erkenntnisse in der Forschung, klinische Erfahrungen und das sich verändernde Angebot an Präparaten dem Wandel der Zeit unterworfen sein können. Da auch menschliche Irrtümer oder Druckfehler nie ganz auszuschließen sind, wird für Anwendungs- und Dosierungshinweise sowie für die Wirkung der Präparate keine Gewähr übernommen.
Jeder Benutzer wird dringend aufgefordert, die Angaben in diesem Buch anhand der Herstellerinformationen auf dem Beipackzettel auf ihre Richtigkeit zu überprüfen und die dort gegebene Empfehlung für die Dosierung und Kontraindikationen zu beachten. Eine Haftung vonseiten des Autors oder des Verlags für Personen-, Sach- und Vermögensschäden ist ausgeschlossen.
Zu beachten ist des Weiteren, dass in Zweifelsfällen immer ein Arzt aufgesucht werden sollte, insbesondere wenn die Beschwerden über mehrere Tage andauern. Die Angaben in diesem Buch sind weder bestimmt noch geeignet, einen notwendigen Arztbesuch zu ersetzen.

Der Autor und der Verlag

1. Auflage 2006
aethera im Verlag Freies Geistesleben & Urachhaus GmbH
Landhausstraße 82, 70190 Stuttgart
Internet: www.aethera.de

ISBN 10: 3-7725-5038-X
ISBN 13: 978-3-7725-5038-6

Umschlagabbildungen:
links: © medicalpicture gmbh / rechts: © K. Jansch / Hintergrund: © Visipix.com
Umschlaggestaltung: U. Weismann
Druck: DZA Druckerei zu Altenburg, Altenburg

Inhalt

Grundlagen

Anhang

Vorwort

Leider nehmen auch Lungenerkrankungen dramatisch zu und gehören heute bereits zu den häufigsten Todesursachen.

Folgt nun der schleichenden Schädigung der Bäume und der weltweiten Abholzung unserer Urwälder – «der Lunge der Welt» – auch der langsame Untergang des «inneren Baumes» im Menschen?

Angesichts sich häufender Berichte über die Zunahme von angeblich oder tatsächlich bedrohlichen Krankheiten mag es inzwischen viele Menschen geben, die gegenüber solchen Botschaften abgestumpft sind. Da wird vor der Zeitbombe Fettleibigkeit und ihren vielfältigen Gesundheitsfolgen sowie einer dramatischen Zunahme der Zuckerkrankheit gewarnt, es werden Bluthochdruck, Herzinfarkt und Krebs als die großen «Killer» bezeichnet. Zudem schwebt das angebliche Damoklesschwert von Millionen alten, dementen und pflegebedürftigen Patienten über der Solidargemeinschaft. Und schließlich drohe der millionenfache Tod durch von Tieren übertragene «Superviren». Als wenn das alles nicht genug wäre, kehren außerdem auch alte Seuchen und bereits überwunden geglaubte Krankheiten wieder, werden die schärfsten Waffen gegen Infektionen – die Antibiotika – wirkungslos und, last but not least, sind neue Krankheiten wie AIDS und SARS dazugekommen.

Und wie stellt sich uns das Bild der medizinischen Wissenschaft heute dar? Zwei Gesichter trägt sie: einerseits die Überzeugung, dass technisch-medizinischer Fortschritt die meisten Krankheiten wird lindern oder sogar beseitigen können und dem Einzelnen ein immer längeres und leidfreies Leben bevorsteht. Andererseits die Erkenntnis, dass weltweit immer mehr Menschen an schweren chronischen Erkrankungen leiden und viele – heute und in Zukunft immer mehr – an akuten Krankheiten werden sterben müssen.

Eine seltsame Polarisierung zwischen Glücks- und Horrorszenarien breitet sich aus, die im Übrigen ein getreues Abbild sonstiger Zukunftsverheißungen zu sein scheint, die zwischen Klimakatastrophe, Verelendung großer Menschengruppen, globalem Wassernotstand, Energiekrise, Terrorismus, Kampf der Kulturen und ständigen, Glück verheißenden technischen Entwicklungen mit Besiedlung der Meere und ferner Planeten durch eine global vernetzte Menschheit hin und her oszillieren.

Nun, der eine mag dem einen, der andere dem anderen Extrem eher zugeneigt sein. Der Mensch wird sich aber entscheiden müssen, ob er allein auf den Glauben an fantastische Entwicklungen in Medizin und Technik setzen will, auf die Überzeugung, dass der Fortschritt es schon richten wird, oder ob er eher die Auffassung vertritt, dass jeder einzelnen Herausforderung mit aller Kraft und Erkenntnisarbeit begegnet werden muss.

Weltentwicklung, Klima- und Naturveränderungen, gesellschaftlicher Zerfall und nicht zuletzt epidemische Krankheiten sind im Grunde keine Zufälle. Nicht eine entgleisende, menschenfeindliche Natur, im «Roulett des Lebens» entstandene Kleinstlebewesen, nennen wir sie Bakterien, Viren oder Pilze, sind die eigentlichen Ursachen, sondern der Mensch selbst bildet den Nährboden, auf dem Krankheiten entstehen. Er ist es, der in ein sensibles und instabiles Gleichgewicht eingreift, die Bedingungen für Epidemien, für die meisten Krankheiten schafft und auch bestimmt, ob seine technischen Neuerungen neben Naturereignissen zu Katastrophen werden.

Gesundheit und Krankheit – das hat die Wissenschaft in den letzten Jahren erkannt – hängen großteils mit dem Lebensstil des Menschen und der Menschheit als «globalem Organismus» zusammen.

Mensch und Welt bilden eine Einheit. So ist jeder nicht nur für sich verantwortlich, sondern er gestaltet mit seinen Handlungen, seinen Erwartungen und Ansprüchen – nicht zuletzt auch mit seiner Anspruchshaltung gegenüber der Medizin – die Welt und ihre Zukunft.

Ein Gesetz erscheint mir dabei immer deutlicher: Wie eigentlich alle Dinge, so haben auch die meisten neuen Techniken, einschließlich der medizinischen, eine zweite, negative Seite – auch wenn Letztere manchmal erst viele Jahre später in Erscheinung tritt. Die Bilanz, gemessen an Nutzen und Risiken, ist zumeist ausgeglichen: Je größer der Nutzen, desto höher der Preis, die Gefahren. Das gilt, um Beispiele aus der Medizin herauszugreifen, für die «Wunderwaffen»

Antibiotika und Kortison, für die Röntgentechnik oder die Organtransplantationen. Dies wird auch für die neue Hoffnung in Medizin und Landwirtschaft, für die Gentechnik, gelten.

Betrachtet man aus einer solchen Perspektive die Heilkunde, so wird man bereit sein, über medizinische Konzepte nachzudenken, die nicht allein auf manipulierende Techniken, sondern auch auf die Stärkung menschlicher Eigenkräfte setzen. Man wird nach den Zusammenhängen zwischen Mensch und Welt forschen, um neue Ursachenmodelle und Therapieansätze zu entwickeln. Man wird sich vielleicht an eine Methode erinnern, die im 16. Jahrhundert der Wegbereiter einer exakten, naturbeobachtenden Medizin Theophrastus von Hohenheim, genannt Paracelsus, forderte: «Der Arzt muss lernen, in der Natur zu lesen.»

Auf diese Weise kann man jedoch zu Krankheitsvorstellungen und therapeutischen Konzepten kommen, die nicht immer deckungsgleich mit den Denkweisen in der heutigen Medizin sind.

In diesem Buch wird nun ein medizinisch-therapeutischer Ansatz beschrieben, der versucht, die vorgenannten Anregungen aufzunehmen und eine umfassende Sicht von Krankheit und Gesundheit für die Atemwegserkrankungen zu entwickeln. So wird der Leser schulmedizinische Forschungsergebnisse, Krankheitsvorstellungen und Standards genauso berücksichtigt finden wie ergänzende, die Schulmedizin erweiternde Gesichtspunkte und abweichende therapeutische Ansätze. – Denn erst aus der Zusammenschau verschiedener Perspektiven und Möglichkeiten lässt sich die für den individuellen Patienten angemessene Therapie finden.

Das Ziel jeder Heilkunst sollte die Anregung von Selbstheilungskräften sein. Dazu gehört jedoch ein Denkstil, der Selbstregulationsfähigkeiten in ein Therapiekonzept einbezieht, der solchen Kräften nachspürt und sie zu aktivieren vermag. Dies ist eine Sichtweise, die in der Schulmedizin meist nur wenig Berücksichtigung findet. Erst dort, wo Selbstregulationskräfte nicht mehr, noch nicht oder nicht ausreichend zu aktivieren sind, sollten Maßnahmen eingesetzt werden, die auf Unterdrückung von Krankheitssymptomen, auf Blockierung oder Ersatz von Körperfunktionen ausgerichtet sind. Dies ist oftmals in der Notfallmedizin, in solchen Situationen also, in denen die Eigenkräfte des Körpers darniederliegen, nötig und kann lebensrettend sein.

Der hier vorgestellte medizinisch-therapeutische Ansatz ist, nach der Überzeugung des Autors, kein abgeschlossenes Konzept. Nein, vieles mag noch hypothetisch sein, muss später genauer gefasst, vielleicht gar korrigiert werden. Man kann es bildhaft so sagen: Die Instrumente der Methode müssen im Feuer der Erfahrung noch gehärtet und am Wetzstein der wissenschaftlichen Auseinandersetzung weiter geschärft werden.

Das Anliegen dieses Ratgebers ist es, Betroffene anzuregen, sich an ihrer Krankheit zu schulen, ihre Therapien «kennen zu lernen» und zielgerichtet einzusetzen. Der Patient muss letztlich zum «Experten für seine Krankheit» werden, um Sinn, Nebenwirkungen und Wirksamkeit einer Therapie beurteilen zu können. Jenseits aller Konzepte und Überzeugungen der «Fachleute» wird nur der urteilsfähige Betroffene entscheiden können, ob ein Therapieweg für ihn der richtige und fruchtbare ist.

Christof Schnürer, Frühjahr 2006

Einführung

Dieses Buch soll demjenigen Rat und Hilfe geben, der an einer chronischen *Atemwegserkrankung* leidet und nach einem umfassenden Krankheitsverständnis und einem *ganzheitlichen, selbstbestimmenden Therapieansatz* sucht.

Fragen der Betroffenen nach Therapiemöglichkeiten

Hierbei stellt sich der Betroffene meist grundlegende Fragen: «Bin ich jetzt lebenslang von Medikamenten abhängig? Muss ich denn wirklich immer Kortison einnehmen? … Jetzt nehme ich schon alle vier Wochen ein Antibiotikum, habe schon alle durch, fühle mich immer schlechter und die Infekte kommen trotzdem immer wieder … Was kann ich zur Stärkung meines Immunsystems tun?»

Diese und ähnliche Fragen haben mich veranlasst, diesen Ratgeber zu schreiben. Es sind Fragen von Menschen, die an Atemnotanfällen, chronischem Husten, immer wiederkehrenden «Erkältungen», Schnupfen und Nasennebenhöhlenentzündungen und nicht selten an allem zusammen leiden.

Von der Zunahme asthmatischer Luftnotanfälle sind insbesondere Kinder und Jugendliche betroffen. Über asthmatische und asthmaähnliche Beschwerden klagen aber auch immer mehr ältere Menschen. Sie leiden an Krankheiten der Atemwege, die man heute unter dem Kürzel COPD zusammenfasst (erklärend siehe hierzu Seite 114). Unübersehbar ist zudem der deutliche Anstieg allergischer und nicht allergischer Erkrankungen der Nase- und ihrer Nebenhöhlen.

Erkrankungen der unteren und oberen Atemwege

Im Folgenden werden die Erkrankungen der unteren und der oberen Atemwege besprochen. Die unteren Atemwege bestehen aus dem Bronchialbaum, der Luftröhre (Trachea) und den sich vielfach verzweigenden Bronchien. Zu den oberen Atemwegen gehören die Nase mit ihren Nebenhöhlen und der Rachen.

Das *Asthma bronchiale* und die so genannte *COPD* sind die häufigsten Erkrankungen der unteren Atemwege. Sie stehen im Zentrum der Betrachtungen, wobei das Asthmaleiden den Ausgangspunkt bildet, von dem aus die anderen Erkrankungen beleuchtet werden.

Da Asthmaanfälle überwiegend durch so genannte Allergene ausgelöst werden, darf auch die Allergieproblematik in einer Besprechung des Asthmaleidens nicht fehlen.

Allergien und Nasenerkrankungen sind häufige Vorboten

Allergische Nies- und Schnupfenattacken *(allergische Rhinitis)*, ausgelöst durch Blütenpollen, Hausstaub, Schimmelpilze, Tierhaare u.a., sind oftmals Vorboten und/oder Begleiter eines Asthmaleidens. Der Laie bezeichnet dies zumeist als Heuschnupfen, die Ursachenvielfalt dabei außer Acht lassend. Sind die Auslöser allein Pflanzenpollen, so spricht man auch von einer *Pollinosis*.

Ein allergischer Schnupfen ist von ständigen «Erkältungen» oft nicht oder nicht mehr abzugrenzen und tritt auch ohne solche Auslöser auf. Man spricht dann von einer *chronischen Rhinitis* oder einer *Rhinitis vasomotorica*; wenn, wie das häufig der Fall ist, die Nasennebenhöhlen beteiligt sind, von einer *Rhino-Sinusitis,* die auch Thema dieses Buches ist.

Nasennebenhöhlenentzündung

Solch eine Rhino-Sinusitis kann auch hoch akut verlaufen und zu eitrigen Ansammlungen bis hin zu fieberhaften und bedrohlichen Vereiterungen der Nasennebenhöhlen führen. Chronifiziert das Geschehen, so entwickeln sich Krusten und Schwarten sowie narbige Verhärtungen. Die Betroffenen klagen über ständigen, teils eitrigen Schleimfluss sowie borkige, manchmal übel riechende, teils trockene und blutige Absonderungen aus der Nase.

Polypen, Gaumen- und Rachenmandeln

Sackartige Wucherungen, so genannte Schleimhautpolypen, können Begleiter, Verursacher oder Folge der vorgenannten Nasen- und Nebenhöhlenerkrankungen sein – das Krankheitsbild der *Polyposis nasi.* Als Ursache für eine Atembehinderung und Entzündungen der oberen Atemwege ist insbesondere im Kindesalter auch an Vergrößerungen der Rachen- *(Adenoide)* und Gaumenmandeln *(Tonsillen)* zu denken.

Im medizinischen Alltag zu wenig beachtet, ist die oben bereits genannte *COPD* häufig von einer chronischen Rhino-Sinusitis begleitet. Die COPD ist durch langsam zunehmende Kurzluftigkeit, aber auch durch anfallsweise Luftnot und Husten gekennzeichnet und nicht immer scharf von einem Asthma abzugrenzen; sie kann auch Folge- und Endzustand eines langjährigen Asthmaleidens sein.

COPD umfasst zwei Krankheitsbilder

Als COPD werden seit 2002 die «Chronisch obstruktive (= einengende) Bronchitis» und die Lungenüberblähung («Emphysem») zusammengefasst. Damit wurde ein aus dem Englischen stammendes Kürzel übernommen: Chronic Obstruktiv Pulmonary Disease = chronisch einengende Lungenerkrankungen. Man hat sich auf dieses Bezeichnung geeinigt, weil beide Krankheiten häufig nicht oder in fortgeschrittenen Stadien nicht mehr voneinander abgegrenzt werden können. Ob diese Zusammenfassung wirklich hilfreich ist und nicht zur Verwirrung der Patienten und manchmal auch der Ärzte beiträgt, kann man jedoch geteilter Meinung sein.

Rückfluss von Magensaft kann Asthma auslösen

Asthmatische Luftnotanfälle und/oder Hustenattacken können durch eine Störung des Magens, einen Rückfluss von saurem Mageninhalt in die Speiseröhre, ausgelöst werden. Dies ist ein Zusammenhang, der erst in den letzten Jahren in das Blickfeld geraten ist. Man spricht dann von einer Refluxassoziierten Überempfindlichkeit («Hyperreagibilität») der Atemwege oder einem *Refluxassoziiertem Asthma*. Die so genannte «Gastroösophageale Refluxkrankheit» (GERD) als Auslöser dieses Leidens gehört deswegen zum Reigen der Erkrankungen, die in der Behandlung von Luftnot- und Hustenanfällen nicht ohne Erwähnung bleiben darf.

Die ganzheitliche Betrachtung der Atemwege

Man mag einwenden, dass damit der Bogen für einen Ratgeber zu weit gespannt wurde. Es werden, so könnte ein Einwand lauten, ganz unterschiedliche Krankheiten, die darüber hinaus mehrere Fachbereiche der Medizin betreffen, in einen Topf geworfen.

Obere und untere Atemwege – ein einheitliches System

Es sei jedoch darauf hingewiesen, dass es sich um Krankheiten in einem System handelt, das eine gemeinsame Aufgabe hat: die Zuleitung der gereinigten, angefeuchteten und erwärmten Atemluft in die Lungenbläschen. Daher erscheint es sinnvoll, dieses System auch therapeutisch als Einheit zu betrachten, weil Störungen an einem Ort auch zu Irritationen in anderen Abschnitten führen können und die Erkrankungsneigung das ganze System betreffen.

Im Sinne einer ganzheitlichen Betrachtung – und diese ist ja Anliegen des vorliegenden Ratgebers – gilt es daher, die Einbindung der Atemwege und des Atemrhythmus in den Gesamtorganismus zu berücksichtigen.

Die Inhalte dieses Buches sind Essenz einer mehr als zwanzigjährigen intensiven Auseinandersetzung mit den genannten Erkrankungen.

Mitgeteilt wird das, was ich in der Begleitung von ungezählten Patienten im Krankenhaus und derzeit jährlich fast 3000 ambulanten Behandlungen erfahren und lernen durfte. Dabei handelte es sich in vielen Fällen um Krankheitsbilder, die sich im Rahmen einer konventionell-schulmedizinischen Therapie ständig verschlechtert hatten und daher die Betroffenen nach einem Ausweg suchen ließen.

In der Auseinandersetzung mit der Lebenswirklichkeit des einzelnen Kranken ist der hier vermittelte Therapieansatz entstanden. Die Patienten waren die Lehrmeister – sie sind die ungenannten Mitautoren.

Auf der Suche nach dem richtigen Weg für den individuellen, nicht selten verzweifelten Patienten haben mich die Anschauungen der Schulmedizin, ihre Forschungsfortschritte und ihre Begrenzungen ebenso intensiv beschäftigt wie die Möglichkeiten alternativer Verfahren.

Ansätze der Anthroposophischen Medizin

Besonders fruchtbar und hilfreich wurden mir dabei die Ansätze der *Anthroposophischen Medizin*. Ihr verdanke ich wesentliche Impulse zu neuen und im Laufe der Jahre immer erfolgreicheren Therapieansätzen.

Um dieses Buch für Betroffene zu einem praktischen Begleiter zu machen, wurde es u.a. in zwei Hauptteile gegliedert.

Der erste Teil beschäftigt sich mit den Grundlagen zum Verständnis der Erkrankung und ihrer Behandlung. Es werden die Voraussetzungen geschaffen für die Einsicht der im zweiten Teil geschilderten Krankheitsbilder und Therapien. Der erste Teil ist nicht nur die größere Herausforderung für den Leser, sondern er war es auch für den Autor selbst. Er hat ein höheres Maß an Sorgfalt beansprucht, weil hier Sichtweisen vermittelt werden, die den heute üblichen Denkmustern teilweise fremd sein dürften.

Mit dem ersten Teil sollen dem Leser auch Orientierungshilfen durch das Labyrinth der vielfältigen Therapieangebote unterschiedlicher Medizinsysteme gegeben werden. Er soll darüber hinaus angeregt werden, das vermittelte Menschen- und Weltbild in seine eigenen Anschauungen einordnen zu können.

Entzündungen sind auch Abgrenzungsprozesse

Einen besonderen Stellenwert hat in diesem ersten Teil die Beschäftigung mit der Fähigkeit des Menschen, «Grenzen» zu bilden. In diesem Abgrenzungsprozess zur Welt spielen Entzündungen eine wichtige Rolle. Das Ensemble im Orchester der Entzündung ist unser Immunsystem. Dieses wird aus einer ungewohnten phänomenologischen Perspektive betrachtet, um daraus neue Therapieverfahren abzuleiten.

Der «theoretisierende» Stil im ersten Teil mag den nach praktischen Hinweisen suchenden Leser zunächst weniger ansprechen. Der Autor hält die Ausführungen jedoch für unverzichtbar, wenn dem Anliegen Genüge getan werden soll, den Leser zum Selbstgestalter seiner Krankheit anzuregen.

Er folgt damit auch einem Grundanliegen der Anthroposophischen Medizin, die neben der unmittelbaren von Empathie getragenen Hilfe für den Menschen Entwicklungen und die Fähigkeiten des Individuums anregen will, in freiheitlicher Entscheidung den eigenen Weg zu finden.

Grundlagen

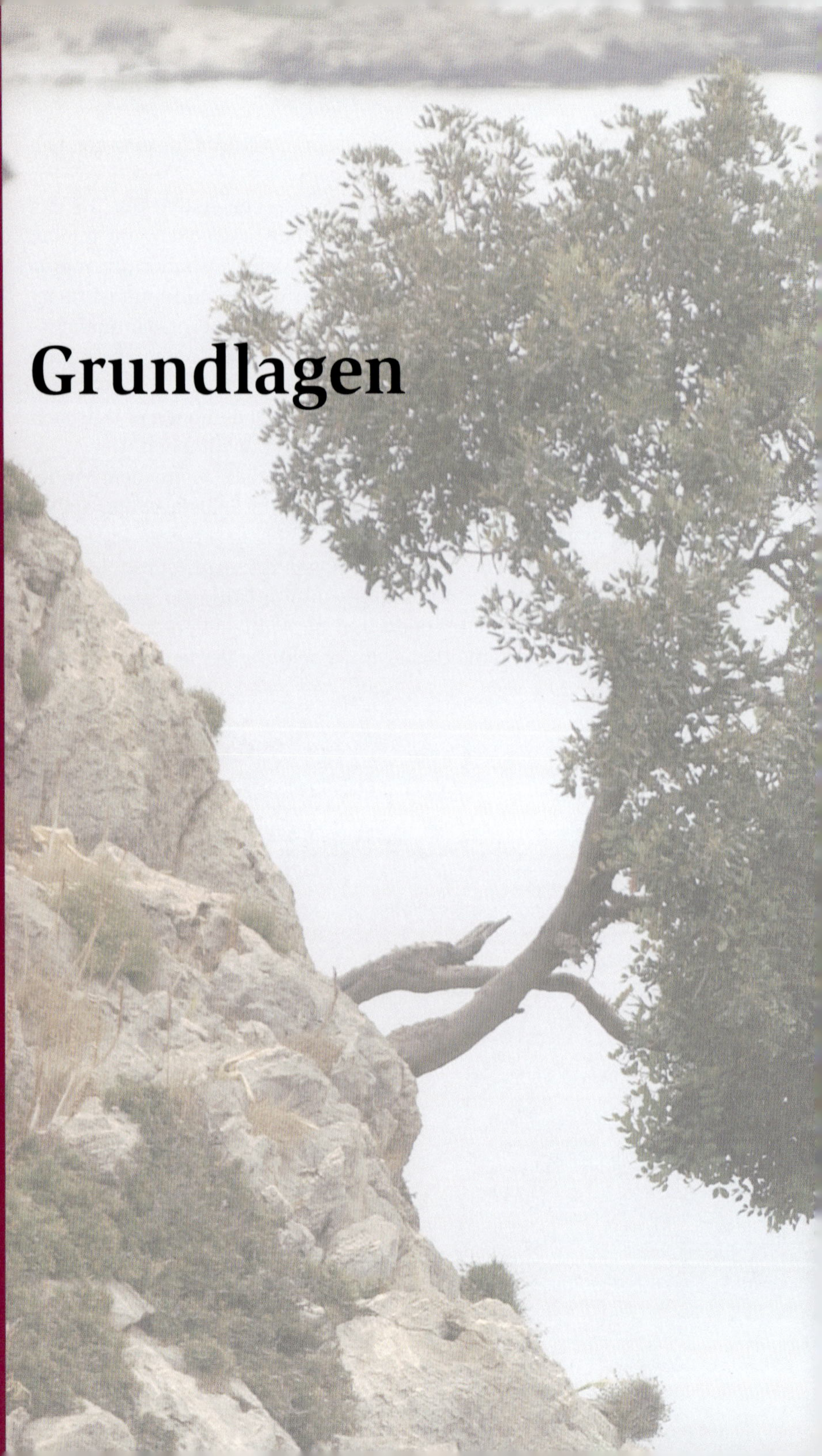

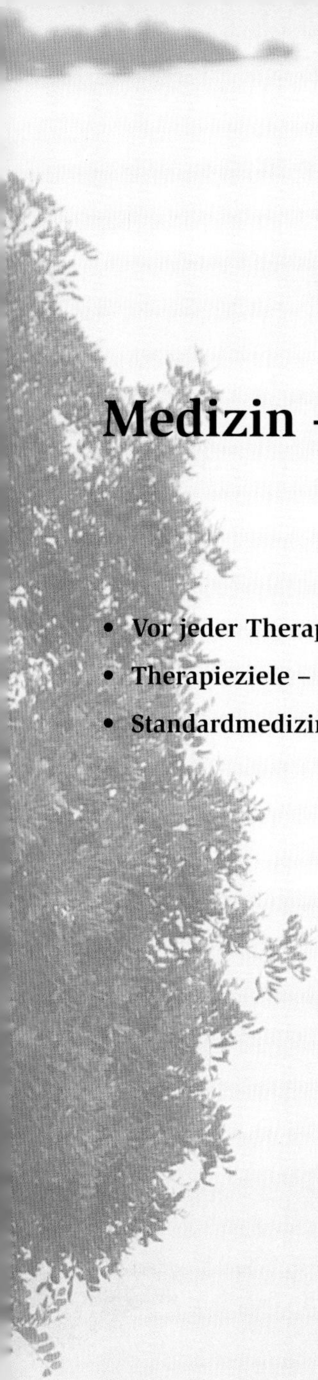

Medizin – Heilkunde – Heilkunst

- **Vor jeder Therapie steht die Erkenntnis**
- **Therapieziele – Lebensziele – Heilung**
- **Standardmedizin oder individuelle Therapie**

Vor jeder Therapie steht die Erkenntnis

Das Asthma bronchiale und die Allergien zeigen besonders in den westlich-industrialisierten Ländern einen dramatischen Anstieg. Man geht allein in Deutschland davon aus, dass bereits jedes zehnte bis achte Kind an Asthma leidet und jedes vierte an einer Allergie. Die COPD ist derzeit die fünfthäufigste Todesursache weltweit. Sie wird – setzt sich die Dynamik fort – im Jahre 2020 zur dritthäufigsten werden.

Ungeachtet intensiver Forschungen und einer Vielzahl neuer, durchaus erfolgreicher Therapien konnte der Anstieg der Atemwegserkrankungen bisher nicht gebremst werden. Im Gegenteil, er beschleunigt sich weiter.

Erfolgreiche Therapien ergeben sich aus komplexen Denkweisen

Die Ursachen sind vielfältig – und nur ein komplexes Denken dürfte in der Lage sein, diesen komplizierten Erkrankungen angemessen zu begegnen. Dazu ist die medizinische Wissenschaft aufgerufen. Aber nicht nur sie, auch die menschliche Gemeinschaft wird sich eine Fortsetzung der Anstiegsdynamik kaum leisten können. Der einzelne Betroffene wird ohnehin nicht umhinkommen, sich selbst, seine Erkrankung und seine Stellung zur Welt zu beobachten, wenn er lernen will, mit seiner Krankheit angemessen umzugehen.

➡ Der Mensch ist nun einmal dazu verurteilt, Hindernisse in seinem Leben zunächst mit Erkenntnis zu begegnen, wenn er sie überwinden will.

Wer an Luftnot und/oder schweren Allergien leidet, wird dies zweifellos als Lebenshindernis erleben. Die Krankheit zwingt ihn in eine Auseinandersetzung mit sich und der Welt – ob das dem einzelnen Menschen nun bewusst wird oder nicht.

Der Kranke wird seine Gewohnheiten, seine Wünsche und Ziele, seine Abneigungen und seine Beziehungen neu ordnen müssen. So wird mancher seinen Beruf verändern oder sogar aufgeben, ein anderer Reisen in bestimmte Regionen vermeiden müssen. Wieder anderen wird die Teilnahme an familiären und gesellschaftlichen Ereignissen erschwert oder gänzlich unmöglich.

➡ Krankheit bedeutet immer ein Stück Freiheitsverlust. Der Leib zwingt den Menschen in neue Abhängigkeiten.

Ohne Wissen über das, was zum Beispiel beim Asthma im Körper vor sich geht, ohne Kenntnis der Auslöser und Gründe für Verschlechterungen, ohne Wissen um die Medikamente, ihrer Wirkungen und Nebenwirkungen, bleibt der Betroffene Gefangener seines Leidens. Er wird sich abhängig fühlen von ärztlicher Hilfe und von fremdbestimmender, unverstandener Medizin.

Therapieziele – Lebensziele – Heilung

Krankheit kann auch Entwicklungschance sein

Das höchste Ziel jeder Therapie ist die Befreiung von einer Krankheit. Befreiung muss aber nicht mit Beseitigung gleichgesetzt werden. Befreiungen, Freiheitsräume können auch dann errungen werden, wenn der Mensch seine Krankheit zunehmend versteht, wenn er es lernt, mit seiner Krankheit umzugehen.

➡ Eine Krankheit, zunächst als Behinderung empfunden, kann zum Quell einer Stärkung werden und neue Räume erschließen.

Ein neuer Lebensstil, neue Perspektiven, andere Lebensumstände und ein anderer Umgang mit sich selbst können schließlich nicht nur zu erheblichen Verbesserungen, sondern auch zur «Überwindung» eines chronischen Leidens führen. Solche Einsichten sind im Umgang mit Kreislauferkrankungen, beispielsweise bei Bluthochdruck, bei der Verkalkung der Herzkranzgefäße oder bei Diabetes inzwischen unumstritten.

Hilfreich auf dem manchmal dornenreichen Weg der Überwindung kann die Vorstellung werden, dass man sich selbst das Lebenshindernis ausgesucht hat, um daran zu erstarken. Nicht fremde Einflüsse oder die moderne Abart mittelalterlicher «Dämonen», die Viren und Bakterien oder «ungerechte» Zufälle, sind dann die Ursachen für ein Leiden, sondern etwas, was mit mir selbst zu tun hat.

Das mag ein erster Aspekt auf der Suche nach den Ursachen für die Erkrankung im Individualfall sein und, betrachten wir dies vom

Einzelnen ausgehend auch für die gesamte Gesellschaft, für die weltweite Zunahme.

Standardmedizin oder individuelle Therapie

Leitlinien werden zunehmend zu Steuerungsinstrumenten

Anliegen dieses Buches ist es, den Leser nicht auf ein *therapeutisches System* oder gar auf einzelne Medikamente zu fixieren, sondern vielmehr in die Lage zu versetzen, sich ein eigenes Urteil zu bilden.

Es wird deswegen möglichst vermieden, so genannte «Therapiestandards» aufzuzeigen. Standards, heute in Form von *Leitlinien* auch für das Asthma und die COPD nachlesbar, können durchaus hilfreich sein, sie bergen aber die Gefahr, als unabänderliche Techniken missverstanden zu werden und die Lebenswirklichkeit des Einzelnen zu vernachlässigen.

Eine weitere Gefahr liegt darin, dass der gegenwärtig von Politik, Krankenkassen und Wissenschaft ausgeübte Standardisierungsdruck die «Heilkunst» zur Technik abzuwerten droht.

Heilkunst ist nicht nur eine Technik

Die Kunst des Heilens ist aber mehr als Technik. Kunst zeichnet sich gegenüber beliebig wiederholbarer Technik dadurch aus, dass sie *einmalig, geistesgegenwärtig* und *lebendig* ist. Eine «lebendige» Therapie nimmt Rücksicht auf die Lebenswirklichkeit, ist wandlungsfähig und passt sich den sich ändernden Lebensbedingungen des Individuums an. «Geistesgegenwärtig» ist eine Therapie, wenn sie im Dialog mit dem Patienten stets neu gesucht wird. Solch eine Therapie ist immer «einmalig», wie auch ein Kunstwerk stets einmalig ist.

➡ Jeder Patient hat Anspruch auf seine Therapie, jeder Arzt hat nicht nur das Recht, sondern die Pflicht zur ureigenen therapeutischen Handschrift.

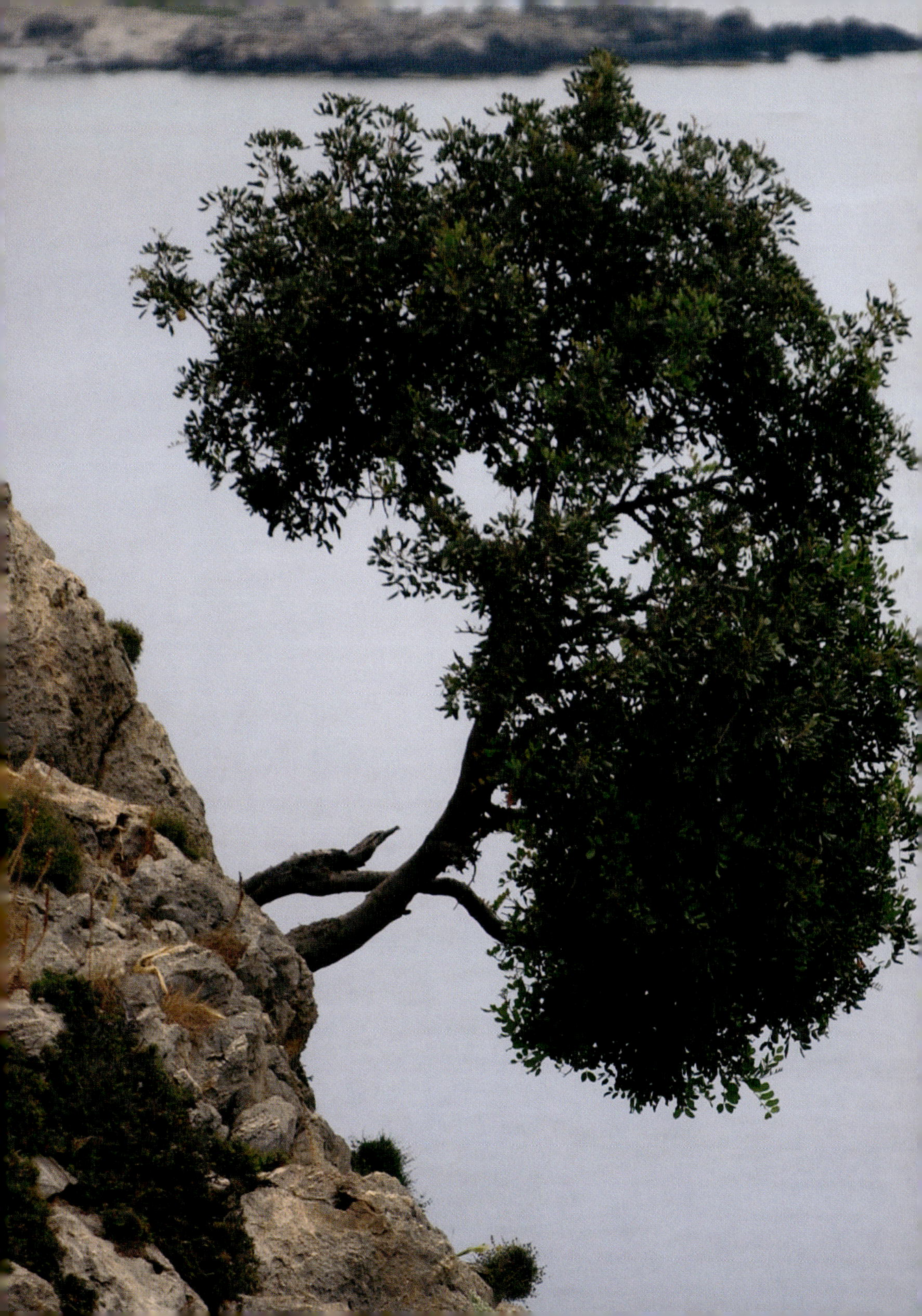

Therapiesysteme

- Therapiesuche
- Schul-, Alternativ- und Komplementärmedizin
- Salutogenese und Pathogenese
- Anthroposophische Medizin
- Kosten, Nutzen und Wissenschaftlichkeit einzelner Therapieformen

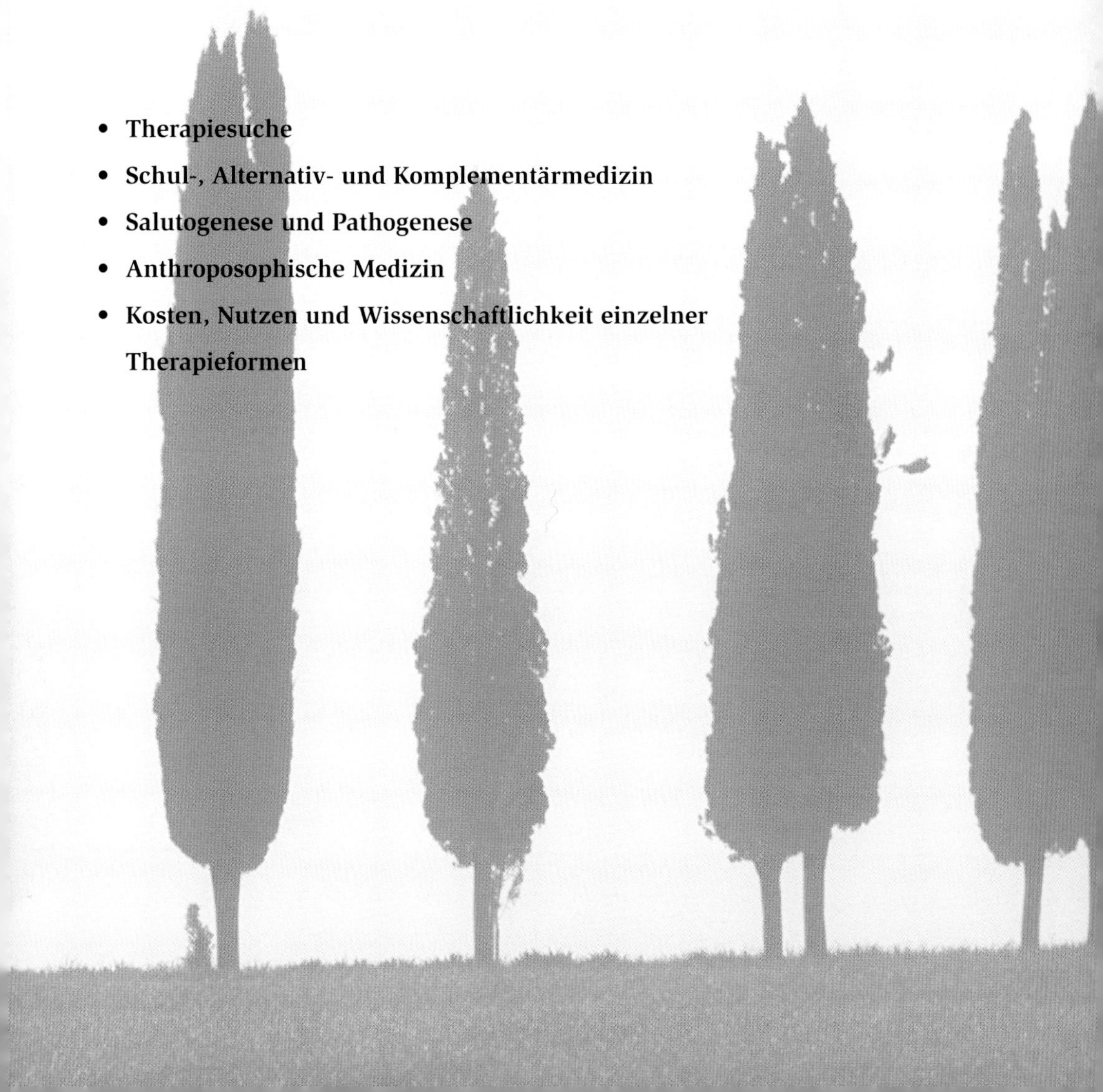

Therapiesuche

Im Dschungel der Therapieangebote

Es vergeht kaum eine Woche, ohne dass ein Patient nach meinem Urteil zu einer tatsächlich oder angeblich neuen Therapie fragt. Die Palette reicht von Nahrungsergänzungsstoffen, Wellness-Angeboten, Vitaminen, Mineralstoffen, «Orthomolekularer Therapie», «Immunstimulantien», «Bachblüten» bis hin zu schulmedizinischen Diagnosemethoden und Medikamenten.

Auf diesem verwirrenden Markt der Möglichkeiten finden sich neben sinnvollen Ansätzen auch solche, die mehr schaden als nützen – man findet Hochgelobte, die bald wieder verschwinden, und andere, die gut gemeinter Naivität oder einem noch besseren Geschäftsinn entstammen.

Derjenige, der die für ihn «richtige» Therapie oder zusätzliche Möglichkeiten zur Linderung seines Leidens sucht, sollte die Angebote zumindest einordnen können. Er sollte seine Auswahl sorgfältig prüfen. Dabei kann als Richtschnur gelten: Kostenintensive Therapien, sichere Heilungsversprechen und Universalheilmittel sollten genauso mit Vorsicht «genossen» werden, wie Ärzte und «Institute», bei denen der Verdienst an erster Stelle zu stehen scheint.

Im Nachfolgenden sollen zur Orientierung einige häufig verwendeten Begriffe und Therapiesysteme kurz erörtert werden.

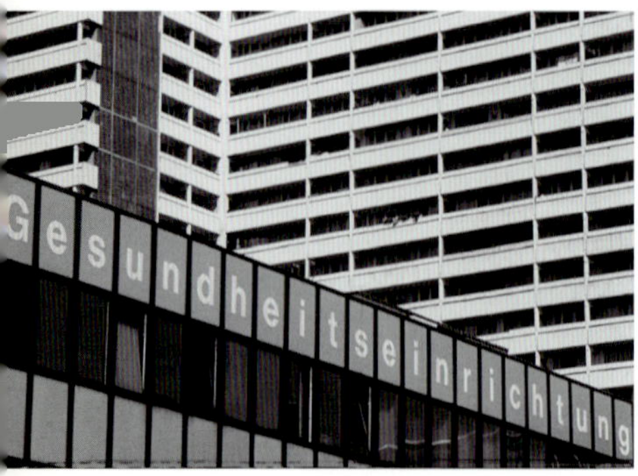

Schul-, Alternativ- und Komplementärmedizin

Alternativ- vs. Schulmedizin

Spricht man in medizinischen Hochschulen von «Alternativmedizin», so hat das meist einen abwertenden Beiklang, insbesondere dann, wenn sie als «Glaubens-» oder «Paramedizin» der Schulmedizin gegenübergestellt wird. In diesem Fall wird nur die Schulmedizin als rational begründbar und objektiv wirksam, eben als wissenschaftlich belegt, anerkannt.

In der Bevölkerung ist der Begriff «Alternativmedizin» dagegen mehrheitlich positiv belegt. Sie wird mit «ganzheitlich» und «natürlich» assoziiert und der Schulmedizin gegenübergestellt, in der der leidende Mensch auf ein krankes Organ reduziert werde. Letztere wird auch als «einseitig» empfunden, durch «Nebenwirkungen» belastet und übermäßig technisiert.

So werden von den Befürwortern und von den Gegnern die unterschiedlichen Therapien zumeist in einen Sammeltopf geworfen und mit dem Etikett «die Alternativen» oder «Naturheilkunde» versehen – entweder wird verdammt oder unkritisch hoch gelobt. Eine differenziertere und neutrale Betrachtung erscheint aber geboten, um Missverständnissen, Pauschalurteilen und irreführenden Verwendungen begegnen zu können.

Die Medizin, die an medizinischen Hochschulen gelehrt wird, belegt man mit den Begriffen «Schulmedizin» oder «Konventionelle Medizin».

Medizinsysteme, die – bis auf einige Ausnahmen – nicht an den Hochschulen gelehrt werden, kennzeichnet man als «schulmedizinisch nicht anerkannt» oder «unkonventionell».

Die verbindende Komplementärmedizin

Eine medizinische Handlungsweise, in der Schulmedizin und unkonventionelle Methoden miteinander kombiniert werden, wird mit dem Begriff «Komplementärmedizin» belegt.

Mit den Adjektiven «ganzheitlich» bzw. «holistisch» werden Heilsysteme oder medizinische Sichtweisen gekennzeichnet, die das Zusammenspiel von Körper, Seele und Geist sowie das soziale Umfeld (z.B. «Bio-Psycho-Soziales-Modell») als Grundlage für Krankheit und Gesundheit ansehen. Dabei sind diese Begriffe nicht genau definiert oder gar geschützt, sodass missbräuchlichen Anwendungen Tor und Tür geöffnet sind.

Naturheilverfahren

Unscharf und häufig missverständlich wird auch der Begriff «Naturheilverfahren» oder «Naturheilkunde» verwendet. Die Grenzen zu anderen Therapieverfahren sind fließend, und ein Patient, der einen Arzt mit der entsprechenden Zusatzbezeichnung aufsucht, wird nicht selten rein schulmedizinisch behandelt. Auch die «Phytotherapie» ist im medizinischen Alltag weder eindeutig zur Schulmedizin noch zu anderen Therapiesystemen abzugrenzen.

Phytotherapie

Phytotherapeutika sind Medikamente pflanzlichen Ursprungs, meist aus der «Volksheilkunde» tradierte Heilpflanzen, die schonend und «naturbelassen» zu Arzneien verarbeitet werden. Es sind somit *Gesamtauszüge* aus Pflanzen und sie bestehen aus einem Gemisch vieler, teilweise hunderter verschiedener Stoffe.

Isolierter Wirkstoff vs. Gesamtpflanze

Die Schulmedizin dagegen ist bemüht, aus den Gemischen pflanzlichen oder tierischen Ursprungs *einen* «Wirkstoff» zu isolieren. Er wird chemisch und pharmakologisch definiert und dann so weit wie möglich in gleich bleibender Qualität industriell gefertigt. Höchstes Ziel solcher pharmazeutischer Forschung ist es, ein Heilmittel so zu verändern, dass es stärker wirkt und besser verträglich ist als der natürliche Ausgangsstoff. Klassisches Modell eines solchen Arzneimittels: *Acetylsalicylsäure* (ASS, Aspirin®), ursprünglich aus der Weidenrinde (Salicylsäure) isoliert, wird sie heute – ein wenig verändert – als industrielle Massenware weltweit eingesetzt.

Ärzte, die die Zusatzbezeichnung «Naturheilverfahren» erworben haben, sind Schulmediziner, die mehr oder weniger umfangreich auch Phytotherapeutika einsetzen und darüber hinaus Kräuter, Tees, Bäder (Balneologie), ätherische Öle, Sole und Meerwasser, Kräuterwickel und -Auflagen, Abführmaßnahmen, «Darmreinigungen», kalte Güsse (z.B. Kneippsche Güsse), Bewegungstherapien und Diäten verordnen. Die aufwändigeren Anwendungen werden vorwiegend in Rehabilitations-, Kur- und Wellnesseinrichtungen eingesetzt. Die Denk- und Handlungsansätze zur Schulmedizin sind fließend.

Homöopathie

Die «Homöopathie» dagegen setzt sich in ihrem Ansatz von der Schulmedizin scharf ab. Homöopathische Arzneimittel werden aus Pflanzen, Salzen, Mineralien, Metallen und tierischen Ausgangsstoffen gewonnen. Diese werden extrem verdünnt, sodass Gift- oder Nebenwirkungen nicht zu erwarten sind. Großteils sind die Verdünnungen so hoch, dass nach dem heutigen naturwissenschaftlichen

Weltbild kein Molekül und somit auch keine Wirkungen mehr enthalten sein können. Nach den Vorstellungen der Homöopathen wird aber gerade durch das Verdünnungsverfahren die Wirksamkeit im Sinne des homöopathischen Therapieansatzes sogar verstärkt: Es wird von einer *Potenzierung* der Heilmittel gesprochen. Homöopathische Medikamente werden dementsprechend als «Potenzen» (D_x = Verdünnung in Zehnerschritten; C_x = Verdünnung in Hunderterschritten) verordnet.

Veerdünnung potenziert ein Heilmittel

Die Verordnung einer Arznei erfolgt nach der «Ähnlichkeitsregel»: Es wird der Stoff verwendet, der beim Gesunden in nicht verdünnter Form die Krankheitszeichen hervorruft, die man nun behandeln will.

Die «Traditionellen Heilformen» entstammen einem teilweise Jahrtausende alten Erfahrungsschatz. Die Übergänge zur Naturheilkunde (z.B. Tees, Kräuter, Reiztherapie) und zur so genannten «Volksheilkunde» sind fließend.

Traditionelle Heilformen

Die Akupunktur dürfte aus dem Reigen traditioneller Therapieverfahren am bekanntesten sein. Sie entstammt der «Traditionell Chinesischen Medizin» (TCM).

Die indisch-medizinische Tradition, besser bekannt als «Ayurveda», wird insbesondere im so genannten Wellnessbereich eingesetzt.

Vermehrte Aufmerksamkeit hat in den letzten Jahren auch die «Traditionelle Tibetische Medizin» (z.B. PADMA) erhalten.

Traditionelle Medizinsysteme können, soweit sie nicht nur geschäftsfördernd eingesetzt werden, sehr hilfreich sein. Die Tradition ist ihre Stärke, gleichzeitig aber auch ihre Schwäche: Begriffe und Denkansätze stammen aus uralten Kulturen; sie werden nur selten verstanden, sodass eine rationale Anwendung dem heutigen Menschen nur noch begrenzt möglich ist. Zu berücksichtigen ist auch, dass die Konfiguration des menschlichen Körpers – auf die die Traditionen abheben – und die Krankheitsbilder sich über die Jahrtausende verändert haben. Ein Blick in die Überlieferungen der chinesischen Kultur und die Begrifflichkeiten der chinesischen Medizin dürfte Hinweis genug sein auf völlig unterschiedlichen Denk- und Erlebensweisen der Kultur, aus der die TCM hervorgegangen ist.

Bei aller Hochachtung für den Erfahrungs- und Wahrheitswert traditioneller Medizinsysteme können diese deshalb nur begrenzt für den Westeuropäer anwendbar sein. Es erscheint mir aber sinnvoll, sich mit den Erfahrungen und Methoden der Traditionellen Medizin intensiv auseinander zu setzen.

Salutogenese und Pathogenese

Die Gesundheit stärken

Was versetzt den Menschen in die Lage, auch unter den schlechtesten hygienischen und sozialen Bedingungen, einer Vielzahl von krankmachenden Faktoren ausgesetzt, dennoch gesund zu bleiben?

Salutogenese

Ausgehend von dieser Bobachtung hat Aaron Antonovsky (1923–1994) den Begriff «Salutogenese» geprägt und ihn der «Pathogenese» gegenübergestellt.

Das pathogenetische Denkmodell ist der klassische Ansatz der heutigen Schulmedizin. Sie geht mit der Frage an den kranken Menschen heran, welche Ursache, welches «Pathogen» ihn krank macht. Sie beobachtet und beschreibt dementsprechend die krankhaften Abläufe (Pathophysiologie) und sucht nach Mitteln, den «Auslöser» zu beseitigen oder die krankhaften Abläufe zu unterbrechen. Beispiel: Bei einer akuten Bronchitis wird ein Bakterium im Schleim nachgewiesen, dieses wird demnach als Ursache angenommen und mit einer antibakteriellen Substanz (einem Antibiotikum) bekämpft.

Das salutogenetische Denkmodell fragt andersherum: Welche Bedingungen haben einem Bakterium die Möglichkeit gegeben, sich in den Bronchien auszubreiten, und wie kann ich den Körper in seinen Fähigkeiten so unterstützen, dass er in die Lage versetzt wird, Bakterien abzuwehren?

Die Selbstregulation anregen

Ziel der Salutogenese ist es, im Menschen die Selbstregulation anzuregen, die ihn vor Krankheiten schützt und gegebenenfalls eine Krankheit besser überwinden lässt.

Es erscheint nahe liegend, dass beide Perspektiven ihre Berechtigung haben und in einer Heilkunde ihren Stellenwert haben sollten. Man könnte sie als die zwei Seiten einer Medaille oder als die komplementäre Sichtweisen in einem zusammengehörigen Kräftesystem bezeichnen.

Anthroposophische Medizin

Eine Verbindung der einzelnen Therapieformen schaffen – und diese erweitern

Im Sinne der bisher besprochenen Begrifflichkeiten ist die Anthroposophische Medizin eine *Komplementärmedizin* mit einem *salutogenetisch ausgerichtetem Therapieansatz*.

Diese Definitionen erscheinen allerdings für die komplexe Wirklichkeit der «Anthroposophischen Medizin» zu kurz gegriffen und können Anlass zu Missverständnissen sein.

Ihre Begründer – Rudolf Steiner (1861–1925) und Ita Wegman (1876–1943) – intendierten mit der Anthroposophische Medizin eine *Erweiterung der Medizin*. Streng genommen kann man sie somit nicht dem Reigen «alternativer» Medizinsysteme zuordnen. Es wird eine Erweiterung angestrebt, die als Integration und nicht als Addition gemeint ist. Es geht also nicht um ein Nebeneinander von sich eigentlich fremden Medizinsystemen, sondern um *einheitsbildende Gesichtspunkte*. Für das konkrete Therapieangebot heißt das: Ausgehend von der individuellen Situation eines Patienten werden die Methoden der Schulmedizin entweder allein angewendet, durch alternative Verfahren ergänzt oder durch geeignetere Alternativen teilweise oder ganz ersetzt.

Um einen solchen Ansatz verantwortlich durchführen zu können, müssen vom Arzt nicht nur die Ansätze und Perspektiven der Anthroposophischen Medizin beherrscht werden, sondern es gilt: Derjenige, der Anthroposophische Medizin betreibt, muss die Schulmedizin besonders gut kennen, um sie so beurteilen zu können, dass er sie auch ohne Nachteile für den Patienten weglassen kann. Wenn beispielsweise ein Arzt bei einer Bronchitis keine Antibiotika einsetzt, so muss er nicht nur Alternativen anbieten können, sondern auch genau wissen, welchen Nutzen, welche potenziellen Risiken oder Nachteile das für den Patienten bringen kann und diesen entsprechend beraten.

Welche Vorstellungen kann man darüber hinaus mit dem Begriff «Erweiterung der Medizin» verbinden?

Blick auf das Detail und das Ganze

Die Methoden der Schulmedizin sind auf die Kräfte fokussiert, die unseren Organismus in den kleinsten Substanzzusammenhängen bestimmen (Zelle, molekulare und atomare Strukturen). Diese «mikroskopierende» Weltsicht ist durch eine «makroskopierende» Sichtweise zu erweitern, d.h. durch Methoden, die auf die Zusammenhänge zwischen Mensch und Welt und die geistig-seelischen Hintergründe ausgerichtet sind.

Nachfolgende Gesichtspunkte sollen das Bild abrunden:

1. Die Anthroposophischen Medizin ist weder ein in sich noch nach außen abgeschlossenes System. So werden nicht nur die Schulmedizin, sondern auch Naturheil- und Homöopathisierungsverfahren sowie volksheilkundliche Elemente und künstlerische Therapien einbezogen. Auch hier ist das Anliegen, die Therapien nicht beziehungslos nebeneinander zu stellen, sondern sie unter den einigenden Gesichtspunkten eines Menschenbildes (siehe dazu auch das nächste Kapitel) in ein Gesamtkonzept einzubinden.
2. Die anthroposophische Erweiterung der Medizin ist ein therapeutischer Ansatz, der noch an seinem Anfang steht; er birgt dementsprechend noch eine hohe Entwicklungsdynamik in sich, deren Selbstverständnis durch eine offene geistige Auseinandersetzung mit allen medizinischen Denkrichtungen definiert wird.
3. Ihr Grundanliegen ist es, einen freiheitlichen, individualisierenden, auf Entwicklung und Zukunft ausgerichteten therapeutischen Impuls in die Medizin hineinzutragen.

Da die Anthroposophische Medizin Grundlage für die in diesem Ratgeber beschriebenen Therapien ist, soll sie in ihren Grundzügen im nachfolgenden Kapitel skizziert werden.

Kosten, Nutzen und Wissenschaftlichkeit einzelner Therapieformen

Komplementäre Therapien erhöhen nicht zwangsläufig die Kosten

Alternativtherapien stehen heute unter zunehmendem Rechtfertigungsdruck. So manche Vertreter aus Wissenschaft, Krankenkassen und Politik vertreten die Auffassung, durch den Ausschluss der angeblich «wissenschaftlich nicht nachgewiesenen Therapien» könne ein Beitrag zur Kostendämpfung im Gesundheitswesen geleistet werden.

Dabei wird übersehen, dass es keine Langzeituntersuchungen darüber gibt, ob mit Therapien, die auf die Stärkung körpereigener Regulationskräfte ausgerichtet sind, nicht Kosteneinsparungen möglich sind. So könnte die Verdrängung dieser Therapien durch stärkere und nebenwirkungsreichere schulmedizinische Medikamente die Kosten auch ansteigen lassen.

Die von mir über Jahre beobachteten Therapieverläufe zeigen für die meisten Patienten nicht nur gesundheitliche Verbesserungen, sondern auch Kostenvorteile. Das ergibt sich aus einer besseren Lebensqualität, geringerem Arzneimittelverbrauch und geringeren beruflichen Fehlzeiten. Antibiotika waren kaum noch nötig, auch nicht bei Patienten, die vorher mehrfach jährlich wegen immer wiederkehrender Infekte damit behandelt worden waren.

In einer Gesamtkosten-Nutzenanalyse sind hierbei die Krankheits- und Therapiespätfolgen (z.B. durch Langzeit-Kortisongaben) oder Frühverrentungen noch gar nicht berücksichtigt.

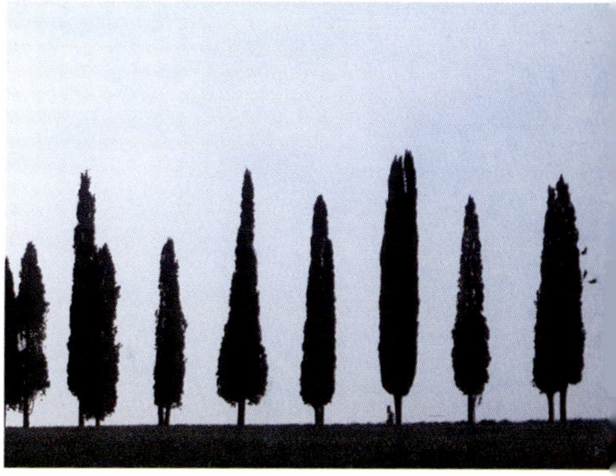

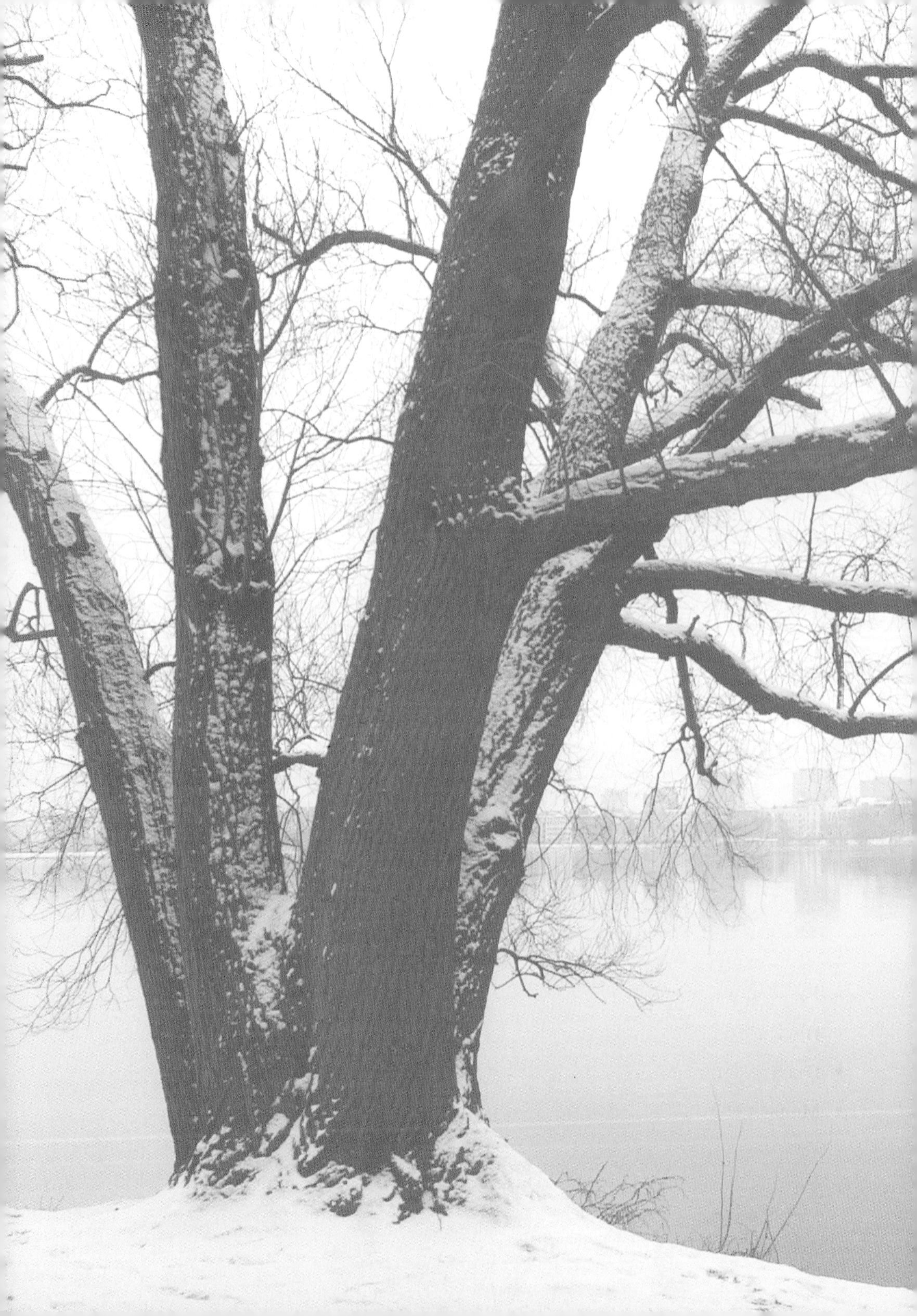

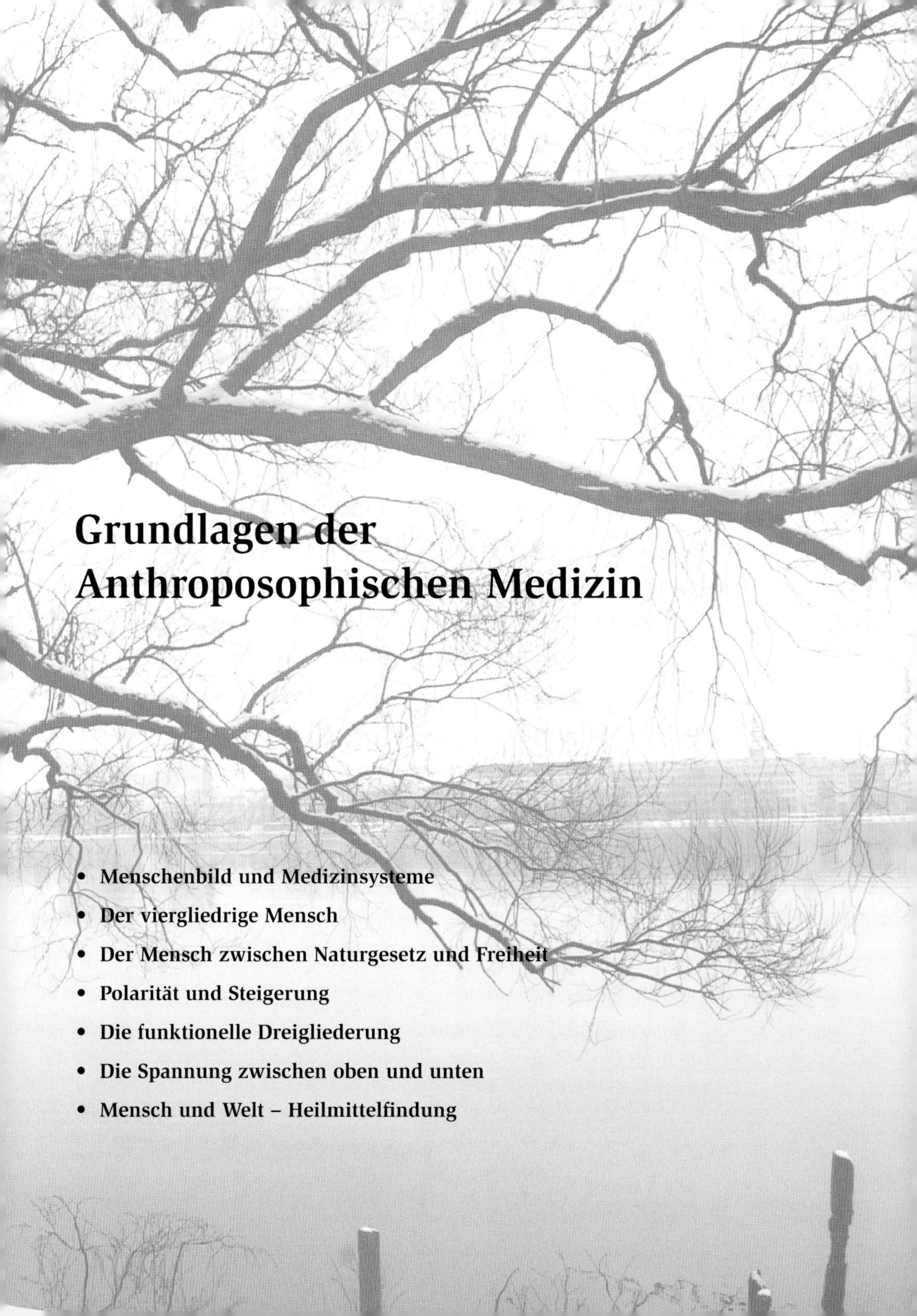

Grundlagen der Anthroposophischen Medizin

- Menschenbild und Medizinsysteme
- Der viergliedrige Mensch
- Der Mensch zwischen Naturgesetz und Freiheit
- Polarität und Steigerung
- Die funktionelle Dreigliederung
- Die Spannung zwischen oben und unten
- Mensch und Welt – Heilmittelfindung

Menschenbild und Medizinsysteme

Ist der Mensch ein Zufallsprodukt zellulärer und physikalisch-chemischer Wirkungen?

Eine Medizin, die den Menschen als Summationsphänomen atomar-molekularer Vorgänge ansieht und Seele und Geist als «Ausschwitzungen» des Körperlichen definiert, wird die Ursachen von Krankheiten in zellulären und stofflichen Zusammensetzungen suchen. Ihre Forschungen und Therapieansätze werden sich sinnvollerweise auf den sicht-, mess- und wägbaren Stoff begrenzen.

Eine Medizin, die alles Körperliche – menschliche Gesundheit und Krankheit – nur vom Geistig-Seelischen abhängig sieht, wird ihre Forschungen und Therapien vorwiegend auf solche Ursachen und Zusammenhänge fokussieren.

Was ist der Mensch?

Mit diesem vereinfachenden Gegensatzpaar soll gezeigt werden, dass die Grundlage für jedes Medizinsystem die Vorstellung von dem ist, was ein Menschen ist und was im Menschen «Gesundheit» und «Krankheit» ausmacht. Jedes Medizinsystem macht sich ein Menschenbild, das die Forschungsfragen, die Forschungsmethoden und die Therapien bestimmt; das gilt auch dann, wenn es nicht bewusst gemacht oder gar dezidiert formuliert wird.

Das Menschenbild, das der Anthroposophischen Medizin zugrunde liegt, ist nicht identisch mit dem der Schulmedizin. Es werden Seinsebenen des Menschen einbezogen, die mit unseren Sinnen und den Methoden der Physik und Chemie nicht unmittelbar erfassbar sind.

Das Einbeziehen weiterer Ebenen

Nur eine Ebene des Menschen, die körperliche, physikalisch-chemische, wird von der heutigen Schulmedizin wissenschaftlich durchdrungen, als allein konstituierend für Gesundheit und Krankheit angesehen und bis in die kleinsten Zusammenhänge hinein beschrieben. Weitere Ebenen bleiben mehr oder weniger unbewusst; man geht mit ihnen zwangsläufig um, sie werden in den Vorstellungen und Forschungsansätzen aber nicht rational durchdrungen und bleiben zum Beispiel als «Placeboeffekte» letztlich unverstanden.

In der Anthroposophischen Medizin werden drei weitere Ebenen des Menschen berücksichtigt. Sie sind für Gesundheit und Krankheit und für das, was wir unter Heilung verstehen, zumindest genauso wichtig wie die körperliche Ebene. Auch wenn sie nicht direkt messbar sind, so können sie für den unvoreingenommenen Betrachter nachvollziehbar sein. Sie können durch Übung zunehmend erkannt werden und sind durch geeignete Forschungsmethoden in ihren Gesetzmäßigkeiten beschreibbar.

Im Nachfolgenden soll versucht werden, die wichtigsten Grundbegriffe aus der Anthroposophischen Medizin zu vermitteln. Dabei handelt es sich um grob vereinfachende, schematisierende Darstellungen von extrem komplexen Zusammenhängen. Der darüber hinaus interessierte Leser sei auf die Literatur verwiesen.

Der viergliedrige Mensch

Der Mensch als Naturwesen

Der Mensch ist ein Wesen, das die Kräfte aus vier Seinsebenen (s. Tabelle) zu einer Einheit formt. Drei der vier Ebenen hat der Mensch mit anderen Naturreichen gemeinsam, nur das letzte Glied wird ihm allein zugerechnet.

Glied	Erkenntnisebene	Seinsebene
Physischer Leib	Physik / Chemie	**Mineral / Tod**
Lebensleib	Lebensrhythmen	**Pflanze**
Seelenleib	Schmerz / Bewusstsein / Organbildung / Innenraum	**Tier**
Ich-Organisation	Biografie / Individualität / Intention	**Mensch**

Der «viergliedrige Mensch»

Jede Ebene erfordert ihre Methode

Die Erforschung jeder Ebene des menschlichen Seins erfordert eigene Erkenntnisinstrumente. Ohne auf diese im Einzelnen eingehen zu können, sei versucht, ein Grundverständnis für die Notwendigkeit angemessener Methoden anzuregen.

So wird man nachvollziehen können, dass es kaum sinnvoll sein kann, dem höchsten Glied des Menschen, das wir als die Ich-Ebene bezeichnen wollen, mit den Mitteln der Physik, der Chemie oder dem Mikroskop nachspüren zu wollen. Denn mit diesen für die körperliche Ebene geeigneten Methoden wird man die Rätsel einer individuellen Lebensgestaltung, die Intentionen, den Ursprung schöpferisch kreativer Ideen und biografischer Momente eines Menschen nicht lösen können.

Es wird auch verständlich sein, dass die Zusammenhänge und *Gesetze des reinen Lebens* nur aus der Beschäftigung mit dem Leben selbst, nur durch eine «lebendige Sichtweise» erkannt werden können. Man wird schließlich einsehen können, dass die Gesetze und Bedingungen, denen das *Seelische* gehorcht, wiederum anderer Methoden bedarf.

Der Lebensleib

Leben überwindet die physikalisch-chemischen Gesetze

Der Mensch unterliegt mit seinem physischen Leib den Gesetzen der Physik und Chemie – die Schwerkraft wirkt auf ihn genauso wie auf einen Stein oder jede andere Materie. Er ist aber in der Lage, den physikalisch-chemischen Gesetzen nicht zu erliegen, sondern sie, genauso wie die Pflanze, ständig zu überwinden: Entgegen der Schwerkraft richtet er sich auf, entgegen den Gesetzen der Chemie wechselt, sammelt und scheidet er Stoffe.

Leben hat den Stoff zwar zur Grundlage, es hebt diesen aber – quasi durch Überwindung der Stoffgesetze – auf eine neue Ebene. Das Leben zwingt Moleküle in extrem komplizierte Formen und in einen Sinnzusammenhang, ordnet sie immer wieder neu, regeneriert und reproduziert sich selbst. Alles Eigenschaften, die durch die Gesetze der Chemie und Physik keine Erklärung finden – nein, ihnen sogar widersprechen.

Der Mensch trägt damit an jeder Stelle seines physikalisch-chemischen Leibes Kräfte in sich, die mit dem Eintritt des Todes verloren gehen und die man als «Lebenseigenschaften» oder kürzer und prägnanter als «Lebensleib» bezeichnen kann.

Der Seelenleib

Die Kräfte des Lebens, vergleichbar dem quellenden und sprießenden Pflanzenleben, werden im Menschen von seelischen Einflüssen

Das Seelische überlagert die Kräfte des Lebens

überlagert. Ja, sie werden bei genauer Betrachtung durch sie sogar gestört oder zerstört. Ausdruck des Seelischen ist das Bewusstsein, das mit Trieben und Begierden, Sympathien und Antipathien, Gefühlen, Schmerz, Freude und Lust den lebenden Körper am Tage durchzieht. All dies würde die Lebenseigenschaften langsam zerstören, wenn sie sich nicht im Zustand der Bewusstlosigkeit, im Schlaf, immer wieder regenerieren könnten.

Durch die den Körper an jeder Stelle durchziehenden seelischen Eigenschaften – wir können auch hier prägnant von einem «Seelenleib» sprechen – gewinnt ein Lebewesen etwas Neues, indem es das unbewusste pflanzliche Prinzip ständig überwindet: Bewusstsein und freie Beweglichkeit. Gleichzeitig verlieren Mensch und Tier – beide sind ja Träger des Bewusstseins – an Vitalität. Sie sind auf das ständig Leben schaffende Element der Pflanzen angewiesen, das sie aufnehmen und zerstören, um selbst Leben zu bilden und zu erhalten. Eine Entwicklung wird hier durch den Verlust einer anderen Fähigkeit möglich. So hat nur das reine Lebensprinzip, die Pflanze, die Fähigkeit, lebende Substanz aus toter Materie zu bilden. Dass es Zwischenformen zwischen Pflanze und Tier gibt, ist kein Widerspruch zu diesen Aussagen, sondern alle denkbaren Übergangsformen sind durchgängiges Prinzip unserer Welt.

Das menschliche Prinzip

Der Mensch kann Triebe und Gefühle steuern, Mitleid und Moral entwickeln

Man kann in dem Nachvollzug der eigenen Lebensgestaltung zu der Einsicht gelangen, dass der Mensch seine seelische Ebene, sein Gefühlsleben und seine Bewusstseinzustände durch das Denken moderieren und verändern kann. Der Mensch unterliegt dort, wo er Mensch ist, nicht allein seinen Trieben und Lüsten, Abneigungen und Ängsten, sondern er ist in der Lage, diese zu steuern und zu überwinden. Der Mensch kann, im Gegensatz zum Tier, aus Einsicht gegen das «Getriebensein» handeln. Er kann darüber hinaus Mitleid und Moral entwickeln, er kann weinen und lachen. All dies sind Eigenschaften, die aus dem ansonsten in vielen Eigenschaften ja durchaus tierähnlichen Menschen das machen, was wir eigentlich unter einem Menschen verstehen. – Der Mensch hat so neue Freiheiten gegenüber dem reinen Tier gewonnen und ist ein biografiefähiges

Wesen geworden, das Neues schöpfen und verändernd in die Welt eingreifen kann.

Das selbstbewusste Individuum

Das aber sind Eigenschaften, die in ihrer Ausgestaltung individuell nur dem einzelnen Menschen zukommen; Eigenschaften, die den Menschen bis in seine Gestalt hinein prägen, ihn einmalig machen. Man kann diese neue Fähigkeit des Menschen auch als sein organisierendes Ich oder kürzer als «Ich-Organisation» bezeichnen. Wer diese auch einem Tier zubilligen möchte, der verkennt einen grundsätzlichen Unterschied zwischen Mensch und Tier, und er wird zum Beispiel zeigen müssen, dass ein Tier aus eigenem Antrieb heraus eine «Karriere» oder einen «Lebensstil» entwickelt. Er wird zeigen müssen, dass zum Beispiel ein Biber in der Lage ist, Bauten aus Stein mehrstöckig zu errichten oder den Entschluss zu fassen, künftig nur noch unter freiem Himmel zu hausen. Nein, das Tier ist an die Natur und seinen Instinkt gebunden, alle höheren «menschenähnlichen» Eigenschaften können ihm nur vom Menschen antrainiert oder im schlimmsten Fall aufgezwungen werden.

Das Erreichen dieser Seinsebene bringt wiederum einen neuen Freiheitsgrad, der gleichzeitig mit einem Verlust einhergeht: Der Mensch verliert mit zunehmender Entwicklung seiner Denkfähigkeiten seine Instinkte. Menschliche Handlungen unterliegen so dem Irrtum. Der Mensch besitzt nicht nur Neuschöpfungspotenzial, sondern auch die Fähigkeit zur Zerstörung. Er hat die «Freiheit» gewonnen, sein eigenes, ja sogar das Leben dieser Welt in den Zerstörungsprozess einzubeziehen. In der Bibel findet sich dieser Entwicklungsschritt der Menschheit in dem einfachen, aber anschaulichen Bild vom Sündenfall wiedergegeben: Mit dem Genuss vom Baum der Erkenntnis verliert der Mensch seine Unschuld.

Der Mensch zwischen Naturgesetz und Freiheit

Lässt man sich auf eine solche Betrachtungsweise ein, so wird man erkennen, dass der Anteil am Menschen, der den physikalisch-chemischen Gesetzen unterliegt, der physische Leib also, weitgehend vorhersehbar und berechenbar ist. Andererseits ist das, was ein einzelner Mensch aus seiner Biografie macht, wie er auf die Herausforderungen seines Lebens reagiert, welche religiösen und moralischen Intentionen er entwickelt, unberechenbar – es gehorcht keinen mathematischen Gesetzen.

Lebendige Abläufe dagegen sind wiederum mit relativ hohen Wahrscheinlichkeiten vorhersehbar. Das Leben gehorcht Gesetzen, die von der Biologie herausgearbeitet werden, die aber nicht ganz so exakt berechenbar sind wie die der Physik und Chemie.

Nur noch begrenzt vorhersehbar und einem stetigen Wandel unterworfen sind die Bedingungen des Seelischen. Allerdings lassen sich für diese mit den Mitteln der Statistik für definierte Gruppen und Zeiträume, mit den Mitteln, die sich die Wissenschaft von der Seele, die Psychologie, erarbeitet hat, noch relativ zuverlässige Vorhersagemodelle entwickeln.

Wir erkennen ein Spannungsverhältnis zwischen den beschriebenen vier Seinsebenen des Menschen: von der Berechenbarkeit und den für alle Menschen gültigen Gesetzmäßigkeiten des Physikalisch-Chemischen bis hin zur Unberechenbarkeit und Einmaligkeit des Individuums.

Der Mensch entwickelt sich in einem Spannungsfeld

Daraus folgt ein für Gesundheit und Krankheit bedeutsames Grundphänomen: Der Mensch befindet sich in einem Spannungsfeld von ehernen Naturgesetzen und freiheitlichen Gestaltungsmöglichkeiten.

Die menschliche Lebenswirklichkeit, Gesundheit und Krankheit entwickeln sich zwischen diesen Polen, in und durch dieses Spannungsfeld.

Polarität und Steigerung

Goethe hat in seinen *Naturwissenschaftlichen Schriften* auf das Gesetz von «Polarität und Steigerung» hingewiesen. Es besagt, dass allen Entwicklungen Polaritäten, d.h. Spannungen zwischen zwei gegensätzlichen Kräften, zugrunde liegen. Die Schwingungen, die sich zwischen den Polen entwickeln, führen gegenüber den Ausgangskräften zu einer neuen, höheren Qualität.

Wir können uns nun sämtliche Bereiche der Welt anschauen und werden überall Polaritäten und die sich daraus ergebende höhere

Qualität finden. Es ist quasi der Kunstgriff der Natur oder – je nach Überzeugung des einzelnen Menschen – die des Weltenschöpfers, Entwicklung und Bewegung zu ermöglichen.

Für unseren Planeten etwa könnte man in diesem Zusammenhang auf die Polarität zwischen Warm und Kalt hinweisen, die etwas Neues, nämlich unser Wetter, hervorbringt. Ein anderes Phänomen sind die polar gespannten elektrischen Kräfte, die nicht nur der Mensch für seine Zwecke nutzt, sondern die Grundbedingung für unsere Materie sind. Diesbezüglich sind die Astrophysiker zu der Überzeugung gekommen, dass die uns umgebenden Stoffe nur bestehen, weil es irgendwo im Weltall eine dazu polare «Gegenmaterie» gibt.

Das Gesetz der Polarität

Die Polarität zwischen Hell und Dunkel ist bestimmend für Tag und Nacht, Schlafen und Wachen, Aufbau und Abbau. Da ist das weibliche und männliche Prinzip zu nennen, das in seiner Verbindung ein Drittes, Neues hervorbringt. Sämtliche Hochkulturen haben ein Bewusstsein für dieses Grundphänomen und beschreiben es in ihren Mythologien. Am bekanntesten dürfte die Beschreibung aus der chinesischen Kultur sein: die Polarität zwischen Yin und Yang.

Hat man das Gesetz von Polarität und Steigerung als konstituierendes Grundgesetz aller Bewegungen und Entwicklungen auf unserem Planeten erkannt und anerkannt, so wird man kaum mehr fragen müssen, ob es auch im Menschen seine Gültigkeit hat.

Und in der Tat: polare Phänomene können wir auf allen Ebenen beschreiben. Ein solches wurde ja im vorangegangenen Abschnitt bereits als Spannungsfeld zwischen naturgesetzlicher Gebundenheit und freiheitlicher Entwicklung als für das menschliche Leben prägend beschrieben. Aus der Fülle polarer Phänomene seien hier nur zwei weitere Beispiele genannt, andere werden in den übrigen Kapiteln des Buches immer wieder thematisiert:

- Auf zellulärer Ebene besteht eine elektrische Spannung zwischen dem Zellinneren und der Zelloberfläche. Sie ist nicht nur eine Bedingung des Lebens, sondern auch Voraussetzung für die Tätigkeit der Zellen. Die Spannungen können gemessen und diagnostisch genutzt werden: z.B. beim EKG oder EEG.
- Zwischen den Zellen eines Organs und dem gesamten Organismus herrschen Fließgleichgewichte, die zwischen zwei Polen hin und

her schwingen. Sie werden durch Regelmechanismen kybernetisch steuernd in engen Grenzen gehalten. Die Vermittlung geschieht über so genannte Hormone und hormonähnliche «Botenstoffe». Dabei stehen den Wirkstoffen (Agonisten) entgegengesetzte Stoffe (Antagonisten) *polar* gegenüber.

Die funktionelle Dreigliederung

Der Mensch lebt in und durch eine polare Spannung

Blicken wir unter dem Aspekt der Polarität auf den menschlichen Körper und seine Lebensfunktionen, so können wir auch hier die polare Gliederung nachvollziehen.

Wir erkennen einen Kopfpol, in dem schwerpunktmäßig das Nervensystem (Gehirn) und die Sinnesorgane zu finden sind; er ist durch relative Ruhe sowie die Aufnahme und Verarbeitung nichtstofflicher Welteindrücke gekennzeichnet.

Ferner gibt es einen Stoffwechsel-Gliedmaßen-Pol, der durch Bewegung, Stoffaufnahme, Verarbeitung und Ausscheidung charakterisiert ist.

Den Kopfpol kann man vereinfachend als den «oberen Menschen» bezeichnen und ihm den «unteren Menschen», also den Stoffwechsel-Gliedmaßen-Pol, gegenüberstellen.

Für den Kopfpol seien folgende Qualitäten beispielhaft genannt: unbewegliches, sphärisches Außenskelett, kühl, wenig Stoffwechsel, Überwiegen der nicht regenerierenden Nerven.

Der Stoffwechsel-Gliedmaßen-Pol zeigt dagegen eine hohe Beweglichkeit, ein strahliges Innenskelett; hier entsteht Wärme durch den Stoffwechsel, hier herrschen Bewegung und eine extreme Regenerationsfähigkeit.

Der «mittlere» Mensch

Zwischen diesen beiden Polen liegt vermittelnd, «die Polaritäten trennend» und durch rhythmische Wiederholungen ineinander überführend der Brustraum: der «mittlere» oder «rhythmische Mensch» mit den Organen, in denen sich Atemrhythmus und Herzrhythmus manifestieren.

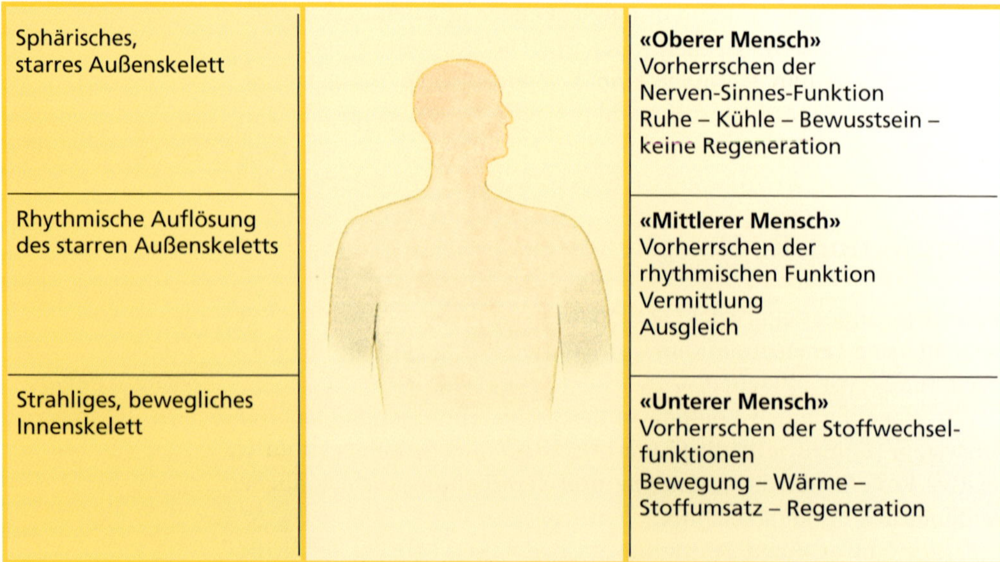

Schematische Darstellung zur «funktionellen Dreigliederung» des Menschen

In dieser Beschreibung handelt es sich um eine vereinfachende Darstellung, da die genannten drei Funktionsqualitäten – 1. Nerven-Sinnes-Qualität, 2. rhythmische Qualität, 3. Stoffwechsel-Gliedmaßen-Qualität – nicht ausschließlich in den genannten Bereichen zu finden sind, sondern hier lediglich vorherrschen.

Bei genauer Betrachtung gliedern sich die einzelnen Abschnitte des Körpers wiederum in die Einzelqualitäten: Im Kopf hat beispielsweise der Kauapparat eine Gliedmaßen-Stoffwechsel-Funktion, die Nase und ihre Nebenhöhlen dienen der rhythmischen Atmung und erst die Augen und das Gehirn zeigen ihre ausgeprägte Nerven-Sinnes-Charakteristik.

Die Spannung zwischen oben und unten

Im Sinne des Gesetzes von «Polarität und Steigerung» besteht ein Spannungsverhältnis zwischen «oben» und «unten», das nicht nur produktiv ist, sondern auch auf eine gegenseitige Abhängigkeit hinweist. So wie die negative Elektrizität ohne ihren positiven Gegenpol nicht existieren kann, so muss auch im Organismus das, was auf der einen Seite geschieht, eine polare, genau entgegengesetzte Spiegelung am anderen Pol haben. Das Gleichgewicht zwischen diesen Polen wird im mittleren, rhythmischen Menschen austariert bzw. immer wieder neu hergestellt.

Krankheit entsteht, wenn Kräfte des einen Pols sich in den anderen verlagern

Entgleisungen oder das Überwiegen des einen über dem anderen bzw. Verlagerungen von Qualitäten aus dem einen in den anderen Pol sind Ausgangspunkte für Erkrankungen. So ist beispielsweise die Migräne Folge eines übermäßigen Stoffwechsels im Nerven-Sinnes-Pol, ein «Durchschlagen» von Stoffwechselkräften aus dem unteren in den oberen Bereich.

Eine solche Betrachtung lässt sich therapeutisch nutzen und wird unmittelbar nachvollziehbar, wenn man erlebt, wie kalte Füße Rückwirkungen auf die oberen Atemwege («Nasen- und Nebenhöhlenentzündungen») haben. So kann man sowohl am kranken Organ direkt oder/und mit gegenläufigen Prinzipien am polaren Organ mit einer Therapie ansetzen. Die Nase und ihre Nebenhöhlen kann man beispielsweise über die Füße (z.B. Wärme, Senfmehlbäder, Massagen, Wechselbäder), die unteren Atemwege (zwerchfellnahe Bronchien) und die untere Lunge über den Bauch und den Magen-Darm-Bereich (z.B. warme Getränke, Tees, Abführmaßnahmen, Leberwickel) therapeutisch beeinflussen.

Dies sind erste Hinweise darauf, wie die funktionelle Dreigliederung für die Therapie nutzbar gemacht werden kann. Weitere finden sich in den folgenden Kapiteln dieses Ratgebers.

Mensch und Welt – Heilmittelfindung

Wie aber werden in der Anthroposophischen Medizin Heilmittel gefunden? Gibt es auch hier eine rationelle, erlernbare Methode, die sich aus der anthroposophischen Menschen- und Weltbetrachtung ableiten lässt?

Sieht man auf die physikalisch-chemische Ebene des Menschen, so ist allgemein bekannt, dass der Organismus in seiner Zusammensetzung im Fließgleichgewicht und in Verbindung mit den Substanzen der Welt ist – dass wir uns in einem ständigen Austausch mit unserem stofflichen Umfeld befinden.

Genauso wie der Mensch in Bezug auf seine Stoffe, seinen physischen Leib von der Materie abhängig ist und sich einen Teil derselben individualisiert hat, so kann er auch das Leben nicht in sich selbst erzeugen, sondern ist von dessen Kräften in der Welt abhängig, die er in seinem Lebensleib für sich individualisiert hat.

Die Pflanze – das Lebendige in seiner Reinform

Das Lebendige in seiner Reinform findet man in der Pflanze, die damit Grundlage jeder Ernährung ist. Sie wiederum ist ohne kosmische Kraft (Sonne) undenkbar. Demnach ist das Leben nicht nur ein Produkt der toten Erde und ihrer Stoffe, sondern eine Kraft, die der Mensch sich aus dem Gesamtlebendigen der Welt emanzipiert hat.

Denkt man in dieser Richtung das Prinzip des viergliedrigen Menschen weiter, so kann nachvollziehbar werden, dass der Mensch aus seiner Verwandtschaft mit dem Tier, aus den gleichen Kräften wie das Tier, sein Seelisches gestaltet und für sich individualisiert hat. Und es kann schließlich in analoger Schlussfolgerung bedenkenswert werden, dass er das geistige Prinzip, erkennbar an der Denkfähigkeit, nur im Zusammenhang mit entsprechenden Kräften in der Welt entwickeln kann.

Ausgehend von diesem komplexen Bild des Menschen und seines Zusammenhangs mit der Welt, werden in der Anthroposophischen Medizin die Krankheitsmodelle und die therapeutischen Ansätze entwickelt. Die Betrachtungen gehen nicht nur davon aus, dass der Mensch ein individualisierter Teil der Stoffe dieser Welt ist, sondern dass er auch ein Abbild (Mikrokosmos) der Kräfte ist, die in der Welt wirksam sind – und dies bis hinein in die kosmischen Dimensionen (Makrokosmos).

Die Stoffe der Welt haben im Menschen ihre Entsprechung

So haben die Kräfte, die in den Stoffen und Lebewesen der uns umgebenden Welt (Mineralien, Pflanzen, Tiere) wirken, im Menschen ihre Entsprechungen; sie sind gleichen Ursprunges und sie sind ihm damit «wesensverwandt». Wären die Substanzen, die wir – auch in der Schulmedizin! – aus den Stoffen der Welt als Medikamente gewinnen, die wir isolieren und pharmazeutisch bearbeiten, dem Menschen nicht «verwandt» – und das kann man bis in die chemischen Strukturen nachweisen –, so könnten sie auch keine Wirkungen im Menschen haben, geschweige denn Heilungen anregen.

Somit lassen sich Heilmittel auf zwei Wegen finden: durch Zufall und Ausprobieren oder aus der Erkenntnis der inneren Zusammenhänge heraus.

Der Weg der Anthroposophischen Medizin ist ein Erkenntnisprozess, in dem Vorgänge in der Natur krankhaften Veränderungen im menschlichen Organismus zugeordnet werden. Es wird als Heilmittel entweder ein gleichgerichteter oder ein gegenläufiger Prozess in der Natur gesucht. Der natürliche Prozess, der sich zum Beispiel in einer Pflanze abspielt, wird im pharmazeutischen Vorgang verstärkt oder auf ein spezielles Organsystem ausgerichtet.

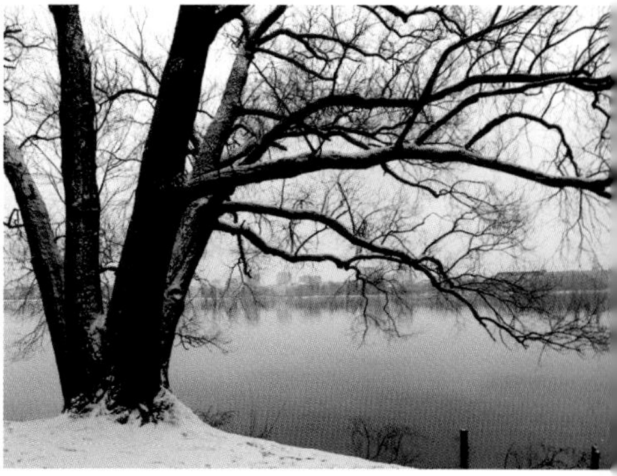

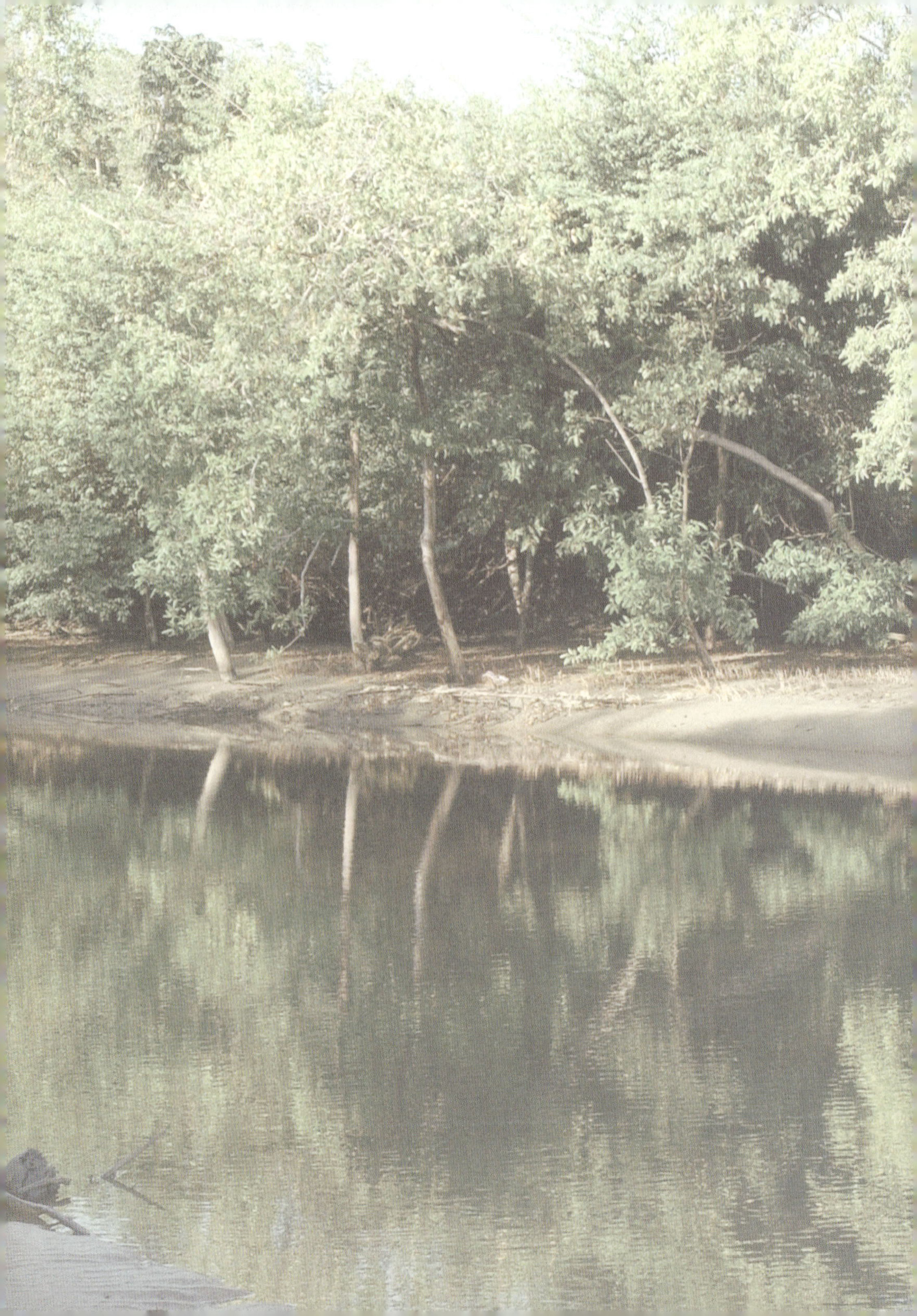

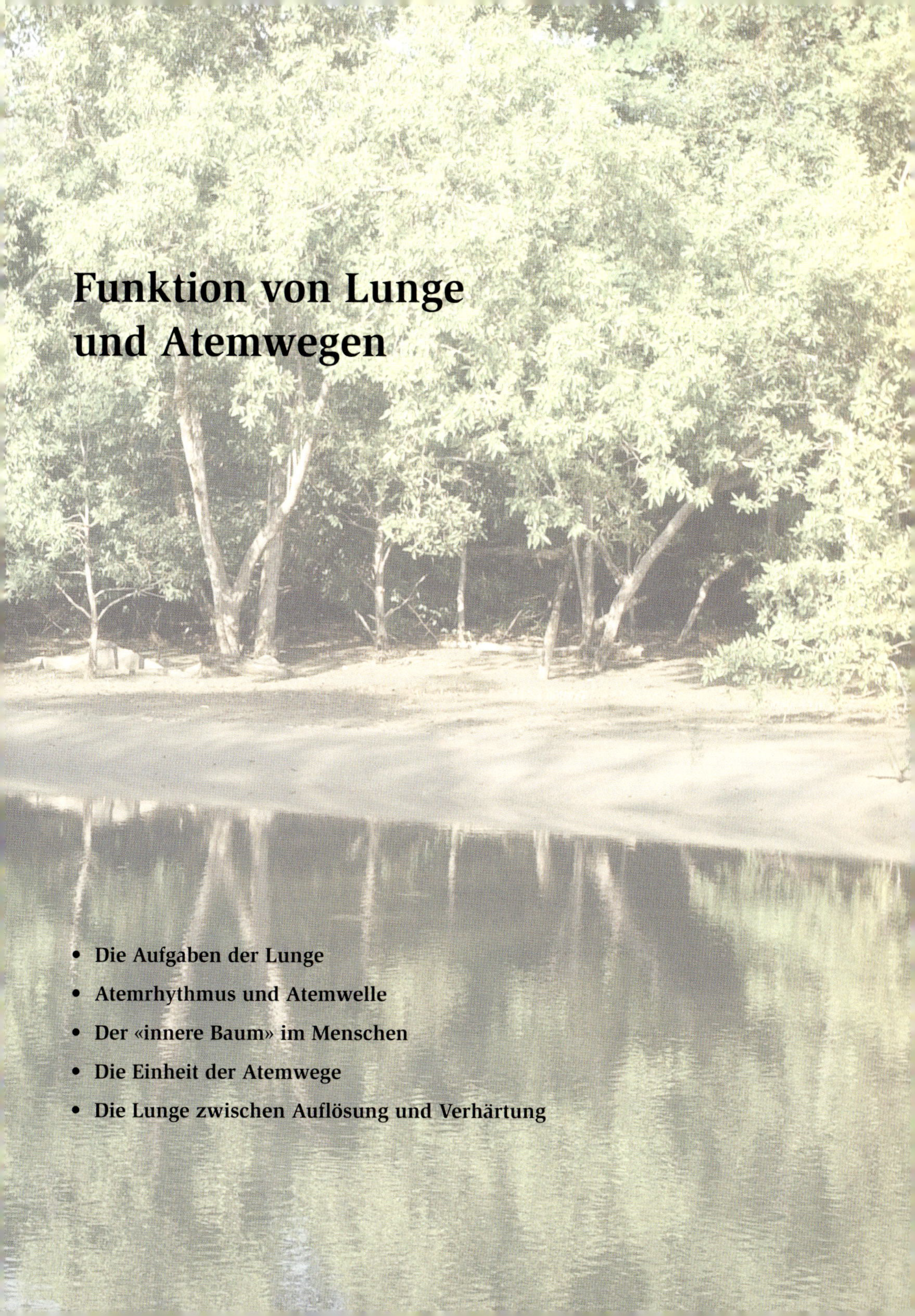

Funktion von Lunge und Atemwegen

- Die Aufgaben der Lunge
- Atemrhythmus und Atemwelle
- Der «innere Baum» im Menschen
- Die Einheit der Atemwege
- Die Lunge zwischen Auflösung und Verhärtung

Die Aufgaben der Lunge

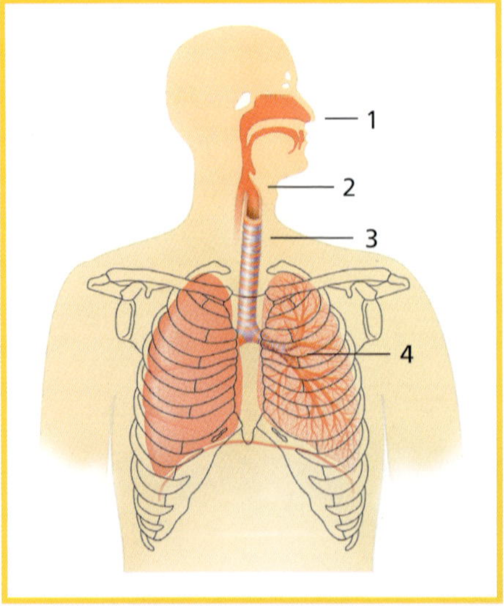

Lunge und luftleitende Organe
1 Nasenraum | 2 Kehlkopf | 3 Luftröhre |4 Bronchialäste

Gasaustausch besteht in Sauerstoffaufnahme und Kohlendioxidabgabe

Die Lunge versorgt den Organismus mit dem lebenserhaltenden Sauerstoff (O_2) und sorgt für die Ausscheidung des Stoffwechselendproduktes Kohlendioxid (CO_2). Den Sauerstoff entnimmt sie der Atmosphäre, die etwa zu einem Fünftel (21 %) aus Sauerstoff besteht, Kohlendioxid hingegen wird an die Welt abgegeben.

Diese Funktion, auch «äußerer Gasaustausch» genannt, ist zwar die wichtigste, lebenserhaltende Aufgabe der Lunge, aber bei weitem nicht ihre einzige. Das, was unsere Lunge zum Gleichgewicht der Körperfunktionen beiträgt, ist viel umfassender. So beeinflusst sie den Blutdruck und das «innere Milieu» unserer Körperflüssigkeiten: das Gleichgewicht zwischen Säuren und Basen, die Salzzusammensetzung im Körperwasser – all das in enger Kooperation mit den Nieren.

Es würde den Rahmen sprengen, alle bis heute bekannten Funktionen der Lunge zu beschreiben. Im Folgenden soll aber wenigstens der Atemvorgang in seinen Wirkungen auf den Organismus ausführlicher geschildert werden.

Atemrhythmus und Atemwelle

Der Atemrhythmus ist mehr als bloßer Gasaustausch

Unser Leben beginnt mit einer Einatembewegung und endet mit einer Ausatmung – wir «hauchen unser Leben aus».

Dazwischen durchpulst die Atemwelle unaufhörlich unseren Körper, sie bleibt der äußerlich sichtbare Indikator unseres Lebens.

Grundlage der Atmung sind polare Prozesse (siehe auch «Polarität und Steigerung» ab Seite 43). Lunge und Brustkorb werden aktiv gedehnt und gespannt, um in der Ausatmung sich wieder zu entspannen.

Während der Einatmung (Inspiration) saugen wir die Luft über die Atemwege in uns hinein, um sie in der Ausatmung (Exspiration) wieder abzugeben.

➡ Mit der Einatmung werden Brustkorb, Lunge und Atemwege größer, in der Ausatmung kleiner – die Atemwege werden enger.

Abhängig von Alter, Größe und Geschlecht wird beim Erwachsenen mit jeder Atembewegung ca. 0,5 Liter Luft bewegt, im Mittel ca. achtzehnmal pro Minute.

Jeder weiß, dass man unter körperlicher Belastung nicht nur viel schneller, sondern auch viel tiefer zu atmen vermag. Man hat sowohl bei der Einatmung als auch bei der Ausatmung reichliche Reserven (in- und exspiratorisches Reservevolumen). Die maximale Luftmenge (Vitalkapazität), die wir unter Einbeziehung dieser Reserven mit einem Atemzug bewegen können, beträgt etwa 4 bis 5 Liter.*

Die Fähigkeit des Einzelnen, Luft aufzunehmen und durch die Atemwege hin und her zu bewegen, wird in der so genannten «Lungenfunktion» gemessen.

Die Atembewegung des Zwerchfells pflanzt sich in den ganzen Körper fort

Die Atembewegungen werden durch Muskeln bewirkt. Der größte Atemmuskel ist das Zwerchfell. Dieses schließt den Brustraum kuppelförmig zum Bauchraum hin ab; es bewegt sich in der Einatmung nach unten, in der Ausatmung nach oben. Diesen Bewegungen folgen unsere Bauchorgane: Magen, Darm, Leber, Milz und Nieren bis hinunter zur Harnblase und den Geschlechtsorganen.

* Die Normwerte für Alter, Geschlecht und Größe unterliegen einer großen Schwankungsbreite, sie sind aus Tabellen abzulesen. Diese Werte werden in der Lungenfunktion bestimmt.

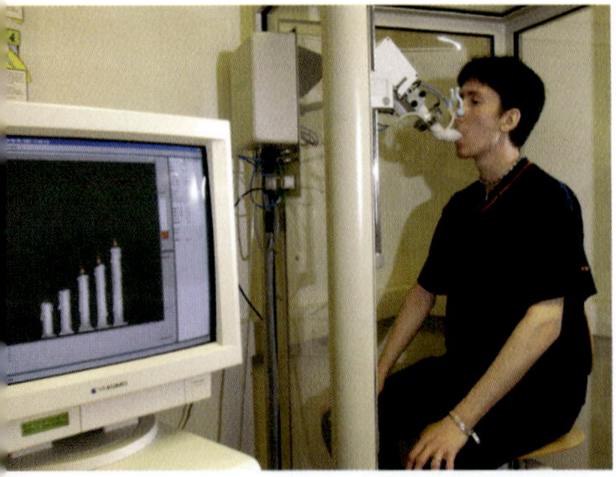

So genannter Bodyphlethysmograph zur umfassenden Überprüfung der Lungenfunktion. Es werden neben den Luftmengen, die aufgenommen und abgegeben werden können, auch krankhaft verengte Atemwege und Lungenüberblähungen messtechnisch erfasst.

Das Gehirn «schwimmt» auf der Atemwelle

All diese Organe werden mit und durch die Atembewegungen «massiert». Ja, das wellenartige Auf und Ab, Druckanstieg und Druckabfall pflanzen sich über den Rückenmarkskanal bis in das Gehirnwasser fort. Das Gehirn schwimmt quasi wie ein Schiff auf einer stetigen Atemwelle, wird von ihr umspült.

Auch der Blutstrom ändert sich mit der Atmung. Bis in die kleineren Blutgefäße hinein lassen sich die Atemwellen messen. Sie sind der vom Herzen ausgehenden Pulswelle in einem Verhältnis von annähernd 1:4 überlagert.

Das Herz bewegt sich mit der Atmung auf und ab, es dreht sich in seiner Achse. Der Rückstrom des Blutes zum Herzen wird befördert – das Blut wird angesaugt.

Der Atemrhythmus ist der Grundrhythmus des Lebens

Im gesunden Rhythmus, dem Eu-Rhythmus (*Eu* = griechische Vorsilbe für *gut, richtig*) der Organe im Brustkorb, den geordneten Bewegungen von Lunge und Herz, hat das Leben seinen Ursprung. Diese Rhythmen durchziehen unseren gesamten Körper.

Der Atemrhythmus ist der Grundrhythmus unseres Lebens, um ihn herum ordnen sich die langsameren und schnelleren Rhythmen im menschlichen Organismus.

Vor diesem Hintergrund lässt sich der Ansatz einzelner Heilsysteme verstehen, die allein über die Rhythmisierung des Atems Impulse zur Gesundung vermitteln.

Der «innere Baum» im Menschen

Wir tragen einen Baum in uns: den so genannten «Bronchialbaum». Schaut man auf die sich aufzweigenden Atemwege, so liegt die Assoziation eines Baumes nahe, allerdings steht er umgekehrt zu den Bäumen unserer Welt, und an den Verästelungen hängen keine flachen Blätter, sondern maulbeerförmige Bläschen, die Alveolen.

Nun könnte man sich mit dieser Analogie zufrieden geben, wenn man sich nicht aufgefordert fühlte, die Zusammenhänge zwischen Mensch und Welt weiter ergründen zu wollen.

Zwischen dem Lungensystem und den Bäumen besteht ein Zusammenhang

In einer solchen Betrachtung kommt man zu der Erkenntnis: Die Lunge ist in viel umfassenderer Weise ein «umgekehrter Baum». Das, was Bäume in der Welt bewirken, nämlich die Aufnahme von Kohlendioxid (CO_2) und die Abgabe von Sauerstoff (O_2), ist der umgekehrte Vorgang zur Aufgabe der Lunge im Menschen. Baum und Lunge sind in der Welt sich ergänzende Bildungen, zwischen beiden besteht ein komplementärer Sinnzusammenhang.

Man kann diese Umkehrung an weiteren Gesichtspunkten prüfen: Ein Baum ist äußerlich von Luft umgeben, die Atemwege und Lungenbläschen innerlich; die Äste und Blätter eines Baumes sind innerlich von Gefäßen ausgefüllt, die Bronchialäste und Lungenbläschen äußerlich von Gefäßen überzogen – wieder das umgekehrte Prinzip.

Blut- und Blattfarbstoff sind identische Bildungen komplementärer Eigenschaften

Und es lassen sich weitere Zusammenhänge finden: Der Sauerstoffträger im Blut ist das Hämoglobin, der Pflanzenfarbstoff Chlorophyll ist der Sauerstoffproduzent. Beide Stoffe zeigen einen fast identischen Aufbau, allerdings mit dem Unterschied: Das Zentralatom im Hämoglobin ist Eisen, im Chlorophyll ist es Magnesium. Eisen gibt dem Blut die Farbe Rot, Magnesium dem Blatt die Farbe Grün. Schauen wir auf eine rote Fläche und anschließend auf eine weiße, so sehen wir als Nachbild die Komplementärfarbe – nämlich Grün.

Hier wird anschaulich, was im vorherigen Kapitel als Wesensverwandtschaft zwischen Mensch und Welt angedeutet wurde.

Der Mensch als umgekehrte Pflanze

Wie aber ist die Beziehung des Menschen, seine «Wesensverwandtschaft» zur Pflanze?

In Bezug auf die vier Ebenen menschlichen Seins wurde dies bereits im vorherigen Kapitel (S. 39 ff.) beschrieben. Gibt es aber weitere, konkretere Verwandtschaften, die uns helfen können, Heilpflanzen für bestimmte Körperfunktionen und Organsysteme zu finden und zu erkennen?

Um uns dieser Frage zu nähern, ist es hilfreich, die Beziehung der Pflanze zu der funktionellen Dreigliederung des Menschen (siehe auch Seite 45 f.) anzuschauen. Wie ist also die Beziehung zwischen Pflanzenwelt und dem Nerven-Sinnes-System (oberer Mensch), dem Stoffwechsel-Gliedmaßen-System (unterer Mensch) und dem Rhythmischen System (mittlerer Mensch) und wie damit zu den Pflanzen, die wir als Heilpflanzen anwenden wollen?

Hier erkennt man überraschend eindeutige Entsprechungen zwischen der Pflanze und ihrer funktionellen Gliederung in eine Wurzel-, einen Stängel-Blatt- und eine Blüten-Frucht-Region und dem Menschen in einen Kopf-, Brust- und Bauch-Gliedmaßen-Bereich.

Der gesamte Mensch ist in seinen lebendigen Funktionen eine umgekehrte Pflanze

Der ganze Mensch ist funktionell eine «umgekehrt organisierte» Pflanze:

1. Das in der Kühle der Erde lebende, stoffwechselarme Wurzelwerk der Pflanze ist verwandt dem in der Kühle lebenden, stoffwechselarmen «Wurzelwerk» der Nervenverbindungen im Gehirn.
2. Die sich in strengen rhythmischen Wiederholungen entwickelnden Blätter sind dem rhythmischen mittleren Menschen verwandt; das wurde im vorangegangenen Abschnitt gezeigt.
3. Der Blüten und Frucht tragende Teil der Pflanze ist dem unteren Menschen wesensverwandt. Die Blüte lebt wie der Stoffwechsel in der Wärme, beide zeigen charakteristische Ausdünstungen. Ihre Geschlechtsorgane trägt die Pflanze nach oben, der Mensch trägt sie nach unten.

Das Bild der umgekehrten Pflanze gibt Ansätze für die Therapie

Diese Betrachtungen sind nicht als Analogien oder als bildhafte, ästhetisierende Vergleiche gedacht. Vielmehr sollen sie auf ihre Belastbarkeit im Hinblick auf therapeutische Fragestellungen überprüft werden. Erst wenn sie sich dort als fruchtbar erweisen, erhalten sie ihre Berechtigung und Bestätigung.

In Verfolgung dieser Gesichtspunkte bewähren sich in der Tat Heilmittel aus dem Wurzelbereich für den oberen Menschen. So wirkt die Meerrettichwurzel oder die Wurzel der Kapland-Pelargonie (Umckaloabo®) auf die oberen Atemwege, also die Nase und ihre Nebenhöhlen. Extrakte aus dem Blattbereich wirken bevorzugt auf die Bronchien und die Lunge (z.B. Thymiantee, Lungenkrauttee, Efeublätter). Arzneien aus Blüten sind bevorzugt im unteren Menschen, im Magen-Darm-Trakt angezeigt (z.B. Kamillenblüten).

Die Einheit der Atemwege

Nasenraum – die Wurzel des Baumes

Betrachtet man unter dem Aspekt der «umgekehrten Pflanze» im Menschen die Atemwege, den «umgekehrten Baum», so liegt es nahe, den Nasenbereich als die Wurzel unseres «Atembaumes» anzusehen. Ja, ihre feinsten Ausläufer haben diese Wurzeln über die Riechnerven bis hinein in das Geflecht des Riechhirnes.

Dadurch wird ein unmittelbares und konkretes Bild von der Einheit der Atemwege und von der Notwendigkeit, Erkrankungen und Therapien derselben immer einheitlich anzusehen und anzugehen, erreicht. Denn wie kann ein Baum gesund sein, dessen Wurzel krank ist?

Zudem kann man hieraus eine Vorstellung davon entwickeln, welche Bedeutung das ungestörte Riechen und eine intakte Nasenatmung für die Atemfunktion, die unteren Atemwege und die Lunge haben muss. Jeder, der an einer verstopften Nase leidet, spürt solche Zusammenhänge und empfindet die Störung als erhebliche Beeinträchtigung des Atemvorganges und seines Lebensgefühles.

Gelangt die Atemluft nicht durch die Nase in die Lunge, so trifft sie trocken, ungereinigt und kalt auf die empfindlichen Schleimhäute der unteren Atemwege, die schnell überfordert sind und mit Austrocknung, Verletzung und Entzündung reagieren.

Die Lunge zwischen Auflösung und Verhärtung

Pole, die im Gleichgewicht gehalten werden müssen

Zwischen dem oberen und dem unteren Menschen herrscht eine polare Spannung (siehe auch Seite 43 ff.). Diese beinhaltet die Gegensätze Verhärtung – Kälte und Auflösung – Wärme. Polaritäten, die im Gleichgewicht gehalten werden müssen.

In der zusammenziehenden Abkühlung herrscht eine Stoffablagerung vor, in der sich ausdehnenden Erwärmung eine Stoffauflösung.

Zwischen beiden Extremen schwingt der Körper und erhält so, dem Gesetz von Polarität und Steigerung folgend, die lebendigen, plastisch formbaren und funktionsfähigen Körperstrukturen.

Dort, wo eine Stoffablagerung (beispielsweise Kristallbildungen aus einer sich abkühlenden Lösung) wie im Knochengerüst stattfinden soll, sind Kühle und Ruhe nötig. Das ist die Tendenz, die im oberen Menschen vorherrscht.

Stofflösung dagegen ist im bewegten Menschen nötig, im Magen-Darm-Trakt oder den Extremitäten. Hier herrscht Wärme. Ein kalter Muskel ist schlecht zur Bewegung geeignet, er krampft und verhärtet sich und wird im schlimmsten Fall brüchig und reißt.

Die Lunge ist Mittler zwischen oben und unten

In der Anthroposophischen Medizin werden diese polaren Qualitäten als *Skleroseneigung* (Verhärtung) einerseits und *Entzündungsneigung* (Auflösung) andererseits charakterisiert und als Qualitäten dem oberen und unteren Menschen zugeordnet.

Die Lunge liegt in der Mitte zwischen diesen beiden Polen. Sie ist «Ver-Mittler» und gleichzeitig den einseitigen, «kränkenden» Einflüssen der Gegensätze ausgesetzt.

Gelingt es ihr nicht, die entzündlich auflösende, bewegende Tendenz aus dem unteren Menschen zu begrenzen, so wird sie in die Wärme und ausdehnende Tendenz der Entzündung zu stark einbezogen, sie wird quasi «zum Darm».

Gelingt es dem mittleren Menschen wiederum nicht, die vom Kopfpol ausgehenden Abkühlung und Verlangsamung zu begrenzen, so wird es zu verhärtenden, krampfenden, einengenden Erscheinungen in der Lunge kommen.

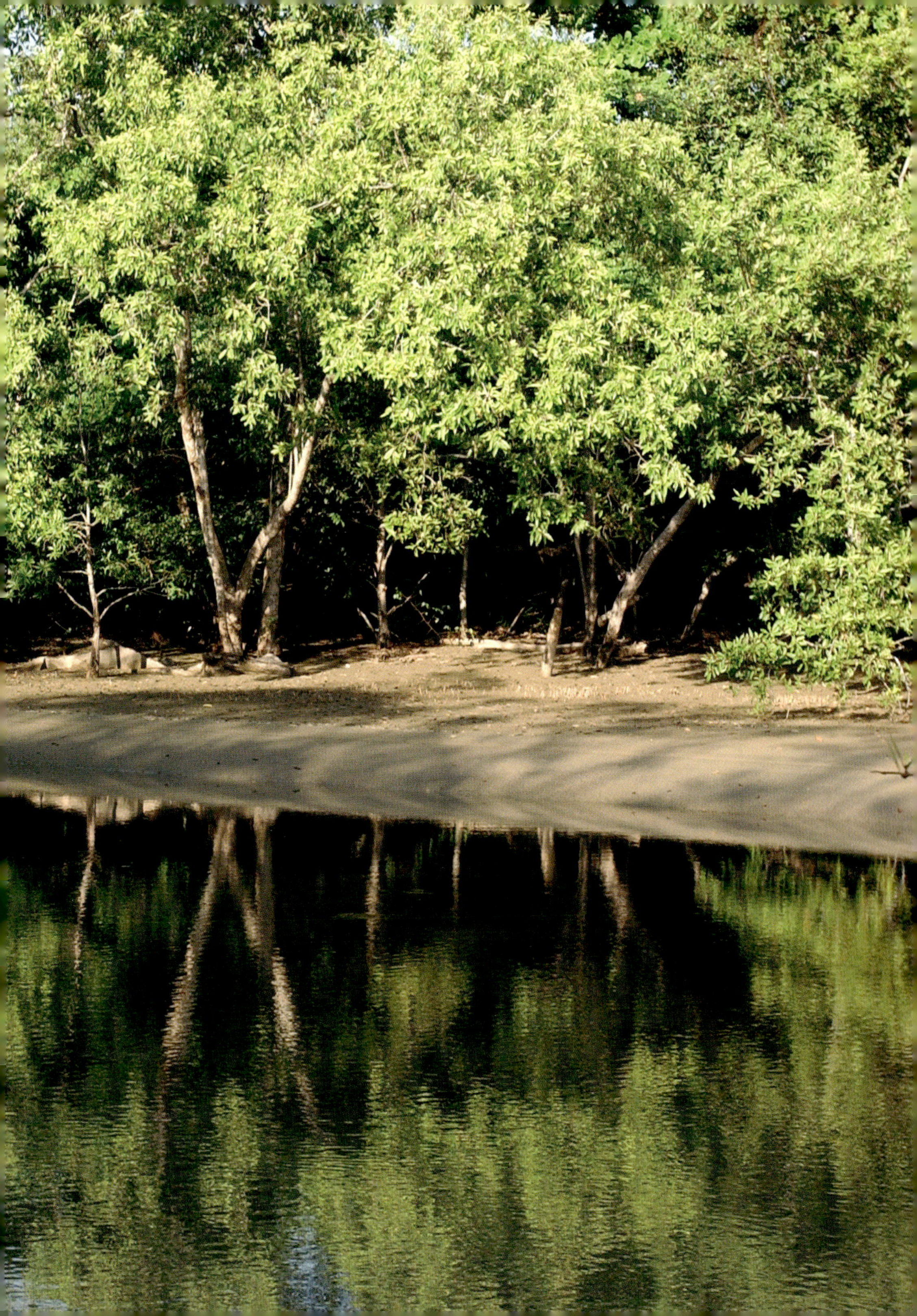

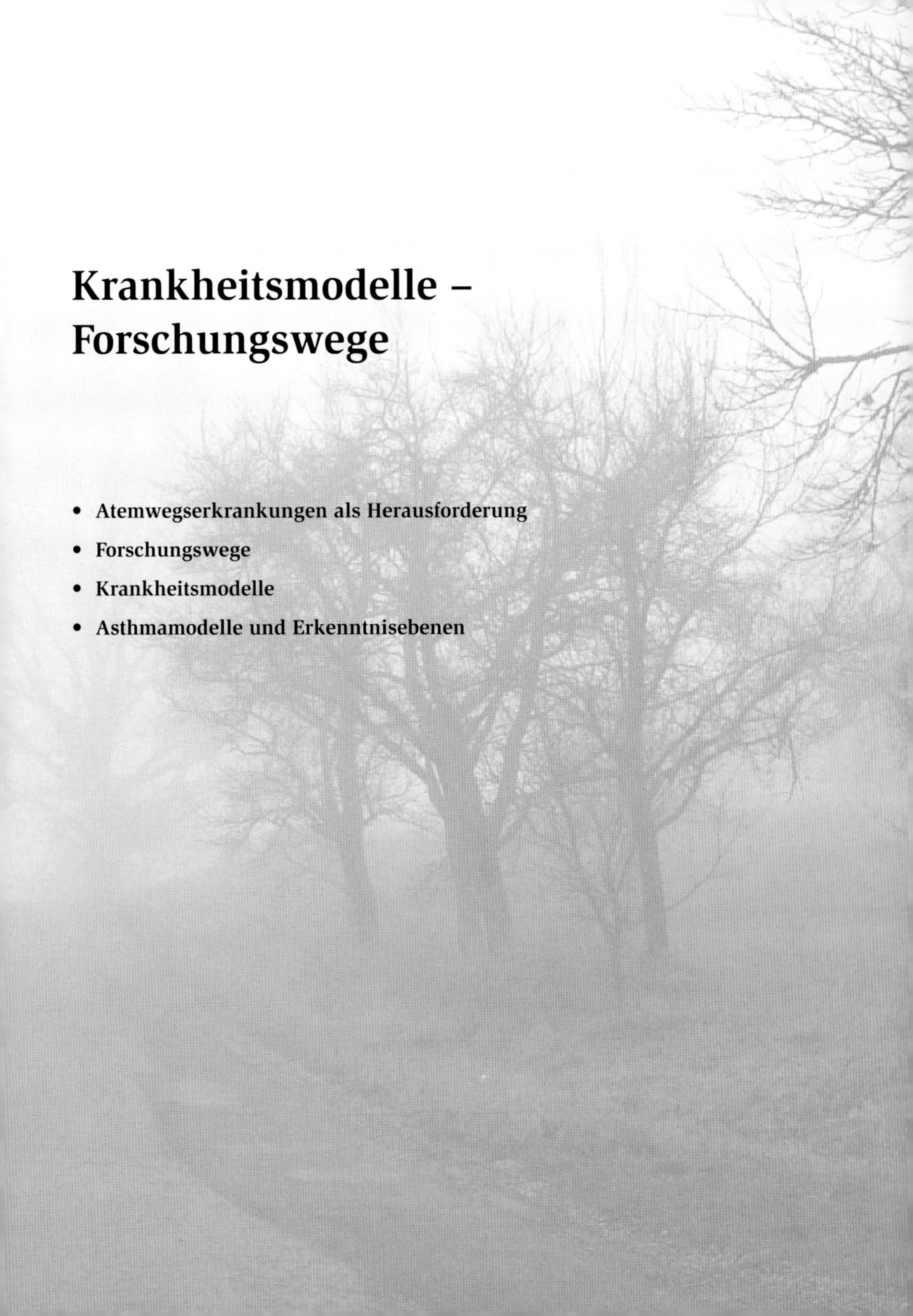

Krankheitsmodelle – Forschungswege

- Atemwegserkrankungen als Herausforderung
- Forschungswege
- Krankheitsmodelle
- Asthmamodelle und Erkenntnisebenen

Atemwegserkrankungen als Herausforderung

Vor 50 Jahren gab es in einer Schule kaum ein asthmakrankes Kind, heute gibt es in jeder Klasse meist mehrere Kinder.

Asthma durch soziale und ökonomische Belastungen

Von 1970 bis 1989 hat die Asthmahäufigkeit in Nordrhein-Westfalen bei Kindern zwischen fünf und sieben Jahren um ca. 6 % pro Jahr zugenommen, von 1991 bis 1994 wurde bereits eine 16-prozentige Zunahme pro Jahr registriert. Für die Allergien sind die Zahlen noch dramatischer. Und der sich beschleunigende Anstieg ist ungebremst. In Deutschland zeigt derzeit jedes zehnte Kind Asthmasymptome und 5 % der Erwachsenen leiden daran. In den USA hat 1998 das Asthma zu ca. 10,1 Millionen ausgefallenen Schultagen geführt und ca. 1,9 Millionen Krankenhausliegetage verursacht. Die COPD verursachte bereits in 2002 hierzulande ca. 1,7 Millionen Krankenhaustage und ca. 4 Mrd. Euro Gesamtkosten. Zuverlässige Daten für die Nasen- und Nebenhöhlenerkrankungen liegen nicht vor, aber auch hier ist ein Anstieg zu verzeichnen.

Auch wenn solche Zahlen in ihren Dimensionen abstrakt erscheinen und nur beschränkt zuverlässig sein dürften, so machen sie doch eines deutlich: Atemwegserkrankungen gehen nicht nur die Betroffenen an, wir alle sind dazu aufgerufen, das Problem ernstzunehmen.

Forschungswege

Die Forschung zumindest hat die Herausforderung angenommen. Wir kennen heute viel von dem, was sich bei den Atemwegserkrankungen bis ins kleinste Detail hinein abspielt, welche Zelle wann und warum welche Stoffe mit welchen Wirkungen aussendet. Mindestens 50 für die Asthmaentstehung relevante Botenstoffe (Cytokine) wurden identifiziert.

Angesichts der Flut an Detailkenntnissen, die nur noch für die Spezialisten unter den Spezialisten einzuordnen sind, mag man sich an Goethe erinnert fühlen, der seinen Faust im zweiten Teil sagen lässt:

Wer will was Lebendig's erkennen und beschreiben,
Sucht erst den Geist herauszutreiben,

Dann hat er die Teile in der Hand,
Fehlt leider nur das geistige Band.
Encheirisin naturae nennts die Chimie,
Spottet ihrer selbst und weiß nicht wie.

Man hat es zwar durchaus verstanden, die Krankheiten besser zu handhaben (Encheirisin), und den Ärzten steht eine Vielzahl von hoch wirksamen Medikamenten zur Verfügung, das «geistige Band» aber – und damit den Schlüssel für durchgreifende vorbeugende Strategien und/oder Therapien gegen die Asthma- und Allergieepidemie – hat man bisher nicht gefunden. Allein für die COPD glaubt man das Grundübel im Nikotinmissbrauch erkannt zu haben und so zumindest eine wirksame Prophylaxe anbieten zu können. Alle für die chronischen Atemwegsleiden zur Verfügung stehenden Medikamente aber sind keine Heilmittel in dem Sinne, dass sie eine Krankheit heilen können; sie sind bestenfalls geeignet, die Erkrankungen zu bremsen und/oder abzumildern.

COPD und Rauchen

Krankheitsmodelle

Wie aber ist nun der Weg der Wissenschaft, um dem «geistigen Band» einer Erkrankung nachzuspüren?

Dazu macht sie sich ein «Bild von einer Krankheit», von ihren Ursachen und ihrem Verlauf. Dieses Bild bezeichnet man als «Krankheitsmodell».

Eine Modellvorstellung also leitet die Forschungsrichtung und die therapeutischen Konzepte. Das Modell aber ist abhängig von:

- dem Menschenbild, das einer medizinischen Wissenschaft zugrunde liegt (siehe hierzu auch Seite 38 ff.),
- von den angewendeten Forschungswerkzeugen und
- von den technischen Möglichkeiten.

So wäre man, um hierfür ein anschauliches Beispiel zu geben, ohne die Entdeckung und Weiterentwicklung des Mikroskops nicht auf die Idee gekommen, Krankheitsursachen in Körperzellen und Bakterien zu suchen.

Modelle aber sind wandlungsfähig, sie können sich durch neue Sichtweisen, durch neue Erkenntnisse und neue technische Möglichkeiten schrittweise oder auch revolutionär-abrupt (Paradigmenwandel) ändern.

Dieser Wandlungs- und Entwicklungsprozess von Krankheitsmodellen soll am Beispiel des Asthmas nachgezeichnet werden.

Das klassische Modell

Aus Leichenöffnungen von Menschen, die an Asthma verstorben sind, ergaben sich drei Faktoren, die zu einer asthmatischen Einengung der Atemwege und damit zur Atemnot führten:

1. Ein Muskelkrampf (Spasmus) der die Bronchien umgebenden Muskulatur.
2. Ein zäh-klebriger Schleim (Dyskrinie) wird von den Schleimdrüsen in die Bronchien abgesondert.
3. Eine entzündliche Schwellung (Ödem) der Schleimhäute.

Asthmatrias

Diese «klassische Vorstellung» von der Ursache der asthmatischen Atemnot bezeichnet man als «Asthmatrias». Sie ist seit vielen Jahrzehnten bekannt und bestimmte die therapeutischen Strategien.

Das funktionelle Modell

Lungenfunktionsuntersuchungen

Seit etwa 40 Jahren steht den Ärzten eine technische Möglichkeit zur Verfügung, mit der sich die asthmatische Einengung der Atemwege *am lebenden Menschen* relativ genau bestimmen lässt. Mit solchen seitdem routinemäßig bei Asthmatikern durchgeführten *Lungenfunktionsuntersuchungen* lassen sich bereits leichtere Verengungen feststellen, die den Betroffenen häufig gar nicht bewusst sind. Mit dieser neuen technischen Methode entwickelte sich auch eine neue Krankheitsvorstellung:

Asthma entsteht durch eine Überreaktion der Atemwege («hyperreagibles» Bronchialsystems). Ein Asthmatiker reagiert demnach mit einer übermäßigen Engstellung der Bronchien bereits auf relativ geringe Reize.

So wurde die Asthmatrias – gewonnen an einem bereits Verstorbenen und durch ein «lebendiges» Krankheitsmodell ergänzt – ein Modell, das die Reaktionen des Organismus auf Umgebungsreize einbezieht.

Das Entzündungsmodell

Bronchoskopie

Seit etwa zwei Jahrzehnten hat sich zunehmend ein weiteres Modell durchgesetzt. Dieses hatte wiederum eine technische Entwicklung zur Voraussetzung: die Beobachtung der Bronchien mit flexiblen *Bronchoskopen*.

Damit ergab sich die Möglichkeit, das Asthma am lebenden Menschen – quasi «vor Ort» – zu beobachten. Man führt dafür einen dünnen Schlauch in die Atemwege ein und gelangt dabei bis in die kleineren Bronchien. Die Atemwege können damit direkt betrachtet werden. Zudem können so mittels Sonden und kleinsten Zangen Materialien (Schleim, Zellen und Gewebsverbände) gewonnen und untersucht werden.

Asthma als chronische Entzündung

Hieraus ergab sich eine die Fachwelt damals durchaus überraschende Erkenntnis: Ursache für die Überempfindlichkeit ist eine *chronische Entzündung* der Atemwege. Das sich hieraus bildende neue Krankheitsmodell hatte erhebliche therapeutische Konsequenzen: An erster Stelle einer konsequenten Asthmabehandlung steht seitdem das Kortison.

Die nachfolgenden Forschungen konzentrierten sich fast ausschließlich auf den Entzündungsprozess. Es wurden und werden bis heute Entzündungszellen (Leukozyten) und die zwischen den Zellen ausgetauschten Botenstoffe (Interleukine) akribisch und mit hohem forscherischen Aufwand unter die Lupe genommen. Diese Botenstoffe regen Entzündungen an und bremsen sie wieder ab. Sie sind die «Sprachwerkzeuge» des Immunsystems.

Das Ziel der Forscher ist natürlich, die Erkenntnisse über die Sprache des Immunsystems in therapeutische Ansätze umzulegen. Man versucht in diese Botschaften medikamentös so einzugreifen, dass die Botenstoffe, die eine Entzündung anregen (Leukotriene), abgeblockt werden. Solche «Leukotrienantagonisten» werden seit 1998 auch auf dem deutschen Markt als Asthmamittel angeboten (siehe auch Seite 108).

Das komplexe Modell

Zur Enttäuschung der Ärzte brachten aber die gegen die Entzündung gerichteten Strategien, die breite und konsequentere Verordnung von Kortison, zunächst nicht die erwarteten Therapieerfolge. Man musste erkennen, dass die aus den bisherigen Krankheitsmodellen abgeleiteten Therapiestrategien nicht ausreichten, um die Lebensqualität zu verbessern und die erhöhte Sterblichkeit der Asthmatiker zu vermindern.

Untersuchungen ergaben, dass viele der Patienten den Sinn und den Umgang mit den Medikamenten nicht verstanden hatten oder nicht ausreichend informiert waren. So wurden beispielsweise die zur Inhalation angebotenen Kortisonpräparate, teils aus Unverständnis, teils aus Ängsten, falsch oder erst gar nicht angewendet.

Einbeziehung des Betroffenen

Eines konnte und kann hieraus abgeleitet werden: In ein therapeutisches Konzept sollte der Mensch mit seinem ganzen Wesen einbezogen werden. Ängste, Lebensgewohnheiten und Einsichtfähigkeiten müssen berücksichtigt und angesprochen werden.

In der Folge setzte sich daher immer mehr ein Konzept durch: Schulungen und Selbstmanagement. Ein Weg, der bis heute jedoch noch nicht an seinem Endpunkt angekommen ist. Ärzte entwickeln sich in diesem Zusammenhang immer mehr zu Pädagogen – so gibt es beispielsweise eine Ausbildungen zum Asthmatrainer.

Asthma hat mit dem Lebensstil zu tun

Seit 1990, also nach der Wiedervereinigung, gerieten auch die Vorstellungen der Gründe für die Zunahme des Asthmaleidens erneut in die Diskussion und neue Modelle mussten gesucht werden. So geht man derzeit von komplexen Bedingungen aus und diskutiert u.a. den «westlichen Lebensstil» (siehe hierzu auch Seite 70 f.) als Ursachengeflecht.

Asthmamodelle und Erkenntnisebenen

Die Entwicklung der Asthmamodelle scheint sich durch die Ebenen des menschlichen Seins zu bewegen, die im Kapitel über die Anthroposophische Medizin als die vier Wesensglieder des Menschen bezeichnet wurden.

In den Modellen auf Seite 67 sind diese Zusammenhänge nochmals schematisch dargestellt. Einander zugeordnet sind die Krankheitsmodelle den Seinsebenen und den jeweiligen Methoden (Erkenntnisinstrumente).

Während die Asthmatrias am physisch-stofflichen Mensch gewonnen wurde, bildet das zweite Modell die Reaktionsfähigkeit des Lebens ab. Diese ist jahres- und tageszeitlichen Rhythmen unterworfen, ganz ähnlich wie das Leben einer Pflanze. Die Entzündung, Grundlage des nächsten Modells, ist dagegen eine Leistung des beseelten Lebens (Tier, Mensch). Einen Lebensstil dagegen kann nur ein Mensch entwickeln. Die ihm zur Verfügung stehende Freiheit, aus Einsicht, Erkenntnis und Denken sein Leben zu gestalten, wird ja allgemein als eine nur dem Menschen zukommende Fähigkeit anerkannt.

Modell	Erkenntnisinstrument
1. Asthmatrias	**Sektion**
• Spasmus	Krampf der Bronchien
• Dyskrinie	Schleimveränderungen
• Ödem	Schleimhautschwellung
2. Hyperreagibilität	**Funktionstests** Lungenfunktion mit Provokation durch Asthmaauslöser
3. Entzündung	**Bronchoskopie** Materialgewinnung aus den Bronchien
4. Komplexes Modell Lebensstil	**Epidemiologie** Vergleichsstudien in verschiedenen Bevölkerungsgruppen

Die Asthmamodelle und ihre Entwicklung

Modell	Erkenntnisebene	Seinsebene
1. Asthmatrias	**Anatomie**	**Tod**
2. Hyperreagibilität	**Funktion**	**Leben**
3. Entzündung	**Wundsekrete**	**Seele**
4. Komplexes Modell	**Lebensstil**	**Intention (Geist)**

Asthmamodelle, Erkenntnis- und Seinsebenen

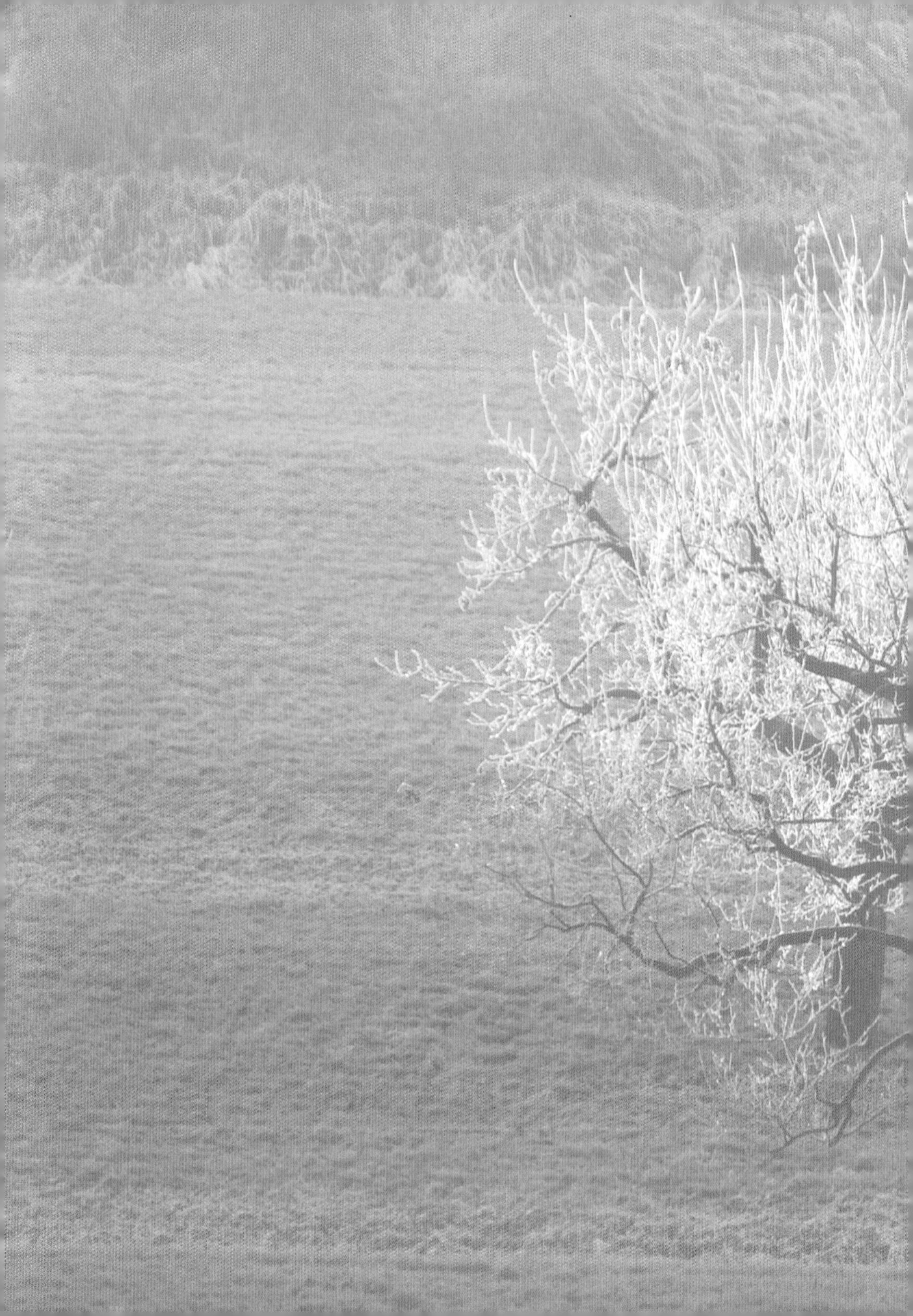

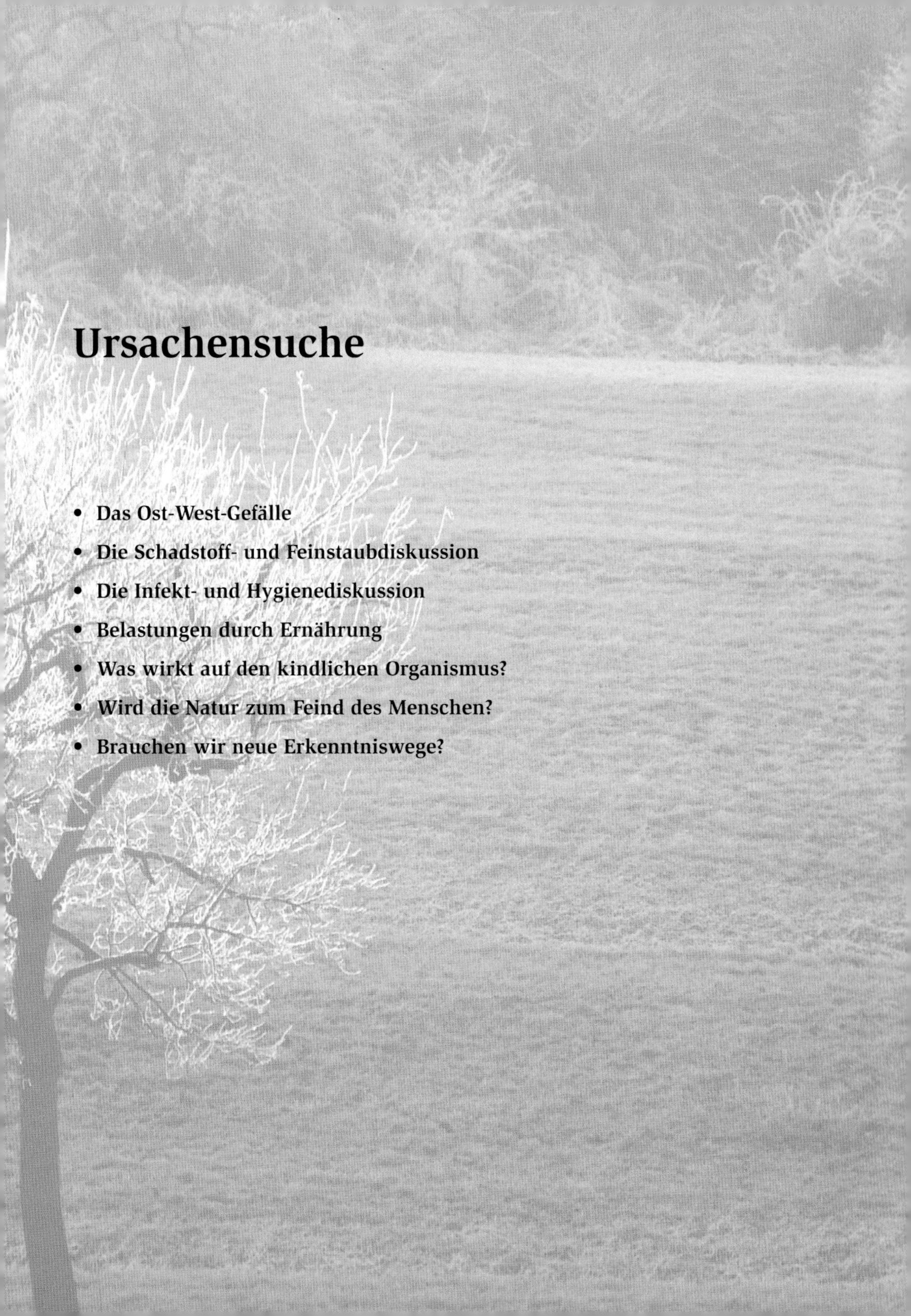

Ursachensuche

- Das Ost-West-Gefälle
- Die Schadstoff- und Feinstaubdiskussion
- Die Infekt- und Hygienediskussion
- Belastungen durch Ernährung
- Was wirkt auf den kindlichen Organismus?
- Wird die Natur zum Feind des Menschen?
- Brauchen wir neue Erkenntniswege?

Allergene wie Pollen, Staub, Milben und Tierhaare, aber auch Anstrengungen, Gerüche, Dämpfe, Medikamente und seelische Belastungen lösen asthmatische Anfälle aus.

Erbliche Anlage und Luftschadstoffe sind nicht alleinige Auslöser

Erbliche Disposition und Schadstoffbelastung, vorwiegend durch Gase (Schwefeldioxid) aus industriellen Verbrennungsvorgängen, das war bis zum Ende der achtziger Jahre die gängige Begründung dafür, dass immer mehr Menschen an Asthma erkranken.

Diese Annahme musste mit der Deutschen Wiedervereinigung jedoch gründlich überdacht werden, denn in der ehemaligen DDR war Asthma, trotz erheblich höherer Schadstoffbelastungen, wesentlich seltener als in Westdeutschland. Und das in genetisch wohl kaum zu unterscheidenden Menschengruppen.

Die Beobachtungen zeigten darüber hinaus, dass die neuen Bundesländer sich mit zunehmender Angleichung an die westlichen Lebensverhältnisse, bei gleichzeitig abnehmender Schadstoffbelastung, den alten Bundesländern immer mehr annäherten.

Das Ost-West-Gefälle

Epidemiologische Untersuchungen, die in den neunziger Jahren weltweit durchgeführt wurden, bestätigten diesen überraschenden Befund: Es besteht ein ausgeprägtes Ost-West-Gefälle in der Asthmahäufigkeit.

Die meisten Asthmatiker findet man in England und Australien (bis über 30 % aller Kinder), die wenigsten in der ehemaligen Sowjetunion.

Die Wissenschaft, die ja immer bemüht ist, einfache und klare Kausalzusammenhänge (Ursache und Wirkung) herzustellen, war ratlos und sah sich genötigt, vom «westlichen Lebensstil» zu sprechen, der wohl Ursache für die Asthmazunahme sei.

Was ist der «westliche Lebensstil»?

Was aber hat man sich unter einem «Lebensstil» vorzustellen? Was soll man, was kann man daran ändern?

Die Antworten auf diese Fragen könnten sich ja, bei stetiger Zunahme der Leiden, zu Schicksalsfragen für die westlichen Gesellschaften entwickeln – zumindest zu Fragen von erheblichen ökonomischen Auswirkungen.

Die Schadstoff- und Feinstaubdiskussion

Der ursprünglichen Ursachensuche folgend, suchen die einen Schadstoffe, die in westlich industrialisierten Ländern die Atemwege besonders belasten könnten. Hierbei werden diskutiert:

1. Milben- oder Pilzanfall durch Isolierungsmaßnahmen, luftdicht schließende Fenster und Teppichböden;
2. erhöhte Schadstoffkonzentrationen in Gebäuden durch unzureichende Durchlüftung und
3. Feinstäube: kleinste Schwebstoffe in der Luft, wobei insbesondere die aus dem Autoverkehr (Dieselabgase) «verdächtigt» werden.

Die Infekt- und Hygienediskussion

Eine zweite Diskussionsebene ist die nach der Ursache für die asthmatische Entzündung. Was am westlichen Lebensstil veranlasst das menschliche Immunsystem, immer häufiger mit einer chronischen Entzündung zu reagieren?

Wird unser Immunsystem in der Kindheit zu wenig gefordert?

Diese Diskussionen werden durch eine Reihe von Untersuchungen genährt:

1. So fand man heraus, dass Kinder, die unter ungünstigen hygienischen Bedingungen im Zusammenhang mit bäuerlicher Tierhaltung aufwachsen, weniger zu Asthma neigen als Kinder aus hygienisch-städtischen Verhältnissen.
2. Kinder, die bereits im frühen Alter mit Antibiotika und fiebersenkenden Mitteln (Paracetamol) behandelt wurden, scheinen häufiger an Asthma zu leiden als Kinder ohne solche Therapien. Das ist das Ergebnis einer jüngst vorgelegten Untersuchung aus Australien.
3. In der ehemaligen DDR waren Kleinkinder sehr früh mit vielen anderen Kindern in Kontakt (Krippen, Kindergärten) und so häufiger Atemwegsinfekten ausgesetzt, als die zumeist in Kleinfamilien aufwachsenden Kinder in den westlich industrialisierten Ländern.

Die Annahme liegt also nahe, dass eine Ursache für das Asthma in fehlenden oder unterdrückten akuten Atemwegsinfekten liegen könnte.

Nun, Schadstoffbelastungen, ein zu wenig gefordertes und/oder fehlgeleitetes Immunsystem, all das dürften wichtige Teilursachen sein. Und es wäre zu wünschen, dass die Forschungsanstrengungen in dieser Hinsicht verstärkt würden, um angemessene Gegenmaßnahmen entwickeln zu können.

Ob letztlich das Asthma in seiner Komplexität damit aber ausreichend erklärbar wird und sich aus solchen Erkenntnissen durchgreifende Handlungsstrategien ergeben, das bleibt abzuwarten.

Auch bei diesen Fragen ist es wichtig, den Blick nicht zu rasch auf Einzelfaktoren zu verengen, sondern ihn auch auf die größeren Zusammenhänge zu lenken.

Belastungen durch Ernährung

Der so genannte «westliche Lebensstil» erschöpft sich ja bei weitem nicht in den bisher diskutierten Schadstoff- und Infektionsfaktoren.

Ernährungsgewohnheiten

Nicht zuletzt haben auch Ernährungsgewohnheiten einen wesentlichen Anteil an einem Lebensstil. Diese sind zunehmend gekennzeichnet durch industriell vorgefertigte, denaturierte, mit einer Vielzahl von synthetischen Zusatzstoffen angereicherte Nahrungsmittel, einen hohen Anteil an tierischen Eiweißen – teils belastet durch

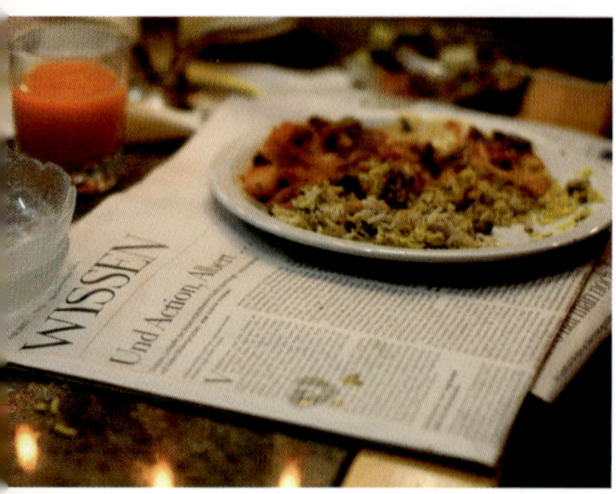

Futterzusätze (Mastbeschleuniger wie Hormone und Antibiotika) –, verbrannte Fette und nicht zuletzt durch hochgradig aufgeschlossene, rasch verdaubare Kohlehydrate im Fastfood. Der westlich geprägte Ernährungsstil überfordert so einerseits den Körper mit einseitiger, schadstoffbelasteter Nahrung und unterfordert andererseits seine eigentlichen Verdauungsleistungen.

Geistig-seelische Ernährung

Nahrung ist mehr als Essen

«Der Mensch lebt nicht vom Brot allein.» Sein Gedeihen, seine Gesundheit ist von «geistig-seelischer Nahrung» abhängig. Auch auf dieser Ebene kann der Mensch mit «Schadstoffen», mit «Unverdaubarem» belastet und durch fehlende Anregungen mangelernährt werden.

Der Mensch muss nicht nur die Nahrungsmittel *verdauen*, sondern auch das, was an Sinneseindrücken zum Beispiel über Auge und Ohr in seine Seele dringt.

Im Volksmund werden solche Zusammenhänge deutlich, wenn man davon spricht, dass jemand «ein Erlebnis nicht verdauen kann».

Ein Lebensstil hat gesellschaftliche und sozio-kulturelle Komponenten, die durch Medien, geistige Inhalte und erzieherische Ideale geprägt werden. In diesem Bereich wirkt die Stimmbildung, der Umgang mit dem Wort und dem Gesang. Ist eine Sprache abstrakt oder bildhaft, musikalisch, kurz oder ausmalend, wird viel gesprochen und gesungen oder nicht?

All das sind Faktoren, die auf die Funktionen unserer Atemorgane wirken und mit ihnen im engeren Zusammenhang stehen, als wir mit unserem Alltagsbewusstsein zu denken bereit sind.

Was wirkt auf den kindlichen Organismus?

Sprachstil, Gesang und Spielkultur prägen den Menschen

Die Frage ist, ob das, was Kindern in den westlich industrialisierten Ländern «die Luft zum Atmen nimmt», etwas mit «Fremdbesetzungen» und mit Überlastungen des kindlichen Organismus, mit «Unverdaubarem» einerseits und mit mangelnder Übung der Verdauungsfähigkeiten andererseits zu tun hat? Man mag sich eine Sendung im Fernsehen ansehen und versuchen, sich in eine frühkindliche, ungeschützt offene und gläubige Seele zu versetzen – es kann sogar eine Kindersendung sein. Vielleicht kann man so nachempfinden, welche Vielzahl an Bildern einem Kleinkind zugemutet werden, die noch Jahre ihr «Unwesen» unterhalb der Bewusstseinsschwelle treiben können und von dort in den Körper hineinwirken. Können diese teils ja auch Schrecken erregenden und oft ganz kurzen Bilder eine abnorme Verdauungsreaktion (siehe auch Seite 81 ff.) hervorrufen? Fremdbesetzungen, die einem Kind «die Luft nehmen», können aber auch von überbesorgten Eltern ausgehen, die ihr einziges Kind mit den Zuwendungen erdrücken, die ihnen selbst versagt geblieben sind, oder die an und mit dem Kind ihre ganze Liebe, ihre Ängste und Selbstverwirklichung ausleben wollen.

Wird die Natur zum Feind des Menschen?

Die Entfremdung von der Natur

Der westliche Lebensstil ist weiterhin geprägt durch eine Entfremdung von der Natur – mit der Folge, dass natürliche Bedingungen (Pollen, Tierhaare Pilzsporen) immer weniger ertragen werden. Der Mensch reagiert dann mit Abwehr, er wird allergisch: Husten, verstopfte Nase und asthmatisch verengte Bronchien sind die Folge.

Werden Blütenpollen, Tierhaare, Nebel, klimatische Schwankungen so immer mehr zum «Feind» des Menschen?

Auch angesichts zunehmender Naturkatastrophen muss man gar nicht vom «Zurückschlagen» der Natur sprechen. Man wird aber nicht umhin kommen, die enge Verflechtung von Mensch und Welt anzuerkennen und den Wechselwirkungen zwischen Natur und Mensch nachzuspüren.

Entzündungskrankheiten werden oft zu früh unterbrochen

Nicht zuletzt wird man sich der Frage stellen müssen, ob die Verdrängung und Unterbrechung von entzündlichen Reaktionen durch *fiebersenkende Pharmaka* und *Antibiotika* bereits im frühesten Kindesalter – zu einer Zeit also, in der das Immunsystem sich herausbildet – die Entstehung von entgleisten Entzündungsprozessen, von Allergien und asthmatischen Reaktionen begünstigt.

Akute Infekte mit *Fieber* und allem, was dazugehört, sind aber die Ereignisse, an denen ein Immunsystem die Entzündung, den Umgang mit der Welt üben kann (siehe hierzu Seite 79 ff. und Seite 86 f.).

Auch in diesem Bereich sollte die Möglichkeit zur Übung, zum Lernen gegeben werden, wie sie für andere Entwicklungsschritte selbstverständlich erscheint.

Brauchen wir neue Erkenntniswege?

Denken in alle Richtungen

Die bisherigen Darstellungen legen nahe, dass man die *eine* Ursache für die Asthma- und Allergieepidemie kaum finden wird. Man wird sich von *monokausalen Modellen* verabschieden müssen. Die heute noch vielfach in der Medizin übliche, monokausale Denkweise beinhaltet ja die Vorstellung, dass – wie in der Mechanik – eine Wirkung / Folge eine Ursache haben muss.

Einer solchen eindimensionalen Denkweise liegt auch der so genannte «kontrollierte klinische Versuch» zugrunde, auf den sich die medizinische Anwendungsforschung heute stützt und der als allein gültiger Nachweis («Goldstandard») für die Wirksamkeit von Heilmitteln angesehen wird. Das ist das eigentliche Hindernis für die wissenschaftliche Anerkennung vieler alternativer Therapien. Deren Wirksamkeit ist in der Regel nicht monokausal erklär- und abprüfbar. Erst komplexere Denk- und Forschungsmethoden, die dem Menschen in seiner *Mehrdimensionalität* gerecht werden, dürften in der Lage sein, alternative Therapien wissenschaftlich einwandfrei zu begründen und in ihrer Wirksamkeit nachzuweisen.

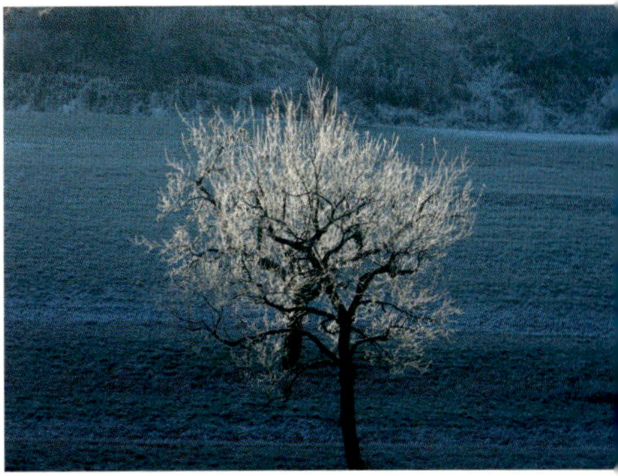

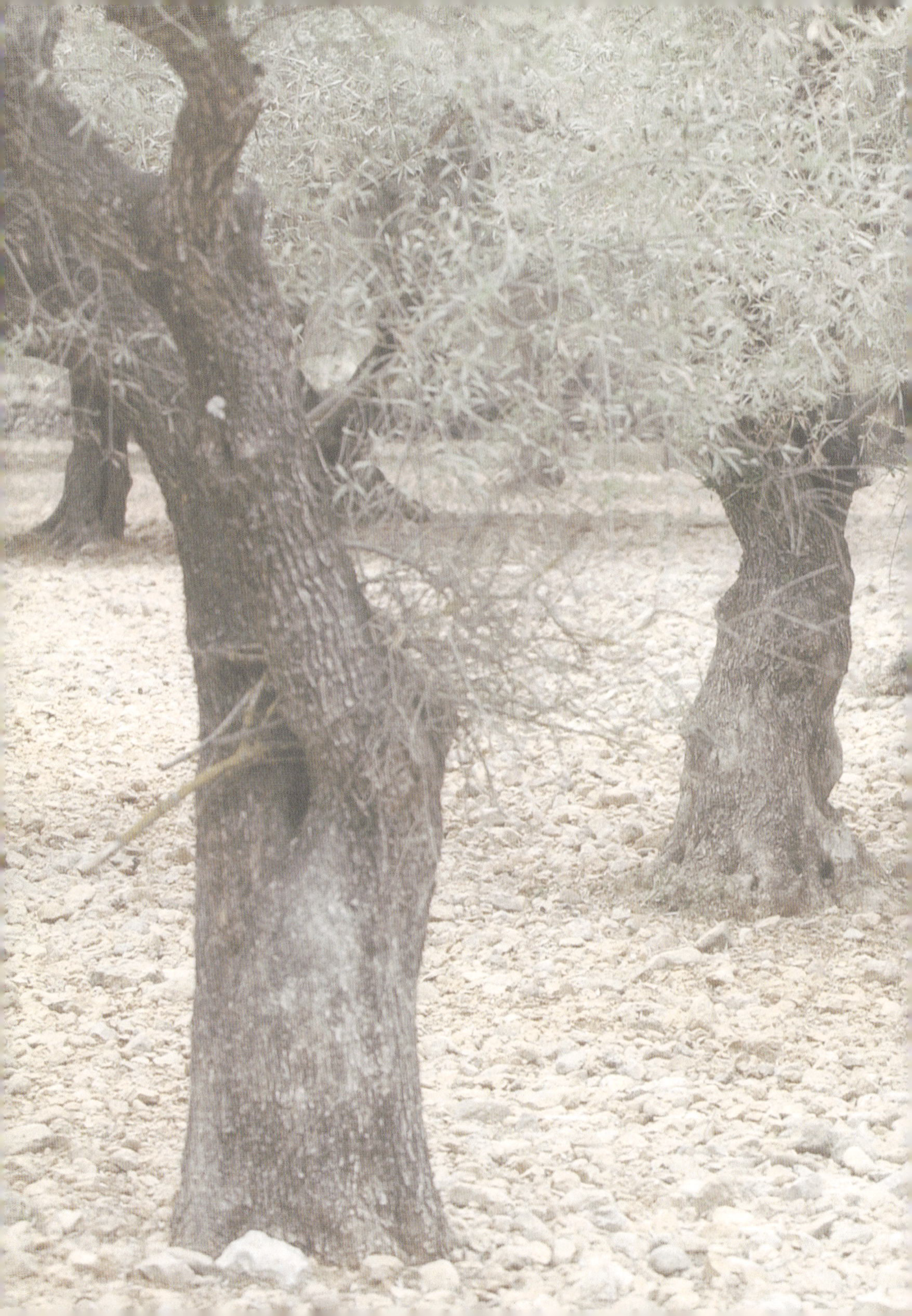

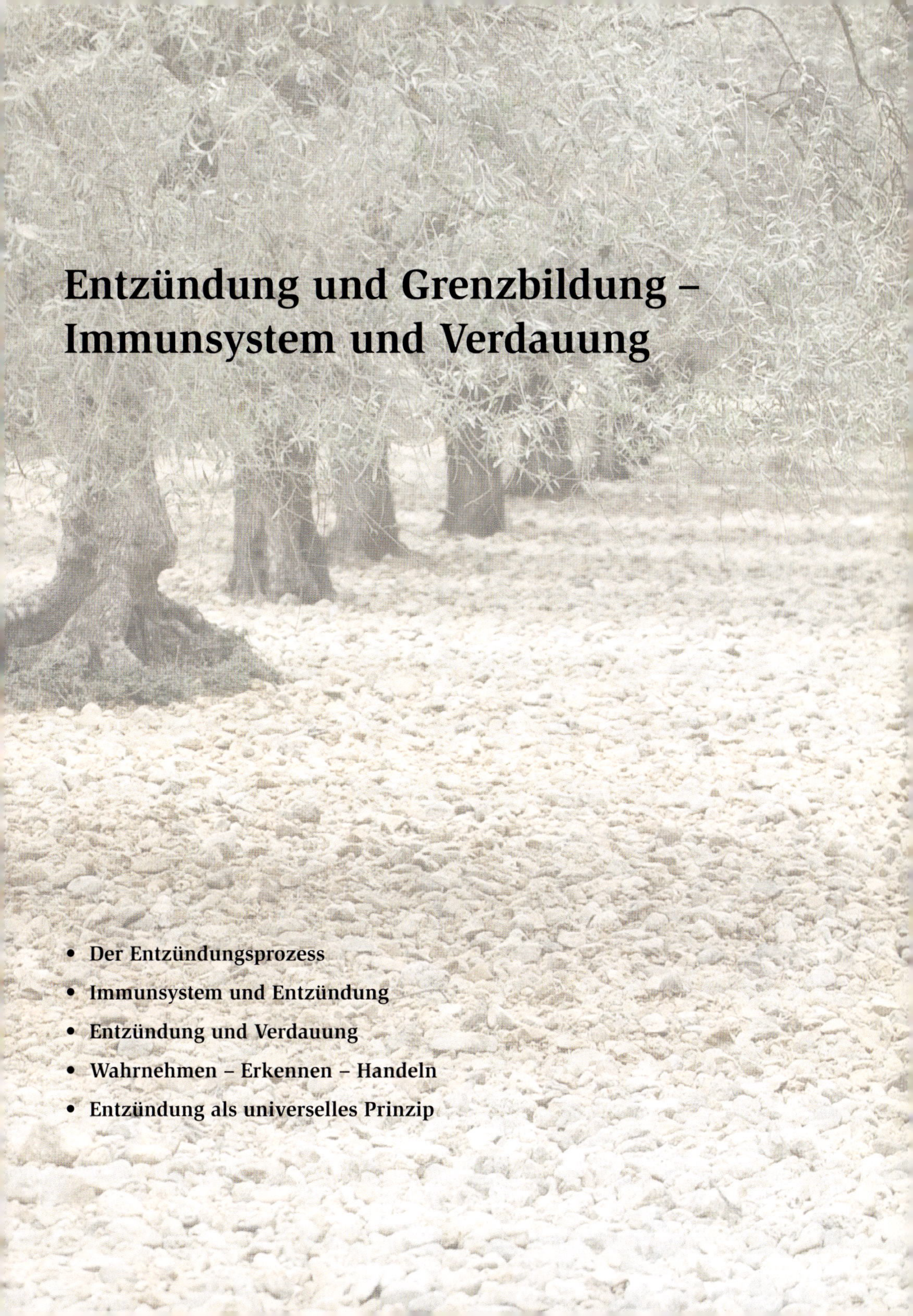

Entzündung und Grenzbildung – Immunsystem und Verdauung

- Der Entzündungsprozess
- Immunsystem und Entzündung
- Entzündung und Verdauung
- Wahrnehmen – Erkennen – Handeln
- Entzündung als universelles Prinzip

Der Entzündungsprozess

Dem Asthma, der Allergie und der COPD liegen Entzündungen zugrunde (siehe auch Seite 85 ff.).

Entzündungen sind lebenserhaltende Reaktionen unseres Immunsystems

Was aber ist eine Entzündung? Ist sie nur etwas Krankhaftes oder hat der entzündliche Vorgang vielleicht sogar eine gesunderhaltende Funktion?

Entzündungen sind Leistungen des Immunsystems.

Immunität und Entzündung sind die zwei Seiten einer Medaille – und diese ist die Fähigkeit des Körpers, sein Eigenleben gegenüber Fremdleben zu behaupten.

Die gegenwärtige Forschung ist auf die Steuerungsvorgänge, auf das «Kommunikationssystem» der Immunzellen, ausgerichtet. Geringste Stoffmengen («Botenstoffe») werden dafür abgegeben, die anderen Zellen (z.B. so genannte «Fress-» und «Killerzellen») signalisieren, dass sie aktiv werden sollen. Solche Stoffe geben das Signal, eindringendes Fremdleben zu zerstören und diese Aktivität nach getaner Arbeit wieder einzustellen.

Immunzellen und Botenstoffe lösen die asthmatische Entzündung aus

Im Hinblick auf die chronischen Entzündungen der Atemwege bewegt die Forschung die Frage: Welche Zellen des Immunsystems und welche Botenstoffe (auch «Interleukine» genannt) entfachen zum Beispiel eine asthmatische Entzündung?

Inzwischen kennt man eine Vielzahl von Botenstoffen und verschiedene Immunzellen, die auf Fremdreize mit spezifischen Antworten reagieren. Daraus wurden therapeutische Ansätze für das Asthma entwickelt, die gezielt in das Immunsystem eingreifen (z.B. Singulair®).

Solchen therapeutischen Eingriffen im Kleinsten ist aber eines gemeinsam: Sie sind nur begrenzt und nur am Symptom wirksam. Eine Heilung, eine Überwindung der Erkrankung können sie nicht anregen. Diese Forschungen am kleinsten Detail können auch keine Auskunft darüber geben, *warum* das Immunsystem entgleist und *warum* dies bei immer mehr Menschen geschieht.

Richtet man den Blick auf die größeren Zusammenhänge des Entzündungsphänomens, so zeigt sich, dass unser Immunsystem ein Teil der Fähigkeiten unseres Organismus ist, sich gegenüber der Welt abzugrenzen. Das Immunsystem ist damit Teil des Phänomens, das man als «Grenzbildung» bezeichnen kann.

Grenzbildung ist ein Urphänomen. Sie ist Voraussetzung für die Eigenständigkeit eines Organismus.

Grenzbildung

Grenzbildung und Entzündungen verleihen einem Organismus Eigenständigkeit

Der Mensch bildet drei Grenzen zur Welt:

1. die äußere Oberfläche = unsere Haut mit ihren Sinnesorganen,
2. die Schleimhäute des Verdauungstraktes vom Mund bis zum After,
3. die Schleimhäute unseres Atemsystems.

Unsere inneren und äußeren Grenzen werden aktiv gegenüber Außeneinflüssen und «Eindringlingen» durch Sekrete geschützt: Sie sind flüssig (Speichel, Nasensekret, Tränen), schleimig (Schleimhäute) oder talgig (Außenhaut), in ihnen wird Eindringendes abgefangen und nach außen abgestoßen. Sie sind mit chemischen, keimtötenden Eigenschaften ausgestattet (z. B. Säureschutzmantel der Haut) und sie enthalten Eiweiße, die Erreger angreifen und zerstören (z.B. im Speichel und im Bonchialschleim).

Immunsystem und Entzündung

Körperfremdes Leben wird durch einen Entzündungsprozess bekämpft

Trotz der Grenzbarrieren dringt ständig fremdes Leben in unseren Körper ein: durch kleinste Verletzungen, unzureichende Sekretbildung (Austrocknung) oder hohe «Aggressivität der Angreifer» (z.B. Grippeviren). Hier nun wird das Immunsystem aktiv. Es wacht mit unerbittlicher Konsequenz darüber, dass Fremdleben in unserem Innern nicht bestehen kann. Man könnte sagen: Es repräsentiert den «extremsten Egoisten» in uns.

Die wenigen Ausnahmen für eine so genannte «Immuntoleranz» sollen nicht Gegenstand dieser Betrachtungen sein; sie sind kein Grund, das Prinzip als solches infrage zu stellen.

Als Fremdleben erkennt das Immunsystem Organismen mit einem Eigenleben (z.B. Bakterien), lebensähnliche Bildungen (Viren), die sich nur in Gemeinschaft mit anderem Leben vermehren können, und nicht zuletzt auch Teile oder Abscheidungen von Lebewesen (z.B. Transplantate, Pollen, Haare oder Kot).

Unzählige Kleinstorganismen besiedeln uns

Unsere Grenzen sind von einer unvorstellbar großen Zahl von Fremdorganismen besiedelt (10^{14}), die teilweise sogar lebenswichtige Funktionen erfüllen. Mit diesen mikroskopisch kleinen «Pflanzentieren» befindet sich der Körper im Gleichgewicht. Sie «besetzen» die Grenzflächen und machen allein dadurch krankmachenden (pathogenen) Keimen den Platz streitig. Man spricht daher auch von einer gesunden Mund-, Darm- oder Haut-Flora. Ja, man kann sie sogar als gesunderhaltend bezeichnen.

Einer Vielzahl der uns umgebenden Lebewesen gelingt es jedoch, die Grenzen zu überwinden. In der Folge wird:

- unser Organismus fortwährend von fremden Leben «infiziert»;
- das Immunsystem ist ständig gefordert, Fremdleben abzuwehren, indem es einen Entzündungsprozess entwickelt.

Es sind kleinste, beginnende Entzündungen, die bereits im Entstehen wieder verlöschen: Das Fremde wird dadurch abgetötet – zerlegt und verdaut.

Solche Entzündungen werden sofort wieder durch «antientzündliche Prinzipien» abgebremst. Es bleiben Entzündungen «in statu nascendi» (= im Entstehen begriffen).

Infektion – die entzündliche Antwort

«Infektionen» und entzündliche Antworten sind somit der alltägliche Normalzustand.

Erst wenn sich eine Entzündung ungebremst weiterentwickelt, den Ort des Geschehens überschreitet und/oder der ganze Organismus in die entzündliche Abwehr einbezogen wird, dann entsteht das, was wir in Rötung, Wärme, Schmerz und Schwellung als lokale Entzündung oder als «Infektionskrankheit» wahrnehmen.

Fieber, Schmerz und ggf. Bewusstseinstrübung sind die Symptome einer Infektionskrankheit. Sie sind das Zeichen dafür, dass der Organismus in seiner Gesamtheit versucht, das abzuwehren, was an Fremdleben in ihn eingedrungen ist. Sie zeigen, dass der Körper sich mit etwas auseinander setzen muss, was mit einer ungewöhnlichen Menge oder Aggressivität in ihn eingedrungen ist: Eine lokale Entzündungsreaktion oder gar die oben angesprochene Entzündung «in statu nascendi» hat nicht ausgereicht, es entsteht die Entzündungskrankheit – der Organismus mobilisiert seine Reserven.

Entzündungskrankheiten sind gesetzmäßige Reaktionen des Immunsystems

Die Entzündungskrankheit ist eine Leistung des Immunsystems. Sie zeigt einen gesetzmäßigen Ablauf (Entzündungskaskade) und ist immer nur so stark, wie es zur Überwindung des Fremden nötig ist. Überschießende Reaktionen werden durch gegenläufige Prinzipien wieder abgebremst. Mit jeder entzündlichen Abwehr, mit jeder überwundenen Infektion stärkt sich das Immunsystem. Nur ein geübtes und trainiertes Immunsystem kann seine Aufgaben erfüllen.

Auch hier gilt das Gleiche wie für alle Organsysteme unseres Körpers: Nur die stetige Benutzung eines Organs erhält dieses am Leben. So versetzt erst die ständige Überwindung von fremdem Leben uns in die Lage, Eigenleben zu entwickeln. So wie die menschliche Gestalt, unsere Muskeln und Knochen verkümmern müssten, wenn wir nicht ständig die Schwerkraft überwinden würden, so ist die Grundbedingung für unser *Leben* die Überwindung von fremden Leben.

Entzündung und Verdauung

Ein unmittelbares Verständnis von dem zuvor Beschriebenen – und damit vom Wesen der Entzündung – erhält man, wenn man den Vorgang der Nahrungsaufnahme betrachtet.

Nahrungsaufnahme – eine Entzündung?

Mit der Nahrung nehmen wir Stoffe in uns auf, die dem Leben der Welt entstammen. Es sind «Lebensmittel», aus denen wir durch Überwindung des fremden Lebens eigene Kräfte beziehen. Solche Fremdstoffe würden, wenn sie direkt in den Organismus gelangten, den Körper schädigen oder sogar töten. Sie müssen erst einem auflösenden, das fremde Leben zerstörenden Verdauungsprozess, einem «entzündlichen» Prozess, unterworfen werden.

Der Verdauungstrakt ist ein Organsystem, in dem eine Entzündung im großen Maßstab stattfindet.

Den Nahrungsstoffen wird alles genommen, was ihnen eigen war; keine fremden Lebensstrukturen bleiben verschont, alles wird radikal verändert. Leben wird bis in seine kleinsten Einzelteile zerlegt, in wenige Grundbausteine, die sich in Pflanze, Tier und Mensch kaum unterscheiden (Aminosäuren, Zucker, Fette).

Wahrnehmen – Erkennen – Handeln

Der Leben zerstörende Verdauungsvorgang geschieht durch aggressive Säfte (Säuren, Laugen, Enzyme, Emulgatoren), die nur so stark wie nötig sein dürfen, die gezielt auf den aufgenommen Stoff ausgerichtet sein müssen und, wenn sie ihre Aufgabe erfüllt haben, wieder gebremst – durch gegenläufige Prinzipien wieder neutralisiert – werden müssen. Eine logistische Meisterleistung unseres Körpers. Diese Abläufe sind aufs Feinste aufeinander abgestimmt und werden durch hormonähnliche «Botenstoffe» reguliert.

Es herrscht dabei im Organismus ein austariertes Gleichgewicht zwischen drei Funktionsschritten:

1. *Wahrnehmung* des Fremden.
2. Analyse, *Erkennen* des aufgenommenen Stoffes.
3. Die der Zusammensetzung angemessene *Handlung:* Abbau und Zerstörung. Letztere besteht im Kauen und Schlucken, in vorwärtstreibenden und durchmischenden Bewegungen und in der Ausschüttung von Säften.

Wahrnehmen – Erkennen – Handeln, das sind die drei Schritte, die im ständigen Wechselspiel miteinander die Verdauung bewirken.

Der Verdauungsprozess

Dieser Vorgang ist im Mund noch bewusst und beginnt mit der an die Sinnesorgane (Geruchsnerven, Geschmacksnerven) geknüpften Wahrnehmung. Er setzt sich fort in einem Erkenntnisvorgang – ob süß, sauer, wohltuend, weniger appetitlich oder gar ungenießbar – und führt zu angemessenen Handlungen. Letztere schließen die Nahrung auf für das Riechen, Schmecken und Erkennen. Eines spielt so in das andere hinüber und bildet einen in sich geschlossenen, kreisförmigen Pendelprozess.

Mit dem Schluckakt verschwindet der Vorgang zunächst in das Halbbewusste und wird im Magen- und Darmtrakt schließlich unbewusst fortgeführt; es sind *Wahrnehmungs-, Erkenntnis-* und *Handlungsorgane.* Erst bei verdorbener Nahrung und während einer Krankheit werden sie in Krämpfen, Erbrechen und Durchfällen für uns bewusst erlebbar.

Schmecken (Wahrnehmen), Analysieren (Erkennen), Zerkleinern und Auflösen (Handeln) bewerkstelligen den Abbau. Erst danach kann sich der Körper die Nahrungsmittel «einverleiben», können sie ungehindert die Grenzen zum Innenraum überschreiten und zur Grundlage der körpereigenen Substanzbildung werden.

Die Verdauungssäfte müssen hierbei angepasst sein. Gegenregulierende Kräfte (Antagonisten) bremsen jeden Überschuss, andernfalls kommt es nämlich zur Selbstverdauung – zur Krankheit.

Entzündung als universelles Prinzip

Im Organismus herrscht ein Gleichgewicht aus Aktion und Reaktion

Überträgt man den Verdauungsvorgang auf den Entzündungsprozess, so lässt sich die Funktion des Immunsystems entsprechend beschreiben:

1. *Wahrnehmung:* fremdes Leben wird wahrgenommen – ein Sinnesvorgang.
2. *Erkenntnis:* fremdes Leben wird als solches und in seiner Eigenschaft erkannt.
3. *Handlung:* Der Erkenntnis folgt die angemessene Handlung.

Die Handlung, die *Aktio,* darf nicht überschießend sein, sie wird durch polare Prinzipen gebremst, die *Re-Aktio*. Das ist der gleiche Vorgang, wie er für die Verdauung beschrieben wurde.

Das Immunsystem ist somit ein verwandeltes oder «metamorphosiertes», über den ganzen Körper verteiltes Verdauungssystem.

- Die Entzündung ist so eine Ureigenschaft des beseelten Lebens; Grundlage ist das Prinzip der Auflösung, der «Verdauung», der Einverleibung und/oder Ausscheidung von Fremdleben.
- Entzündliche Auflösung von fremdem Leben findet insbesondere an den organismischen Grenzen statt.

Die widersinnigen Entzündungen

- Von den akuten zu den chronischen Entzündungen
- Allergie – eine übermäßige Wahrnehmung?
- Autoaggression – eine fehlgeleitete Erkenntnis?
- Asthma – eine überschießende Handlung?

Von den akuten zu den chronischen Entzündungen

Immer mehr Menschen fühlen sich von Nasentropfen und -sprays abhängig, um frei atmen zu können. Sie leiden an chronischen Entzündungen der Nase, die nicht selten mit erheblichen Geruchsbeeinträchtigungen einhergehen.

Die Zahl chronischer Erkrankungen steigt

Immer mehr Menschen klagen über ständig wiederkehrende Atemwegsinfekte: Hustenattacken, Auswurf, nächtliches Erwachen. Mehrfach im Jahr und in immer kürzeren Abständen erfolgen Behandlungen mit Antibiotika. In der Folge werden Magen-Darm-Störungen, allgemeines Unwohlsein und Leistungsverlust beklagt. So mancher Betroffene fühlt sich zuletzt ständig krank und ist bereits nach geringsten Belastungen erschöpft.

In Einzelfällen finden sich hierbei Übergänge zu Krankheitsbildern, die von manchen Ärzten als chronische Virusinfekte, von anderen als vielfache Überempfindlichkeiten und von manchen gar als eingebildete psychosomatische Erkrankungen gedeutet werden. Sie werden zum Beispiel «Chronisches Müdigkeitssyndrom» oder als «Multiple chemical Syndrom» und «Sick building Syndrom» benannt.

Chronische Erkrankungen, insbesondere chronische Entzündungen, entwickeln sich immer mehr zu einem Problem für die Medizin, vorwiegend in Ländern mit einem gut entwickelten Gesundheitswesen. Gleichzeitig sind akute, hoch fieberhafte Entzündungskrankheiten immer mehr in den Hintergrund getreten, großteils durch die Errungenschaften der modernen Medizin.

Wie lernt unser Immunsystem?

In einer akuten Entzündungskrankheit, typischerweise mit hohem Fieber und oftmals ja auch heftigem Krankheitsgefühl einhergehend, übt und stärkt das Immunsystem seine Fähigkeiten. Auf solche Aufgaben ist es ausgelegt, darauf hat es sich in der Entwicklungsgeschichte der Menschheit eingestellt. Nach einer therapeutisch gut begleiteten, vollständig ausgeheilten, akut fieberhaften Erkrankung fühlt sich der Mensch häufig stärker als zuvor. Kinder zeigen danach oftmals deutliche Entwicklungsschritte.

Akute Entzündungskrankheiten gehören zur Lebenswirklichkeit und sind ein sinnvoller Teil jeder menschlichen Biografie.

Chronisch-schleichende Entzündungen dagegen sind solche, bei denen der Entzündungsprozess nicht zum Abschluss kommt und weiter schwelt.

Es ist dann entweder

1. das Gleichgewicht zwischen dem entzündlich-auflösenden Prinzip und den Gegenprinzipien gestört, die Entzündungskaskade hakt sich an einer Stelle fest,

oder

2. das eingedrungene Fremdleben, z.B. Viren, Bakterien oder Pilze, konnte nicht vollständig überwunden werden; Fremdleben konnte sich in eine «Nische» zurückziehen und wartet dort auf eine Gelegenheit, den Körper erneut anzugreifen, wenn er geschwächt sein sollte.

Das Asthma bronchiale und die allergische Reaktionslage gehören zum ersten Typ der Entzündungen, an der COPD und den chronifizierten Entzündungen der Nasenschleimhäute sind oftmals beide Mechanismen beteiligt.

Das Immunsystem ist entgleist

Es handelt sich also um «Entgleisungen» des Immunsystems. Nur manchmal ist das Immunsystem «geschwächt». Und nur in diesen Fällen können die so beliebten und immer wieder von Patienten nachgefragten immunstimulierenden Arzneien hilfreich sein.

Was aber passiert bei einer chronischen Entzündung an einer Körpergrenze? Am *Ekzem,* der chronischen Entzündung der äußeren Haut, lässt sich eine solche Grenzverletzung unmittelbar beobachten. Wir können daran sowohl die entzündliche Auflösung als auch das gegenläufige Prinzip, die Verhärtung, erkennen.

Chronische Entzündungen führen zur Verhärtung

Ist der Organismus chronisch und überschießend den auflösenden Impulsen einer Entzündung ausgesetzt, so reagiert er gegenregulierend mit Gewebsanbau und Verhärtung.

Wir sehen an einem Ekzem die Zeichen der Entzündung – Wärme, Rötung, Wundsein, Sekret, Schorf und Blut – und gleichzeitig eine Verdickung der Haut – fest, kalt, narbig und unelastisch.

Die Verhärtung ist die polare Gegenbewegung zur Entzündung, mit ihr versucht der Organismus, das Gleichgewicht wieder herzustellen.

Auch in den Atemwegen kommt es als Folge einer anhaltenden Entzündung – wie z.B. beim Asthma – zum «Umbau» der Schleimhäute.

Die Atemwege verdicken sich, werden enger, unelastischer, unbeweglicher, ihre Selbstreinigungsfähigkeit leidet und sie werden gegenüber Erregern anfälliger. In der Medizin spricht man vom «Remoddeling». Ein Prozess, der sich von Jahr zu Jahr immer mehr verstärkt und schließlich nicht mehr rückgängig gemacht werden kann.

Chronische Wunden sind die Folge

Bei den chronischen Entzündungen der Atemwege handelt es sich großteils um entzündliche Prozesse, die sich nicht gegen Fremdes, sondern gegen den Organismus selbst wenden. Man kann von «widersinnigen Entzündungen» sprechen. Es sind Grenzverletzungen, die man als «chronische Wunde» bezeichnen kann.

Dieser Prozess einer sich gegen die Integrität des Gesamtorganismus richtenden, entgleisten Entzündung erfährt eine qualitative Steigerung in den so genannten «Autoimmunerkrankungen». Dabei verkennt das Immunsystem körpereigene Strukturen als fremd und zerstört sie in einem Entzündungsprozess. Man spricht dann von einer «Autoaggression».

Betrachtet man die «widersinnigen Entzündungen» unter dem Blickwinkel der im Kapitel «Entzündung und Grenzbildung» (siehe dort Seite 82) aufgezeigten drei Funktionsschritte, so sind die Entzündungsabläufe in ihrem Gleichgewicht zwischen der Wahrnehmungs-, der Erkenntnis- und der Handlungsfunktion gestört.

Gelingt es, die Frage zu beantworten, wie und wo das Gleichgewicht bei der jeweiligen Krankheit gestört ist, so könnte das ein Schritt zu neuen therapeutischen Ansätzen sein.

Allergie – eine übermäßige Wahrnehmung?

Auch Allergien sind widersinnige Entzündungen

Den meisten Menschen dürfte der teils heftig entzündliche Charakter einer Allergie bekannt sein:

Geschwollene, gerötete Augen, verstopfte und/oder laufende Nase – das sind die Symptome einer *allergischen Rhino-Konjunktivitis*; gelegentlich kommt es sogar zu fieberhaften Reaktionen, das Bild ist dann von einem grippalen Infekt kaum zu unterscheiden.

Durchfälle, Blähungen und Bauchkrämpfe begleiten *allergische Entzündungen des Magen-Darm-Traktes;* das Bild ist ähnlich einem Magen-Darm-Infekt.

Rötungen, Schwellungen und Juckreiz, bis hin zur Wunde mit bakterieller Besiedlung – das ist das Bild einer *allergischen Hauterkrankung.*

Allergische Hauterkrankungen

Versucht man, die allergische Reaktion den Funktionsschritten des Immunsystems zuzuordnen, so wird die erhöhte Sensibilität, die Überempfindlichkeit der Wahrnehmung auffallen:

Ein Allergiker reagiert bereits auf geringste Mengen eines Stoffes; es reicht manchmal das Bild von einer blühenden Wiese, um einen Anfall auszulösen.

Zu dieser Überempfindlichkeit der Wahrnehmung passt auch:

1. Allergische Reaktionen sind unter Narkose reduziert bis aufgehoben. Dann also, wenn die Wahrnehmung ausgeschaltet ist.
2. Allergiemittel (Antiallergica) haben großteils einschläfernde Nebenwirkungen.

Übersensibilität und Durchlässigkeit

Die Übersensibilität und vermehrte Durchlässigkeit für das, was auf den Menschen an Fremdem zukommt, scheinen also auslösende Momente für die allergisch-entzündliche Reaktion zu sein.

Der Allergiker ist zu offen gegenüber der Welt – und er reagiert überempfindlich mit einer übertriebenen Entzündungsreaktion auf Fremdleben.

Die Abgrenzung zur Welt stärken – die Wahrnehmung dämpfen

Therapeutisch würden sich daraus die Forderungen ableiten:

1. Der *Abgrenzprozess* ist zu stärken.
2. Der überempfindliche Sinnes-Prozess ist zu dämpfen, um so die Wahrnehmung abzumildern.
3. Die Sinnesreize sind zu reduzieren.

Autoaggression – eine fehlgeleitete Erkenntnis?

Entzündliche Schwellungen und Schmerzen, Einsteifungen bis hin zu extremen Verformungen der Gelenke (z.B. Krallenhand) – das ist das typische Bild der *Chronischen Polyarthritis.* Bei dieser relativ häufigen Autoimmunerkrankung werden insbesondere die Gelenke in einem schleichenden Selbstzerstörungsprozess entzündlich aufgelöst und dann zunehmend verhärtet. Dies kann bis zur weitgehenden Bewe-

Wenn Eigenes als Fremdes missdeutet wird

gungsunfähigkeit der Betroffenen fortschreiten. Der Mensch verliert dadurch die Fähigkeiten, handelnd in die Welt einzugreifen.

Auch der *Typ I Diabetes mellitus* beruht auf einer immunologischen Selbstzerstörung. Hier richtet sich die Autoaggression gegen die Gewebe in der Bauchspeicheldrüse, die das Insulin produzieren. Eine weitere, relativ häufige Krankheitsgruppe sind die Schilddrüsenunterfunktionen. Zumeist sind sie die Folge einer Autoaggression.

Die wenigen Beispiele mögen dem Leser eine Vorstellung von dem Charakter einiger Autoimmunentzündung vermitteln. Im Kontext der drei Funktionsschritte des Entzündungsprozesses (siehe auch Seite 83) wird man die Autoimmunerkrankung einer fehlgeleiteten Erkenntnis im Entzündungsablauf zuordnen.

Das Immunsystem verkennt körpereigenes Gewebe als Fremdleben.

Asthma – eine überschießende Handlung?

Das Asthmaproblem zu lösen hieße, die komplexe Welt der Entzündung zu enträtseln.

Im Hinblick auf die drei beschriebenen Funktionsschritte im Entzündungsprozess überwiegt beim Asthma offenbar die überschießen-

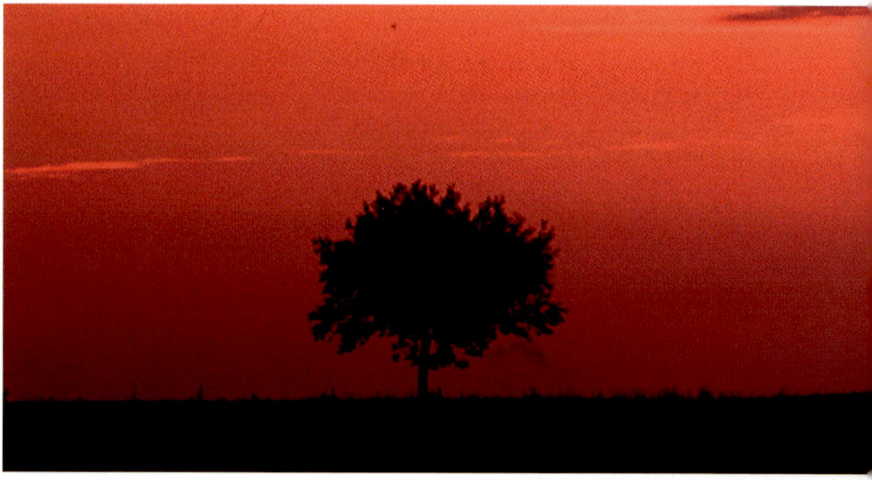

de Handlung. Das Bronchialsystem reagiert mit einem Muskelkrampf und einer heftigen Schleimausschüttung auf Reize, die beim Gesunden nur eine mäßige oder gar keine Reaktion hervorgerufen hätten. Bei den meisten Betroffenen findet sich darüber hinaus auch eine überempfindliche Wahrnehmung, somit die Reaktionslage, wie sie beim Allergiker beschrieben wurde (siehe Seite 89).

Geringe Reize können Auslöser werden

Beim Asthma führt somit eine (zumeist übersensible) Wahrnehmung zu einer reflexartig überschießenden Handlung (Kurzschluss).

Was hier geschwächt erscheint, ist der dazwischen geschaltete und die Handlung «bremsende» Erkenntnisprozess.

Therapeutisch würden sich daraus die Forderungen ableiten:

1. Abschirmung gegenüber Reizen.
2. Stärkung der Grenzbildung.
3. *Stärkung des Erkenntnisprozesses*, der die überschießende Handlung, den «Kurzschluss», vermeidet.

In Übereinstimmung mit diesem therapeutischen Modell haben die schulmedizinischen, asthmalösenden Medikamente (Antiasthmatika) zumeist eine bewusstseinssteigernde, wach machende Wirkung (siehe hierzu auch Seite 146).

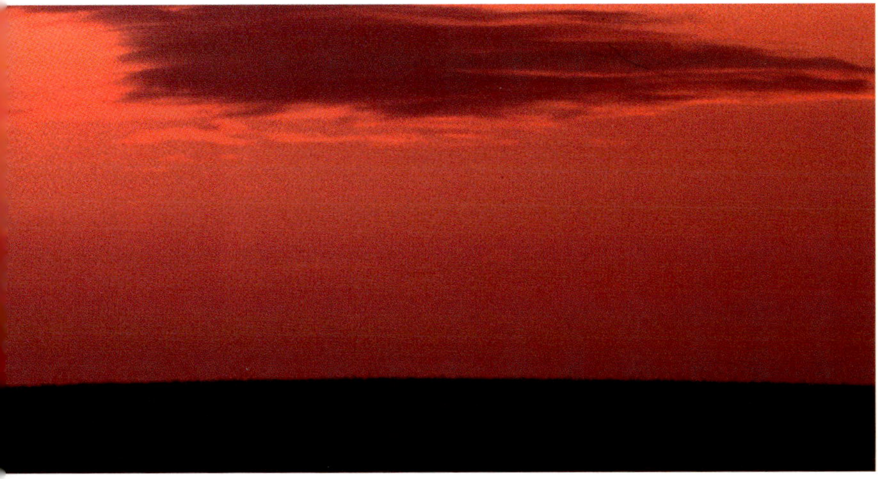

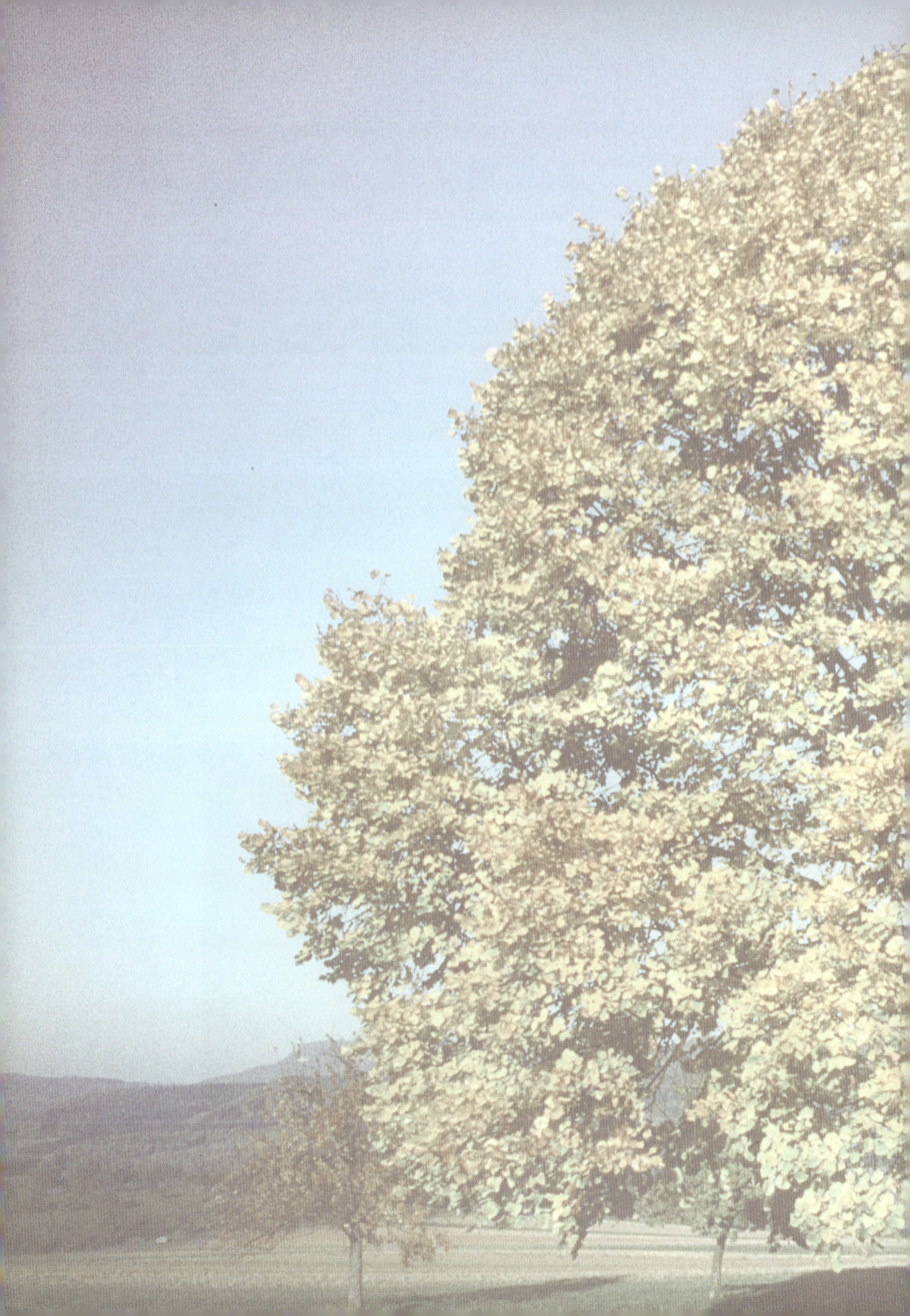

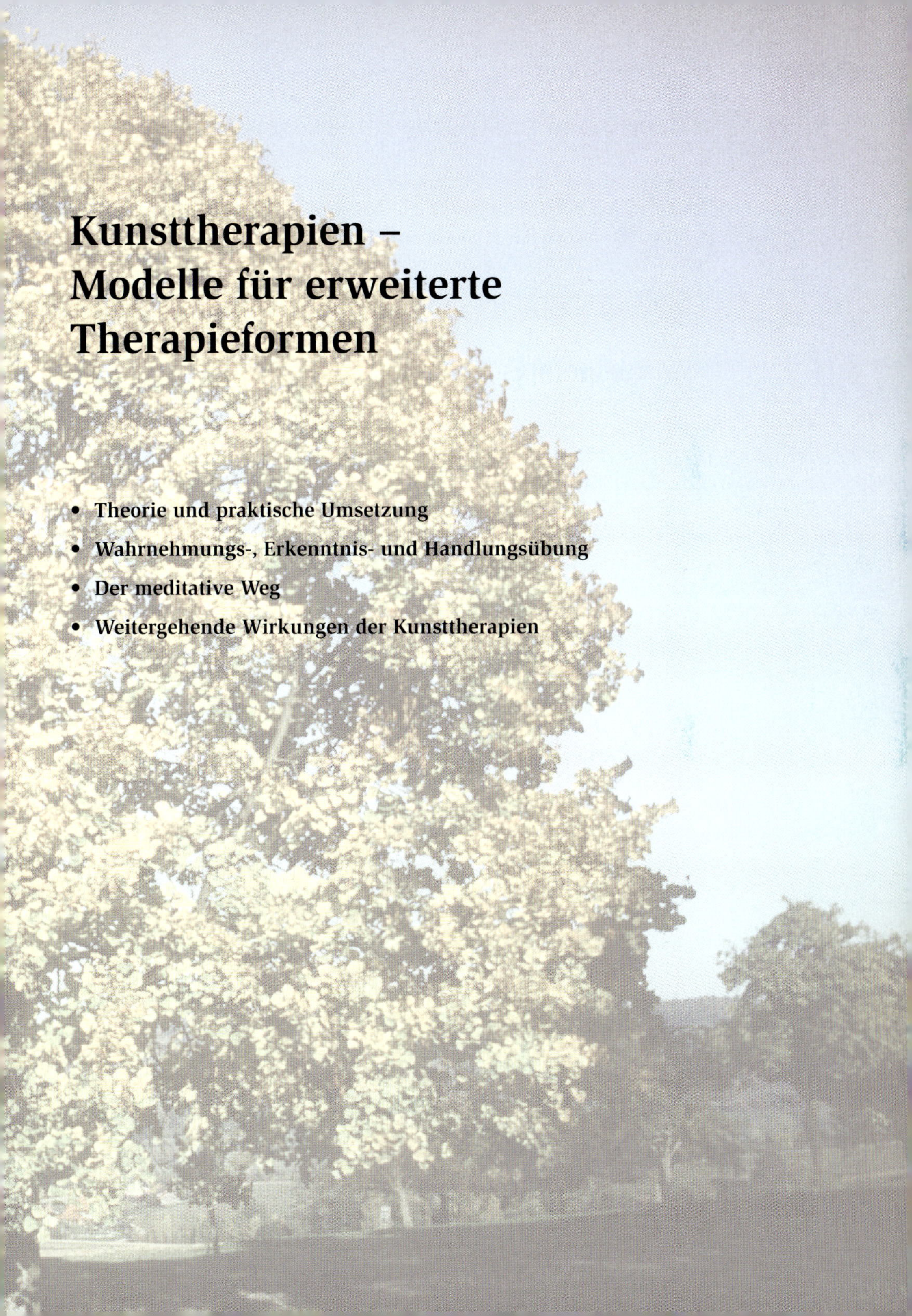

Kunsttherapien – Modelle für erweiterte Therapieformen

- Theorie und praktische Umsetzung
- Wahrnehmungs-, Erkenntnis- und Handlungsübung
- Der meditative Weg
- Weitergehende Wirkungen der Kunsttherapien

Theorie und praktische Umsetzung

Wie lassen sich die in den vorangehenden Kapiteln angestellten «erweiternden» Betrachtungen in therapeutische Ansätze umsetzen?

Dazu sollen an dieser Stelle nur allgemeine Gesichtspunkte bewegt werden. Solche sind besonders anschaulich am Beispiel der Kunsttherapien darstellbar.

Wahrnehmungs-, Erkenntnis- und Handlungsübungen

Im künstlerischen, zweckfreien Handeln werden die im Menschen wirksamen Kräfte erkennbar

Im künstlerischen Tun bildet sich der Mensch in einem Werke ab. Das Tun wirkt auf die in ihm «wirksamen Kräfte» zurück.

Ausgehend davon, dass der Mensch sich in seinen Äußerungen immer ein Abbild seiner körperlich-seelisch-geistigen Strukturen schafft, sind auch die von Menschenhand geschaffenen Werke ein Abbild des «harmonischen Kunstwerkes Mensch», wie sie zugleich ein Abbild der in ihm ablaufenden krankhaften Prozesse sind.

Der Dreischritt von Wahrnehmen, Erkennen, Handeln ist die Grundlage unseres Umganges mit der Welt. Das gilt im bewussten genauso wie im unbewussten Umgang mit ihr.

Auch künstlerisches Tun ist somit letztlich eine Pendelbewegung zwischen einer *Handlung*, der *Wahrnehmung* des Ausgeführten und dem dazwischen vermittelnden *Erkenntnisprozess*.

Im künstlerischen Handeln lassen sich diese Schritte besonders gut beobachten und üben, weil wir hier frei sind von zweckdienlichen und eingeschliffenen Handlungsmustern.

Auf diesen Aspekt reduziert hat ein Kunsttherapeut die Aufgabe, die Spiegelungen dieses Vorganges im Tun des Patienten zu beobachten, Schwächen und Gleichgewichtsverluste zu erkennen und anleitend-übend auf eine Stärkung und Gleichgewichtsbildung hinzuwirken.

Die künstlerische Diagnose

Der Kunsttherapeut wird so zu seiner *künstlerischen Diagnose* kommen, deren Übereinstimmung mit der *ärztlichen Diagnose* prüfen und daran seine Therapieziele ausrichten. Konkret: erkennt der Therapeut zum Beispiel bei einem Asthmakranken eine überschießende und unkontrollierte Handlungsbereitschaft, so wird sein kunsttherapeutisches Ziel sein, dem vermittelnden Erkenntnisprozess zwischen Wahrnehmung und Handlung Geltung zu verschaffen.

Die rhythmische Pendelfigur

Aber auch ohne dezidierte kunsttherapeutische Diagnose kann das Gleichgewicht zwischen *Wahrnehmen, Erkennen* und *Handeln* unspezifisch harmonisiert werden. Zum Beispiel durch eine rhythmische Mal-Zeichen-Übung («Pendelfigur»): Es wird eine in sich geschlossene Form (die so genannte «harmonische Acht») auf ein großes Blatt Papier oder eine Tafel im Stehen aufgetragen und in einer schwingenden, geschlossenen Bewegung immer wieder nachgezeichnet.

Atem- und Malrhythmus

Im Hinblick auf die Atemwegserkrankung sollte dabei zusätzlich der Ablauf des Atemholens und Atemabgebens in den rhythmisierenden Malvorgang einbezogen werden. So kann der Atemrhythmus harmonisiert und übend ökonomisiert werden.

Mit einer solchen Übung können die rhythmischen Funktionen des Menschen unmittelbar beeinflusst werden. Der Atem wird geführt und überschießende Handlungen werden gebremst. Lässt sich der Betroffene auf solche Übungen ein – und das ist manchmal schwerer als gedacht –, so lässt sich zumeist eine hektische und unruhige Atmung verlangsamen und die «hakende» Atmung auch im Anfall in den gleichmäßigen Rhythmus einer Pendelfigur überführen.

Heileurythmie

Solche harmonisierenden Abläufe können auch mit anderen Therapien geübt und gestärkt werden. In der Heileurythmie etwa werden harmonisierende Bewegungsübungen mit dem ganzen Körper ausgeführt.

Wahrnehmen, Erkennen und Handeln werden so in den Bewegungen des Menschen für alle Körperregionen in ihren Ungleichgewichten für den kundigen Therapeuten wahrnehmbar und durch gezielte Übungen behandelbar. Zudem kann auch auf eine gestörte Körperwahrnehmung eingewirkt werden – ein häufiges Problem bei Menschen mit Atemwegserkrankungen.

Therapeutisches Singen und Sprachgestaltung

Besonders hilfreich können für Atemwegserkrankte auch Übungen sein, die direkt mit der Atmung und den Atemwegen arbeiten. Hier sind besonders das «Therapeutische Singen» und die «Therapeutische Sprachgestaltung» zu nennen. Mit diesen Kunsttherapien werden die Bewegungsabläufe im Mund-Rachen-Raum bis hin zum Kehlkopf einem übenden Wahrnehmungs-, Erkenntnis- und Handlungsprozess zugänglich und gleichzeitig wird als «Nebenprodukt» der Atemstrom harmonisiert.

Der meditative Weg

Atemmeditationen sind geeignet, um Atemnotanfällen entgegenzuwirken

Eine besondere Wirkung auf einen geschwächten Erkenntnisprozess, zum Beispiel beim Asthma, haben meditative Übungen. Sie wirken darüber hinaus auf eine überempfindliche Wahrnehmung, denn Letztere sollte in Meditationsübungen immer weiter zurückgedrängt werden.

Meditationsübungen für einen Asthmakranken können darin bestehen, den Atem und seine Bedeutung in der Welt zu meditieren. Es wird dazu der Atemrhythmus in einen Denk- und Vorstellungsprozess, in einen Zusammenhang mit den vielen unbeirrbaren Rhythmen der Welt gebracht – dem Rhythmus von Tag und Nacht, von Sommer und Winter, von Anschwellen und Absterben der Pflanzen, den Rhythmen der Wellen im Meer, des Mondes und der Gestirne, dem Rhythmus von Geburt und Tod.

Konsequent und immer wieder neu durchgeführt wird der Betroffene sich zunehmend in den Zusammenhang der eigenen Atmung mit den universellen Rhythmen hineindenken und den Atemvorgang als allgemeinen Weltenprozess erleben können.

Atemrhythmus als Rhythmus der Welt

Der eigene Atemrhythmus wird so zu einem Abbild der Rhythmen in der Welt objektiviert und kann in Übereinstimmung mit ihnen gebracht werden. Gleichzeitig wird der Mensch erleben, wie die Atemwelle durch seinen ganzen Körper schwingt (siehe hierzu auch Seite 53 f.).

Freilich wird es nur wenigen Menschen gelingen, diesen Weg ohne Unterstützung zu gehen. Es bieten sich daher kunsttherapeutische Begleitungen an: Die Heileurythmie und sprachtherapeutische Übungen, unterstützt von Gedichten und Literatur, sind hier geeignete Hilfsmittel. Aber auch andere Therapieformen, wie das therapeutisches Singen und die Maltherapie, sind geeignet, einen meditativen Weg einzuleiten oder zu begleiten. Derjenige, der einem solchen therapeutischen Weg zuneigt, sollte sich nach einer entsprechenden Therapieform erkundigen und den Wunsch gegenüber dem Therapeuten ansprechen.

Weitergehende Wirkungen der Kunsttherapien

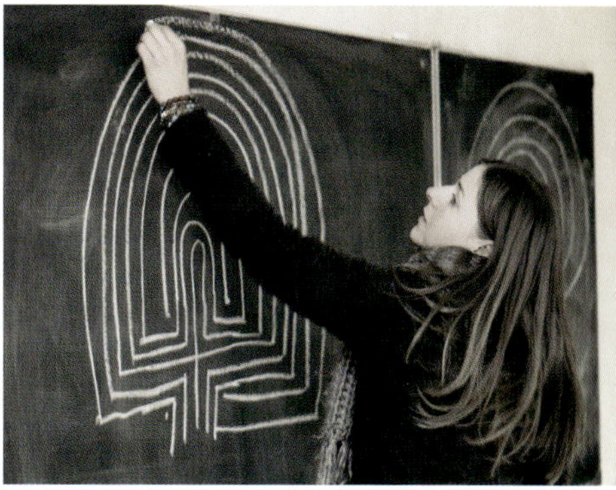

Kunsttherapeutische Übungen haben darüber hinaus weitere, umfassende Wirkungen.

Die Beschäftigung mit neuen Inhalten, neuen Anforderungen, die seelische Bewegung durch Farben, Gedichte, Literatur können den Kranken aus seiner körperlicher Gefangenheit, aus asthmatischer Beengung und von Ängsten befreien.

➡ Kunsttherapien sind auch nonverbale Psychotherapien und werden von vielen Psychotherapeuten als solche genutzt.

Kunst als therapeutisches Mittel

Kunsttherapien können neue Perspektiven eröffnen und ungeahnte oder verschüttete Fähigkeiten freilegen. Sie wirken erweiternd auf das Geistige im Menschen, sie erzeugen Schwingungsfähigkeit im Seelischen und sie können auf körperliche Funktionen direkt einwirken: So können lautspezifische Schwingungen und Druckdifferenzen im therapeutischen Sprechen und therapeutischen Singen Schleim lösen, die Atemwege durchlüften und durchbluten. Sing- und Sprechübungen bewegen Muskeln, die vernachlässigt wurden. Solche Ansätze können spezifisch auf die unteren Atemwege, auf den Rachen oder auf die Nase und ihre Nebenhöhlen ausgerichtet werden.

Diese Wirkungen lassen sich unmittelbar nachvollziehen und zum Beispiel mit Peak-Flow-Messungen (siehe hierzu auch Seite 104 ff.) in ihren positiven Wirkungen nachweisen.

Die Erkrankungen und ihre Behandlung

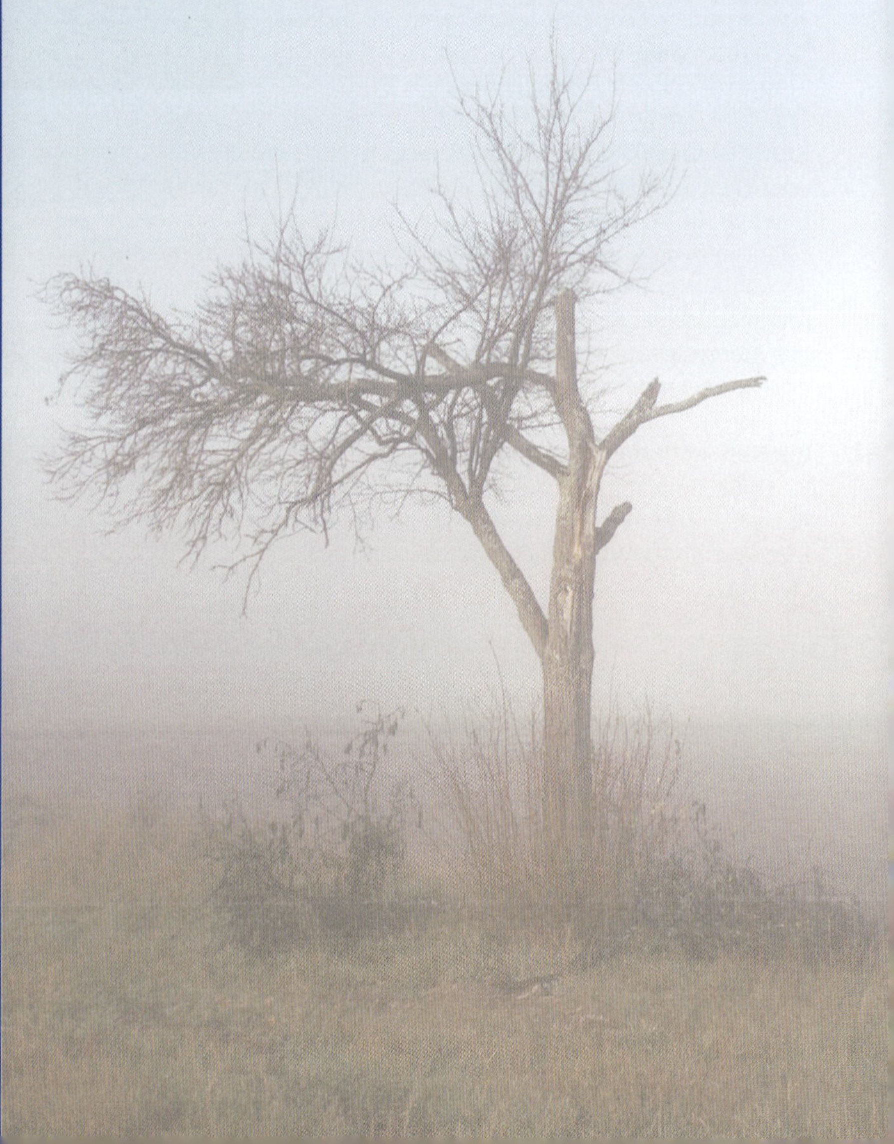

Asthma bronchiale – Krankheitsbild und Behandlungsgrundsätze

- Das Krankheitsbild
- Langzeitfolgen eines Asthmaleidens
- Therapieziele
- Asthmaschulungen: Sinn und Inhalte
- Peak-Flow-Messungen und Asthma-Tagebuch
- Asthmamedikamente: warum – wann – was?
- Die Stufentherapie bei Asthma bronchiale

Das Krankheitsbild

Typische Symptome

Das Asthma ist typischerweise ein Anfallsleiden. Die Anfälle äußern sich in *Atemnot* und/oder *Hustenattacken* sowie mehr oder weniger zähem, glasig-weißlichem Schleim. Ausgelöst werden sie durch verschiedenste Ursachen: Am häufigsten sind Allergene (z.B. Pollen, Hausstaubmilben), kalte, feuchte Luft, Anstrengungen, starke Gerüche, seelische Erregungen und Atemwegsinfekte. Lange anfallsfreie Intervalle sind genauso möglich wie ein Dauerasthma mit anfallsweiser Verschlimmerung.

Erschwerte Ausatmung

Im Asthmaanfall ist die *Ausatmung* erschwert, sie ist verlängert und von Geräuschen begleitet. Der Mediziner spricht vom Giemen, Pfeifen und Brummen. Solche Atemgeräusche werden von den Betroffenen häufig selbst wahrgenommen, im schweren Anfall können sie sogar auf Distanz zu hören sein.

Typisch sind tageszeitliche Schwankungen: Verschlechterungen am Morgen bis hin zu nächtlichem Erwachen mit Luftnotanfällen gegen drei Uhr morgens.

Hustenattacken

Asthma ist nicht immer mit Atemnot gleichzusetzen, das ist ein vielfach zu hörendes Missverständnis. Hustenattacken können alleiniges Symptom eines Asthmaleidens sein. Frühmorgendliche, die Nachtruhe unterbrechende Hustenanfälle sind fast immer Asthma beweisend. Solche Zeichen werden häufig bagatellisiert und/oder als Bronchitis fehlgedeutet. Nach Jahren, oftmals erst nach vielfachen unwirksamen antibiotischen Behandlungen erfolgt die richtige Diagnose – dann, wenn auch die Luftnot unübersehbar wird und das Leiden bereits irreparable Veränderungen an Lunge und Atemwegen hinterlassen hat.

Vier Schweregrade

Das Asthma wird in *vier Schweregrade* eingeteilt: Der Schweregrad I ist durch gelegentliche Anfälle gekennzeichnet, der höchste Schweregrad IV zeichnet sich durch Dauerbeschwerden mit regelmäßigem nächtlichen Erwachen durch Luftnotanfälle aus.

Die normale Ausatmung ist ein widerstandslos fließender Luftstrom. Die asthmatische Atemnot wird durch eine *Verengung der Atemwege* (Obstruktion) hervorgerufen.

Schon in der Normalatmung werden die Atemwege mit der Ausatmung zunehmend enger, beim Asthma werden sie zusätzlich ein-

Die Lunge wird überbläht

geengt (siehe hierzu auch Seite 64 – die Asthmatrias) und durch die erschwerte Ausatmung zusammengepresst. Das kann so weit gehen, dass sie sich zum Ende der Ausatmung völlig verschließen. Die Betroffenen werden die eingeatmete Luft nicht mehr ausreichend los, der Brustkorb erscheint in der Einatmung fixiert: Er ist hochgezogen, das Zwerchfell ist nach unten in den Bauchraum verschoben, die Lunge wirkt «aufgepumpt», die Luft bleibt in der Lunge «gefangen».

Im schweren Anfall muss die Ausatmung auch in Ruhe aktiv durch Muskelarbeit unterstützt werden. Das Atmen, sonst mühelos und unbewusst, wird so zu einer Kraft zehrenden Arbeit und kann bei langer Dauer (Status asthmaticus) zur Erschöpfung der Atemmuskulatur führen. In solchen Situationen kann eine künstliche Beatmung nötig werden.

Das Schleimproblem

Zäher, klebriger, weißlich-glasiger, nur schwer abzuhustender Schleim begleitet die meisten Asthmaanfälle.

Bei Atemwegsinfekten oder starker allergischer Reaktion kann der Schleim gelblich-grün werden (Entzündungszellen).

Luftnot, Angst und Herzbelastung führen zur Herzschlagbeschleunigung (Tachykardie) über 100 Schläge/min, was nicht selten durch die Asthmamedikamente verstärkt wird.

Hustenattacken	insbesondere frühmorgendliches Erwachen durch Husten
verlängerte, erschwerte Ausatmung	anfallsweise Verschlechterung
Atemgeräusche	am deutlichsten bei vollständiger Ausatmung
zäher, weißlich-glasiger Schleim	schwer abzuhusten
Luftnot	mehr oder weniger stark
Tagesrhythmus	Verschlechterung in den frühen Morgenstunden
Herzrasen	insbesondere bei Überdosierung von Medikamenten
(Die Symptome müssen nicht alle auftreten.)	

Typische Asthmazeichen

Langzeitfolgen eines Asthmaleidens

Atemwegsinfekte und Lungenentzündungen

Asthmatiker neigen zu Atemwegsinfekten, die sich bis hin zu Lungenentzündungen entwickeln können. Solche Infekte führen meist zu verstärkter Atemnot. Wiederholte Infekte können, ebenso wie ein über Jahre unzureichend behandeltes schwereres Asthma, in einer stetigen Verschlechterung münden. Solche Verläufe, teils über Jahrzehnte in ihrem Fortschreiten kaum registriert, führen zu einer langsamen Zerstörung der Lunge. Das Bild ist dann von einer COPD (siehe Seite 114 ff.) nicht mehr zu unterscheiden.

Im schweren Anfall und in fortgeschrittenen Stadien kommt es zu Sauerstoffmangel *(partielle Ateminsuffizienz)*, später auch zur Ansammlung von Kohlendioxid im Blut *(globale Ateminsuffizienz)*. Herzbelastung *(Cor pulmonale)*, Herzschwäche (*Insuffizienz*) und Herzunregelmäßigkeiten *(Arrhythmien)* sind dann die Folgeerkrankungen.

Therapieziele

Anfallskontrolle

Das erste Ziel der Asthmatherapie ist die Verbesserung des Befindens: Rückgang der Anfälle in Schwere und Häufigkeit, möglichst bis zur Anfallsfreiheit – *Anfallskontrolle*.

Therapieoptimierung

Das zweite Ziel ist die andauernde, optimale Weit- und Ruhigstellung der Bronchien (Dauerbronchospasmolyse); dadurch sollen die Anfälligkeit gegenüber Reizen und Bronchialinfekten vermindert und Langzeitfolgen verhindert werden – *Therapieoptimierung*.

Therapieminimierung

Das dritte Ziel ist die Reduktion der notwendigen Medikamente auf den minimal nötigen Bedarf, ohne dass die zwei ersten Ziele dabei verloren gehen dürfen – *Therapieminimierung*.

Das sind die «Leitsterne» jeder Asthmatherapie – ungeachtet der Tatsache, dass sie manchmal nicht oder nur unzureichend erreichbar sind. Natürlich müssen sie auf die individuelle Situation eines jeden Patienten abgestimmt und im Hinblick auf Verträglichkeit und Wirksamkeit der einzusetzenden Medikamente an die Lebenswirklichkeit angepasst werden.

Zusammenarbeit von Patient und Therapeut

Therapieziele und -erwartungen sollen von Arzt und Patient gemeinsam festgelegt werden. Dabei muss deutlich werden, dass der Verlauf von der Zielsetzung abweichen kann und die Schritte von Mensch zu Mensch unterschiedlichen Zeitbedarf haben: Nicht jeder Patient reagiert in gleichem Sinne auf die eingesetzten Medikamente und Maßnahmen:

➡ Was dem einen Patienten nutzt, kann beim anderen wirkungslos bleiben oder gar schwerwiegende Nebenwirkungen zeitigen.

Schulungen zum umfassenden Verständnis

Grundsätzlich gilt: Ohne umfassende Information ist eine angemessene Asthmatherapie kaum zu erreichen. Der Betroffene muss zumindest den sicheren und wirksamen Umgang mit den schulmedizinischen Medikamenten beherrschen, wenn solche eingesetzt werden. Im Hinblick auf das Ziel «Dauerbronchospasmolyse», also Weit- und Ruhigstellung der Bronchien, und noch mehr, wenn das Ziel «Therapieminimierung» angestrebt wird, ist ein «Selbstmanagement» durch Selbstkontrolle unumgänglich: Hierbei lernt der Betroffene die Reaktionen seines Körpers kennen und weiß über die Wirkweisen seiner Medikamente genau Bescheid. Das Selbstmanagement ist in der Regel nur durch mehrere Schulungen zu erreichen.

➡ Schulung ist eine der Voraussetzungen für den wirksamen und sicheren Einsatz schulmedizinischer Asthmamittel.

Asthmaschulungen: Sinn und Inhalte

Eine unkontrollierte, irrationale Anwendung von stark wirkenden Asthmamitteln kann zu schwerwiegenden, ja sogar lebensbedrohlichen Nebenwirkungen führen.

Geschulte Patienten brauchen meist weniger Medikamente

Geschulte Patienten brauchen weniger Medikamente und haben weniger Asthmasymptome. Man hat in den letzten zehn Jahren gelernt, dass der Patient in die Therapie einbezogen werden muss und die Verordnung von Medikamenten ohne Schulung nicht zum gewünschten Therapieerfolg führt. Schulungsprogramme gehören heute deshalb zu jeder medikamentösen Asthmatherapie.

Inhalte der Schulungsprogramme:

- das Krankheitsbild – Asthmasymptome und Auslöser
- Asthmamedikamente – Wirkungen und Nebenwirkungen
- Inhalationssysteme und Inhalationstechniken
- Selbstmanagement durch Selbstbeobachtung und messtechnische Kontrolle mit einem Peak-Flow-Meter
- Führung eines Asthma-Tagebuches
- Verhalten bei schweren Anfällen (Notfälle).

PBW, der persönliche Bestwert

Ein Ziel der Schulung ist dann erreicht, wenn in den Peak-Flow-Werten (PEF, siehe den nächsten Abschnitt) der individuelle Höchstwert («Persönlicher Bestwert», abgekürzt PBW) weitgehend konstant erreicht wird: im Wochen- und Monatsrhythmus finden sich keine Schwankungen der Werte über 10 % bis maximal 20 % vom PBW.

Asthmaschulungen sollten nicht nur den Umgang mit Messgeräten, Inhalationssystemen und Medikamenten beinhalten, sondern auch Hinweise auf den Lebensstil, den Umgang mit Infekten, die Atemtherapie und andere ergänzende Maßnahmen.

Peak-Flow-Messungen und Asthma-Tagebuch

Peak-Flow-Messungen

Für Messungen des Spitzen-Ausatemflusses – in der Medizin spricht man vom Peak Flow, abgekürzt PEF – stehen kleine Taschengeräte zur Verfügung (siehe Abb. links unten).

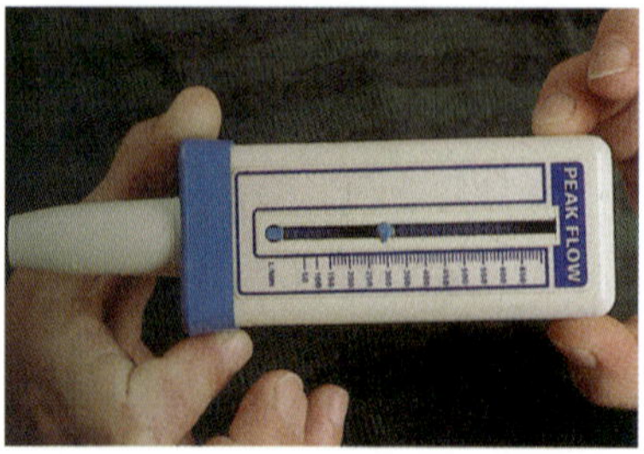

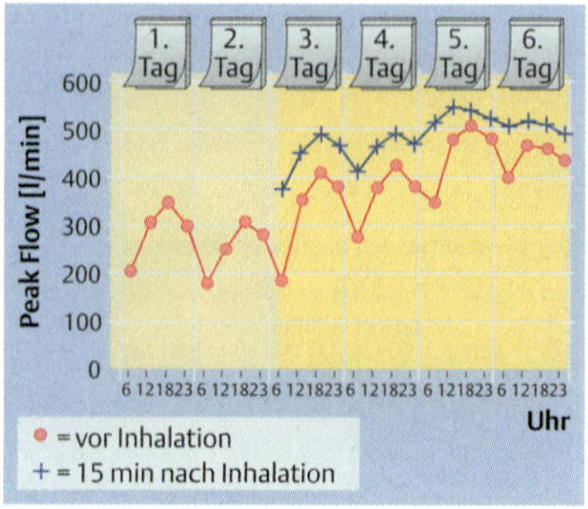

Peak-Flow-Meter und Peak-Flow-Protokoll

Vom Umgang mit den Messwerten

Korrekt durchgeführt ist der PEF-Wert ein Maß für die asthmatische Einengung der Atemwege. Regelmäßig vom Betroffenen selbst gemessen geben PEF-Protokolle (siehe Abb. Seite 104 unten rechts) einen Überblick über den Tages-, Wochen- und Monatsverlauf, können Asthmaauslöser aufdecken und sind Beleg für die Notwendigkeit und/oder Wirksamkeit von Therapiemaßnahmen.

Wie wird gemessen?

Die Messungen erfolgen im lockeren Stand, möglichst drei- bis viermal täglich und zusätzlich bei Verschlechterungen. Nach vollständiger Einatmung («ganz tief Luft holen») wird mit aller zur Verfügung stehenden Atemkraft kurz durch das Messgerät ausgeatmet. Hilfreich ist hierbei die Vorstellung einer entfernt stehenden Kerze, die ausgeblasen werden soll.

Die Messungen sollten dreimal hintereinander erfolgen, wobei nur *der höchste Wert* protokolliert wird. Bei größerer Sicherheit und hoher Übereinstimmung der unmittelbar nacheinander gemessenen Werte genügt auch ein einmaliges Manöver.

Manche Asthmatiker neigen durch das extreme Ausatmen zu einer Einengung der Bronchien – dann sollten mehrfache Messungen nacheinander unterbleiben.

Asthma-Tagebuch

Die Werte werden in einem *Tagebuch* (siehe Abb. auf Seite 108 und 117) zusammen mit den eingesetzten Medikamenten und besonderen Ereignissen protokolliert.

Im Hinblick auf die Konsequenz, mit der gemessen und protokolliert werden soll, gilt es, zwei Extreme zu vermeiden:

- gelegentliche Messungen und Eintragungen «nach Lust und Laune»,
- zu häufige Messungen ohne therapeutischen oder diagnostischen Wert («zwanghafte Kontrollsucht»).

Die Messtechnik mehrfach überprüfen lassen

Die Messtechnik sollte anfangs (mehrfach!) von einem Spezialisten überprüft werden. Bei Unsicherheiten kann auch eine umfassendere Lungenfunktionsuntersuchung nötig sein. Es gibt Patienten, die – aus welchen Gründen auch immer – nicht in der Lage sind, nachvollziehbare PEF-Messungen durchzuführen. In diesen Fällen sind solche zu unterlassen, denn falsche PEF-Werte sind schlechter als keine Messungen!

Viele Asthmatiker lernen mit der Zeit, die Reaktionen ihrer Atemwege so gut einzuschätzen, dass PEF-Bestimmungen nur noch pha-

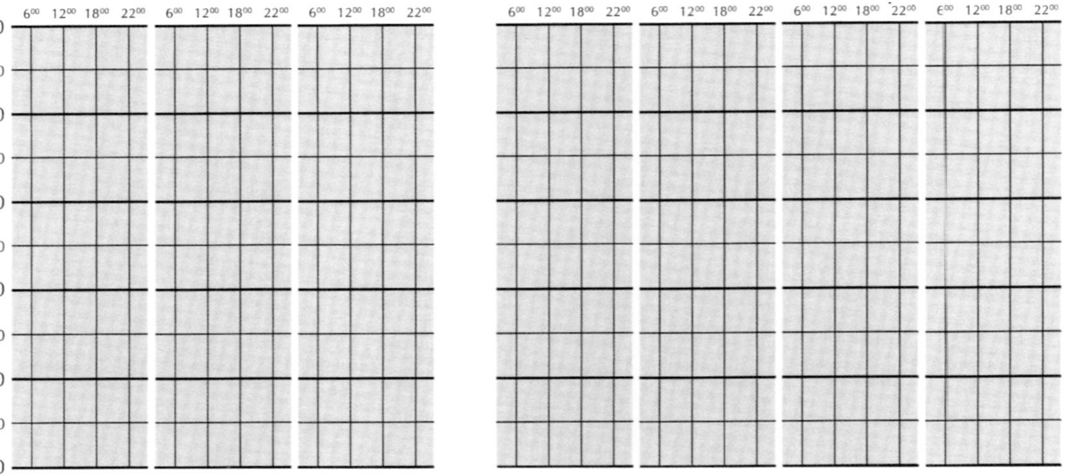

Woche 3

Datum							
Uhrzeit	6⁰⁰ 12⁰⁰ 18⁰⁰ 22⁰⁰	6⁰⁰ 12⁰⁰ 18⁰⁰ 22⁰⁰	6⁰⁰ 12⁰⁰ 18⁰⁰ 22⁰⁰	6⁰⁰ 12⁰⁰ 18⁰⁰ 22⁰⁰	6⁰⁰ 12⁰⁰ 18⁰⁰ 22⁰⁰	6⁰⁰ 12⁰⁰ 18⁰⁰ 22⁰⁰	6⁰⁰ 12⁰⁰ 18⁰⁰ 22⁰⁰
Peak-Flow-Werte in l/min: 600							
550							
500							
450							
400							
350							
300							
250							
200							
150							
100							
Husten*							
Atemnot*							
Auswurf*							
andere Symptome*							
Bedarfsmedikation: Anzahl der Hübe							
Besonderheiten							

Asthma-medikation in dieser Woche

Name	Dosis	Name	Dosis
1.		4.	
2.		5.	
3.		6.	

* kein=0 gering=1 mäßig=2 stark=3

Asthma-Tagebuch der deutschen Atemwegsliga.
Ein Beispiel mit Einträgen ist auf Seite 117 wiedergegeben.

senweise nötig sind. Auch bei gelegentlichen Asthmaanfällen sind tägliche Messungen in freien Intervallen nicht sinnvoll.

Fehler durch Gerätewechsel

PEF-Messinstrumente sind preiswerte, nicht geeichte Hilfsmittel und haben deswegen nur eine bedingte Haltbarkeit sowie begrenzte Zuverlässigkeit. Daher liegen beim Wechsel des Gerätes die Messwerte zumeist höher oder tiefer als mit dem alten Gerät.

Asthmamedikamente: warum – wann – was?

Vom Umgang mit Medikamenten

Verordnet man einem Patienten Medikamente, so lassen sich zwei extreme Reaktionsweisen beobachten: Der eine Patient nimmt das Präparat im blinden Vertrauen darauf, dass es so schon richtig sei – eventuelle Unverträglichkeiten und Wirkungslosigkeiten werden brav ignoriert. Der andere Patient liest mit größter Sorgfalt den Beipackzettel, findet dort alle erdenklichen «Grausamkeiten», Nebenwirkungen und Warnhinweise, verdächtigt seinen Arzt, er sei leichtfertig mit seiner Gesundheit umgegangen und nimmt das Medikament nicht oder versucht es bestenfalls ängstlich-skeptisch, sensibel in sich hineinhorchend – mit der Folge, dass eine Vielzahl von Nebenwirkungen scheinbar oder tatsächlich eintreten.

Der richtige Mittelweg beruht auf der nüchternen, angstfreien Kenntnis dessen, was man verordnet bekommt: wie, warum und mit welcher zu erwartenden Wirkung das Medikament eingenommen werden soll und welche unerwünschten Wirkungen und Unverträglichkeiten möglich sind. Die Packungsbeilagen sind dazu leider nur selten geeignet, da sie heute mehr auf eine rechtliche Absicherung des Herstellers, als auf eine angemessene Information des Patienten ausgerichtet sind.

Welche Mittel gibt es?

Nun gibt es aber eine schier unübersehbare Zahl von Asthmamedikamenten. In der so genannten «Roten Liste», dem Arzneimittelverzeichnis für Ärzte, sind allein 150 verschiedene Mittel gelistet. Alle kennt weder der Experte, noch kann man dies gar vom Patienten erwarten. Letztlich ist es aber gar nicht so schwer, den Überblick zu bewahren, wenn man die heute hauptsächlich genutzten Asthmamittel auf zwei Wirkgruppen und vier Substanzgruppen reduziert.

Die zwei wichtigsten Wirkgruppen:
a) entzündungshemmende Wirkstoffe
b) bronchienerweiternde Wirkstoffe

Die vier wichtigsten Substanzgruppen:
1. Glukocorticoide («Kortison»)
2. Beta-2-Sympathomimetika
3. Theophylline
4. Anticholinergika

Wirk- und Substanzgruppen sollten vom Patienten gekannt und zugeordnet werden

Glukocorticoide (Substanzgruppe 1) sind die am meisten genutzten Entzündungshemmer (Wirkgruppe a) und stellen – dem Entzündungsmodell der Asthmaerkrankung folgend – die Grundlage fast jeder Asthmatherapie dar.

Theophylline (Substanzgruppe 3) sind bronchienerweiternde Wirkstoffe (Wirkgruppe b), haben aber – zumeist zu wenig beachtet – auch eine entzündungshemmende Wirkung.

Beta-2-Sympathomimetika (Substanzgruppe 2) sind die am häufigsten genutzten Substanzen aus der Wirkgruppe der Bronchienerweiterer; sie gibt es als kurz, rasch wirkende und lang wirkende Zubereitungen. Die *Anticholinergika* (Substanzgruppe 4) werden als Weitsteller beim Asthma seltener eingesetzt, sie sind eine bevorzugte Substanzgruppe in der Behandlung der COPD (siehe Seite 120).

Die meisten der Asthmamittel bestehen aus den genannten vier Gruppen, teilweise in Kombinationen. Allerdings werden sie in verschiedensten Formen und Anwendungsarten und mit mehr oder weniger fantasievollen Handelsnamen angeboten. Jeder Asthmapatient sollte aber seine Medikamente zumindest den Substanzgruppen zuordnen können.

Eine kleine Gruppe weiterer Medikamente werden seltener verordnet. Dies sind vorwiegend antientzündliche Substanzen, die ursprünglich mit der Hoffnung auf nebenwirkungsärmere Alternativen zu den Kortikoiden entwickelt wurden. Heute gelten sie als Ergänzung bzw. als Ultima ratio bei Unverträglichkeit von Glukocorticoiden. Es sind:

- Cromone (z.B. DNCG) werden insbesondere bei Allergien und Kindern angewandt,
- Leukotrienantagonisten (Montelucast, als Singulair® im Handel).

Beide Substanzen sind auch bei allergischen Entzündungen der Nase (allergische Rhinitis) und der Augenbindehäute (allergische Konjunktivitis) wirksam. DNCG wird – unter verschiedenen Handelsnamen – auch als Augen- und Nasentropfen angeboten.

Die Stufentherapie bei Asthma bronchiale

Medikamente werden nach Schweregrad und Wirkung stufenweise angepasst

Erster Grundsatz in jeder Asthmatherapie ist die Vermeidung der Auslöser: beispielsweise Allergene, kalte, feuchte Luft, Atemwegsinfekte.

Die Medikamente werden je nach Schweregrad stufenweise eingesetzt (siehe Abb. auf Seite 110).

Den vier Schweregraden entsprechend unterscheidet man *vier Therapiestufen:*

Bei gelegentlichen Anfällen (Schweregrad I) sind Inhalationen mit einem kurz wirkenden Betamimetikum ausreichend (Stufe I). Das Gleiche gilt bei Anfällen, die nur bei Anstrengung auftreten. Hier ist es sinnvoll, durch ein Betamimetikum Anfällen vorzubeugen, beispielsweise vor dem Sport.

Controller und Helfer

Bei allen anderen Schweregraden wird eine Kortisontherapie als regelmäßige Einnahme zur Langzeitbehandlung («Controller») empfohlen. Zusätzlich werden im Schweregrad II kurz wirkende Weitsteller (Betamimetikum, Theophyllin, Anticholinergikum) als so genannte «Helfer» eingesetzt und/oder (Schweregrad III und IV) lang wirkende Betamimetika und lang wirkende (Retard-) Theophylline als «Controller».

Je nach Schwere und individueller Verträglichkeit werden die Kombinationen und Dosierungen entweder bis zur Erreichung des Therapiezieles gesteigert oder sie werden zunächst hoch dosiert und dann, unter Beibehaltung der optimalen Einstellung, wieder langsam zurückgeführt. In der Medizin spricht man vom «Step up» in der Dosissteigerung und dem «Step down» in der Dosisreduzierung.

Die einzelnen Medikamentengruppen werden im Folgenden ausführlicher besprochen. Dort wird auf ihre Wirkweise, die Dosierungen und die Nebenwirkungen eingegangen (siehe Seite 140 ff.).

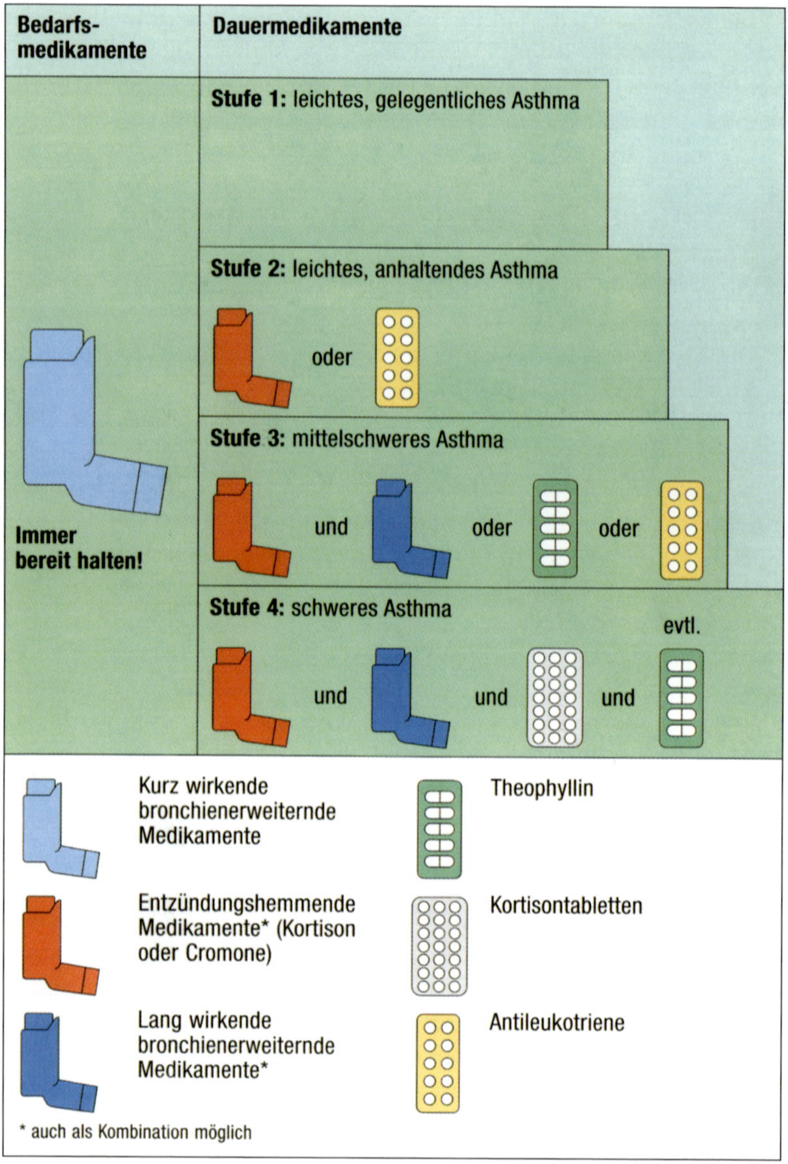

Therapie-Stufenschema

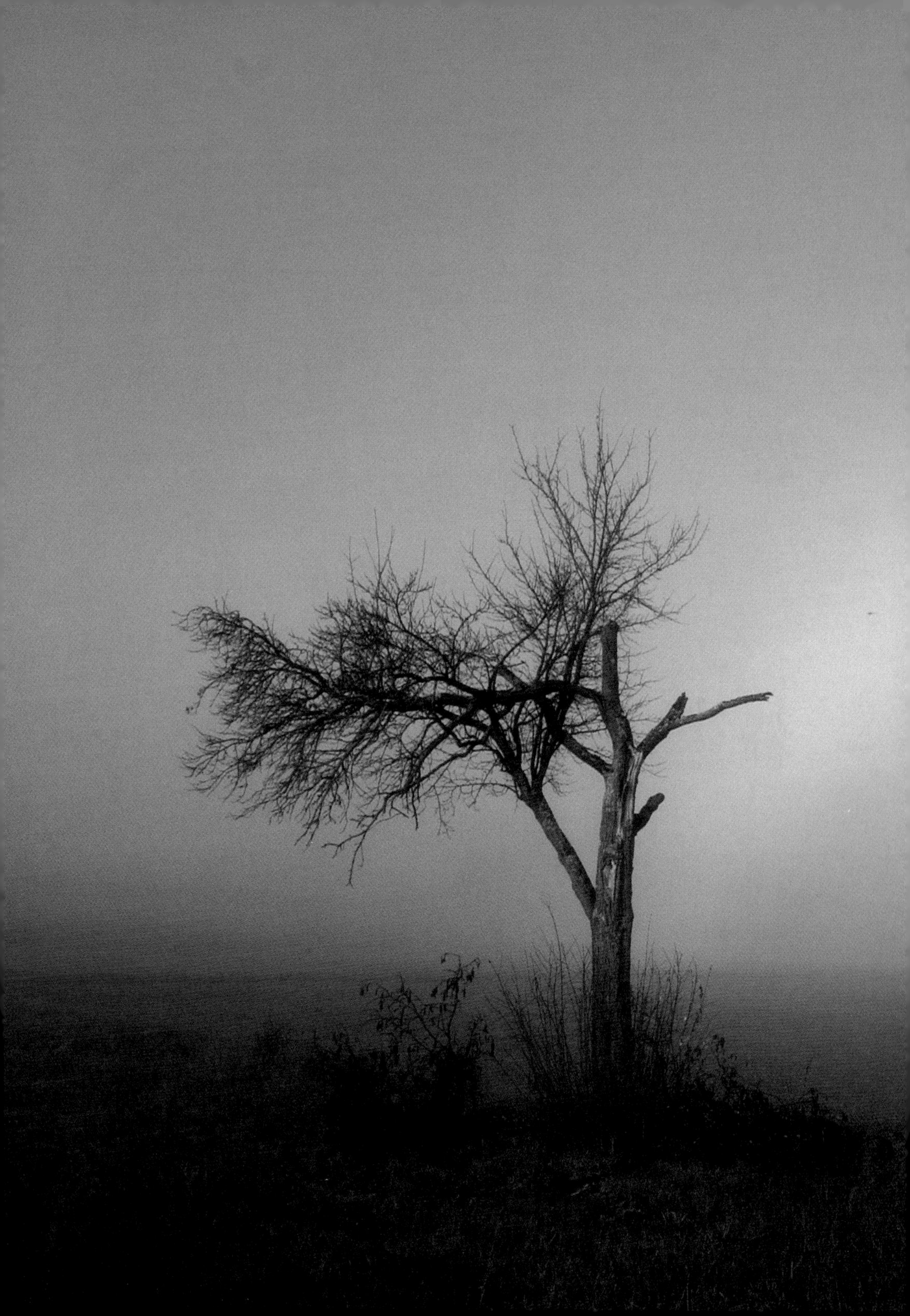

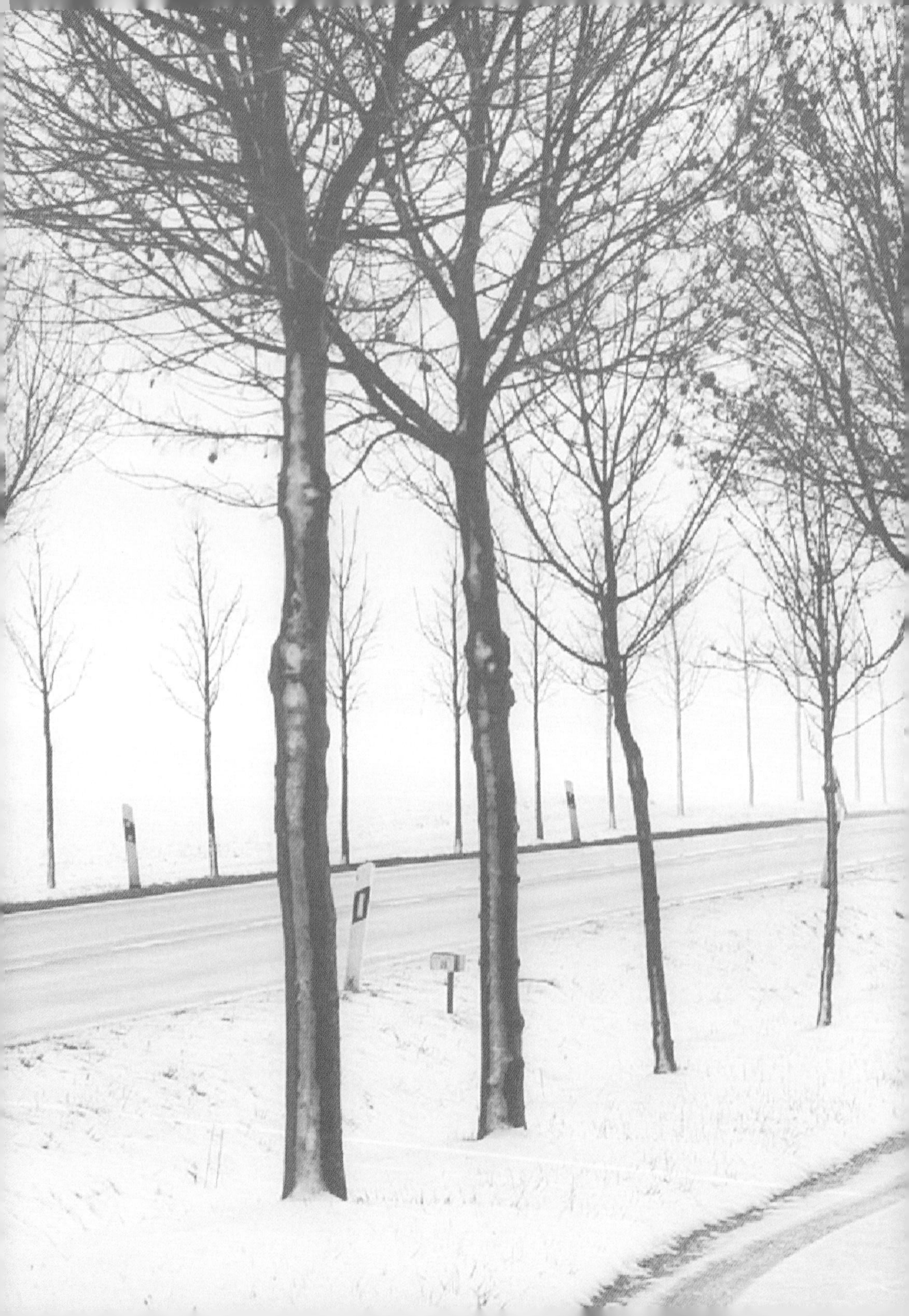

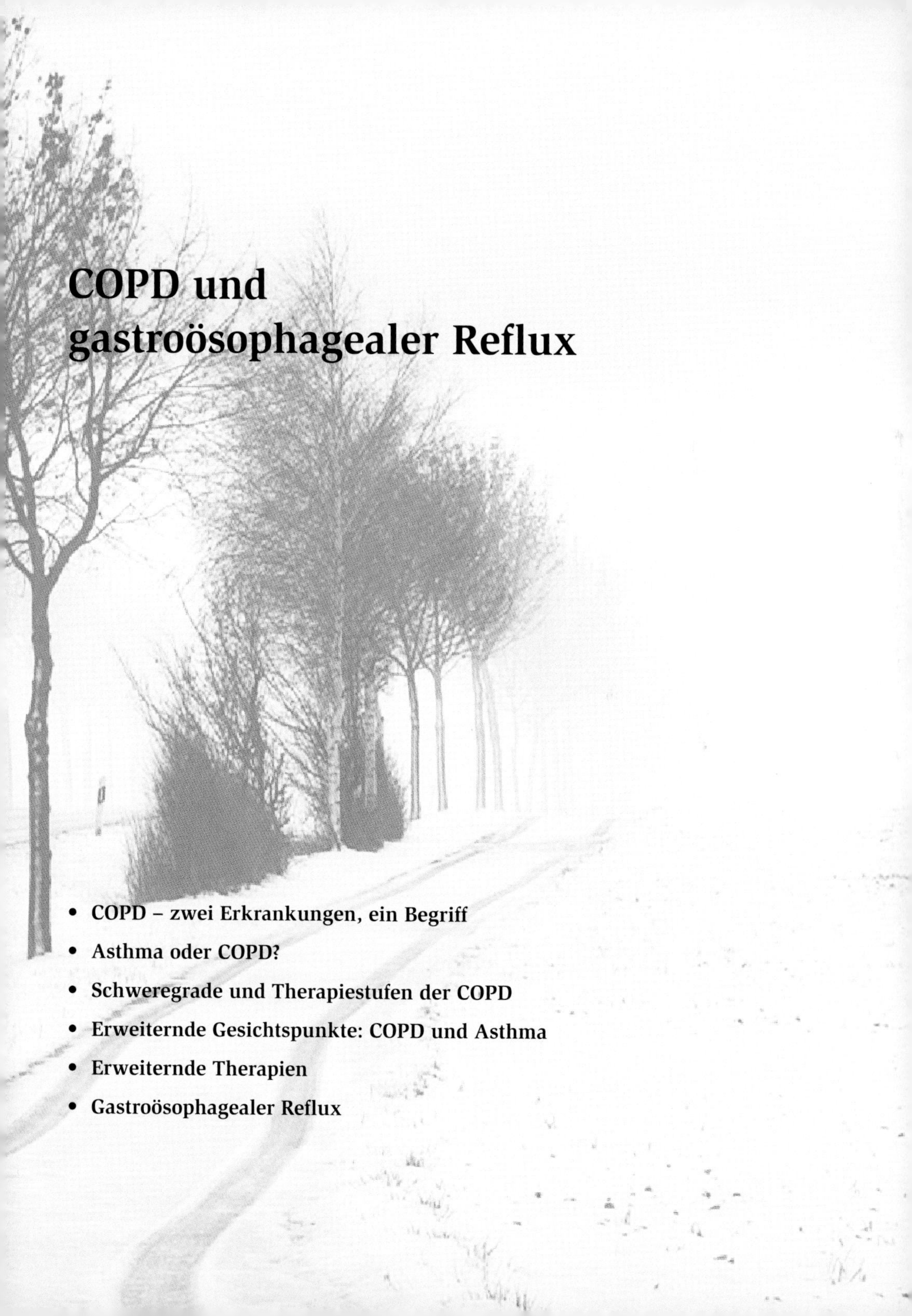

COPD und gastroösophagealer Reflux

- COPD – zwei Erkrankungen, ein Begriff
- Asthma oder COPD?
- Schweregrade und Therapiestufen der COPD
- Erweiternde Gesichtspunkte: COPD und Asthma
- Erweiternde Therapien
- Gastroösophagealer Reflux

COPD – zwei Erkrankungen, ein Begriff

Zwei Krankheitsgruppen

Die COPD, die zweite große Krankheitsgruppe der unteren Atemwege, geht mit Luftnot, Hustenattacken und Auswurf einher. Das Bild ist dem Asthma ähnlich und auch die verfügbaren Medikamente sind gleich.

Genau genommen werden unter der Diagnose COPD zwei Krankheitsbilder zusammengefasst:

- das Lungenemphysem und
- die chronisch-obstruktive Bronchitis.

Ihnen ist zunächst nur eines gemeinsam: Sie gehen mit einer Einengung (= Obstruktion) der Atemwege einher.

Auch wenn es richtig ist, dass beide Krankheiten – zumindest in fortgeschrittenen Stadien – ineinander übergehen und gemeinsam vorkommen, so ist es für die Therapie nicht ohne Bedeutung, ob ein Patient vorwiegend an einer chronischen Bronchitis oder an einem Emphysem leidet.

Die zwei an der COPD beteiligten Krankheiten seien in ihrer typischen Ausprägung kurz beschrieben.

Der Emphysemtyp

Die Lunge bildet Blasen

Das Emphysem ist eine Überblähung der Lunge, die mit einer Vergrößerung der Lungenbläschen und dem Verlust von Lungengewebe einhergeht. Die Atemwege, die im Lungengewebe elastisch aufgespannt sind und dadurch weit gehalten werden, verlieren so ihre Stabilität; sie werden in der Ausatmung zu eng, es resultiert eine Ausatmungsbehinderung (Obstruktion).

Es handelt sich hierbei nicht um eine «aktive» Verengung der Atemwege – wie beim Asthma –, sondern um eine passive, durch einen Kollaps der Bronchien bedingte. In der Lunge können im Verlauf große Blasen («Bullae») entstehen, die wiederum andere Bronchien zusammenpressen. Ein Teufelskreis, der manchmal durch eine operative Entfernung unterbrochen werden muss.

Erscheinungsbild

Das Bild in fortgeschrittenen Stadien ist gekennzeichnet durch:

- in der Einatmung fixierter, «fassförmiger», kaum beweglicher Brustkorb,

- hochgezogene Schultern, die Bauchorgane sind durch die geblähte Lunge nach unten verschoben,
- schnelle, kurze, flache und stoßende Atmung, zumeist blasend gegen die geschlossen Lippen,
- Husten, wenn überhaupt: attackenartig, trocken, kurz anstoßend,
- kranzförmige Venenzeichnung («Sahlischer Venenkranz»),
- «Schachtelton»: klopft man auf den Brustkorb, so klingt dieser «hohl»,
- «stille Lunge»: Atemgeräusche sind über der Lunge kaum zu hören.
- Die Betroffenen sind meist schlank bis untergewichtig, überwach, umtriebig, schlaflos und sitzen lieber als zu liegen; die Haut ist blass bis blass-grau.

Der bronchitische Typ

Ganz anders stellt sich das typische Krankheitsbild einer fortgeschrittenen chronischen (obstruktiven) Bronchitis dar.

➡ Eine anhaltende Entzündung der Bronchien geht mit einem Umbau («Remoddeling») der Bronchien einher.

Die Bronchien verlieren ihre Reinigungsfähigkeit

Sie werden immer wandstärker, verlieren ihre Elastizität und ihre mit Flimmerhärchen besetzte normale Oberfläche, was ihre Reinigungsfähigkeit stark mindert. Liegen gebliebener Schleim, der Umbau der

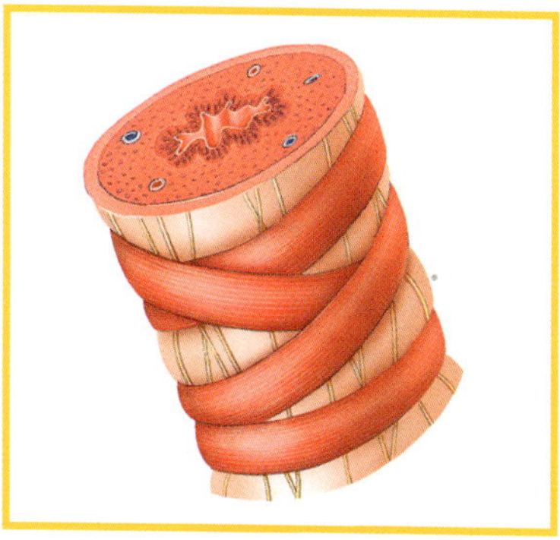

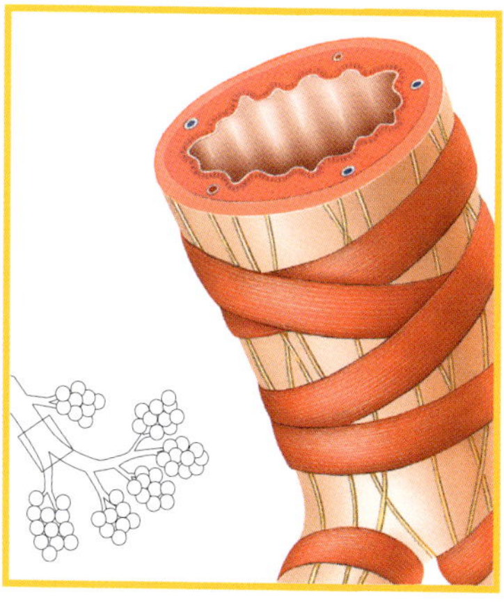

Links: Chronisch-obstruktive Bronchitis.
Rechts: Gesunder Bronchialast

Bronchien und entzündlich geschwollene Schleimhäute führen zur Einengung und Infektanfälligkeit.

Erscheinungsbild

Das Bild ist gekennzeichnet durch:

- «produktiver» Husten: viel Schleim, gelblich-grün bis schmutzig grau, morgens betont,
- über den Lungen hört man ein «Konzert», ausgelöst durch die sich im Atemstrom bewegenden Schleimmassen,
- das Zwerchfell, die Grenze zwischen Lunge und Bauchraum, ist eher nach oben in den Brustraum verschoben, häufig begünstigt durch Übergewicht,
- anschwellende Halsvenen während der Hustenattacken,
- Hals und Gesicht erscheinen gestaut, gerötet bis blau.
- Die Betroffenen lieben die Ruhe, sind Gemütsmenschen, die gerne essen und viel schlafen.

Asthma oder COPD?

Unterschied zwischen Asthma und COPD

Auch beim Asthma finden sich diese Typologien mehr oder weniger ausgeprägt: der emphysembetonte, blasse, schlanke und der bronchitisch betonte Asthmatiker mit viel Schleim und Auswurf.

Damit stellt sich die Frage, wie sich Asthma und COPD unterscheiden.

➡ Das Asthma wird als vorübergehende («reversible») Einengung («Obstruktion») der Bronchien definiert.

Beim Asthma geht die Bronchieneinengung spontan zurück oder ist durch weit stellende Medikamente (Betamimetika, siehe auch Seite 146 ff.) ganz oder zumindest großteils rückgängig zu machen (mehr als 15 % vom Ausgangswert in der Lungenfunktionsuntersuchung).

➡ Die Obstruktion bei der COPD zeigt weniger Schwankungen («Variabilität»). Sie ist nicht vollständig reversibel und reagiert auf Asthmamedikamente geringer (weniger als 15 % vom Ausgangswert).

In den PEF-Protokollen findet man beim Asthma ein unruhiges Auf und Ab, bei der COPD relativ konstante Werte (siehe die Abb. auf Seite 117 und 118).

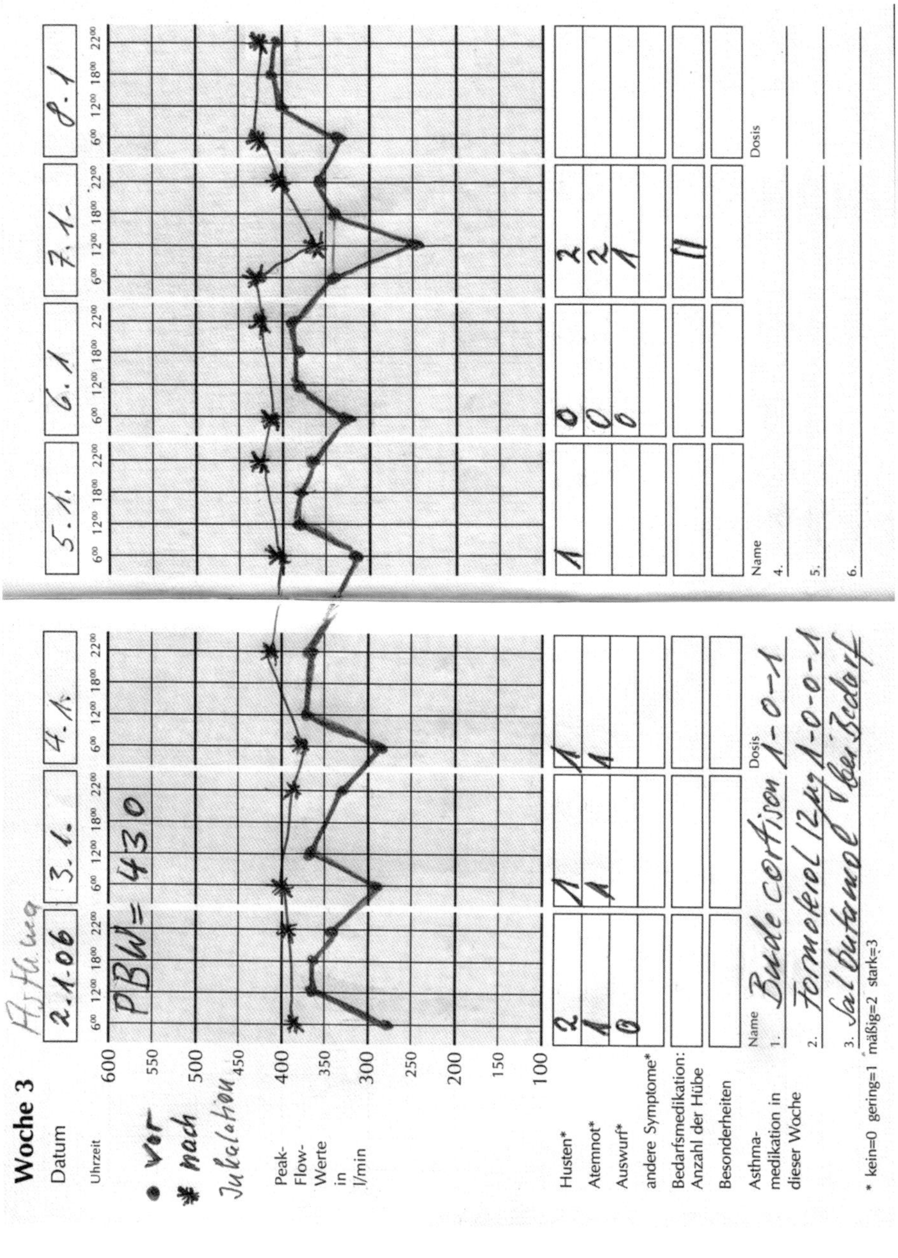

Typischer PEF-Verlauf bei Asthma – starke Schwankungen

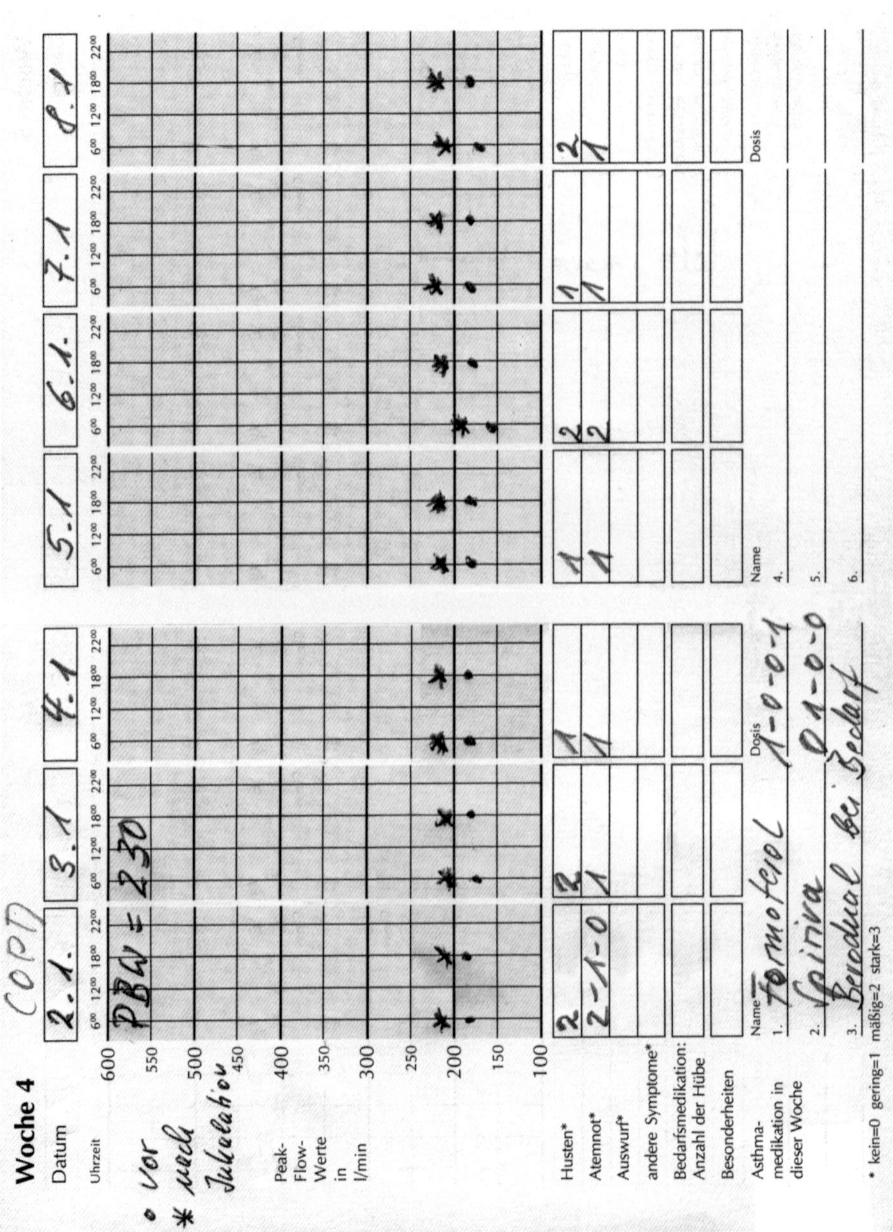

Typischer PEF-Verlauf bei einer COPD – geringe Schwankungen

Ein weiteres Unterscheidungsmerkmal ist:

➡ Asthma ist regelhaft mit Kortison zu bessern, während die COPD unter Kortison häufig keine oder nur geringe Besserungen zeigt.

COPD und Kortison

Damit ist die Frage aufgeworfen, ob und wann bei der COPD Kortison einzusetzen ist. In den Leitlinien wird empfohlen, es vier Wochen lang auszuprobieren und nur dem Patienten Kortison zu verordnen, der davon profitiert. Der therapeutische Alltag sieht allerdings anders aus: Fast alle Betroffenen, ob Asthma oder COPD, werden mit Kortison behandelt (zum Thema «Kortison: Segen oder Fluch?» siehe Seite 140 ff.).

Weitere Unterscheidungsmerkmale sind:

- Bei älteren Menschen findet man häufiger eine COPD, bei jungen Menschen das Asthma.
- Allergien als Auslöser für Luftnotanfälle weisen auf ein Asthma hin.
- Rauchen: COPD-Betroffene sind oder waren großteils langjährige Raucher.

Da es aber auch Asthmatiker gibt, die rauchen oder geraucht haben, und andererseits COPD-Betroffene, die diesem Laster nie gefrönt haben, ist Letzteres nur ein eingeschränkt zuverlässiges Merkmal.

Ein weiteres Problem ist:

➡ Ein langjähriges, schwereres Asthma geht häufig schleichend in eine COPD über.

Im Einzelfall ist also die Frage, ob ein Asthma oder eine COPD vorliegt, nicht immer so eindeutig zu beantworten, wie das nach den Definitionen erscheinen mag. Es gibt Patienten, die einmal mit der einen, das andere Mal mit der anderen Diagnose belegt werden – und dies kann in ein und derselben Krankengeschichte mehrfach wechseln.

Nun mag die Frage von geringerer Bedeutung sein, ob man sein chronisches Atemwegsleiden als Asthma oder als COPD bezeichnet. Die Medikamente für beide Krankheiten unterscheiden sich nicht, nur die Stufenpläne sind anders aufgebaut.

Die Prognosen sind unterschiedlich

Für den Betroffenen ist es aber nicht gleichgültig, ob er an einem Asthma oder an einer COPD leidet: So bietet auch das höhergradig schwere Asthma (bis Grad IV) unter konsequenter längerfristiger

Therapie die Chance auf eine deutliche und anhaltende Besserung. Der COPD wird eine ungünstigere Prognose zugeschrieben. Sie soll sich, legt man die Statistiken als Maßstab für den Einzelfall zugrunde, auch unter Therapie von Jahr zu Jahr stetig verschlechtern – quasi ein unaufhaltbarer, schicksalsmäßiger Verlauf. Vor diesem Hintergrund kann zum Beispiel die Frage, ob eine Lungenüberblähung durch eine asthmatische (zumindest teilreversible) Obstruktion oder durch ein (irreversibles) Emphysem bedingt ist, für die Therapiestrategie entscheidend sein.

Schweregrade und Therapiestufen der COPD

Drei Schweregrade der COPD

Die COPD wird in drei Schweregrade eingeteilt.
Der geringste Schweregrad (I) ist gekennzeichnet durch:
- Husten – mit mehr oder weniger viel Auswurf – vorwiegend morgens,
- Atemnot bei stärkerer körperlicher Belastung.

Der höchste Schweregrad III wird definiert als:
- ausgeprägte Hustenattacken mit Auswurf,
- Luftnot schon bei geringsten Belastungen oder sogar ohne Belastung.

Der Grad II ist dazwischen einzuordnen.

Therapie-empfehlungen

Nach den Schweregraden richten sich die Therapieempfehlungen.
- Schweregrad I: bedarfsgerechte Inhalationen kurz wirkender, weit stellender Medikamente (Anticholinergika oder/und Betamimetika).

Das entspricht der Therapiestufe I beim Asthma (siehe auch Seite 109).
- Bei Verschlechterung regelmäßige oder lang wirkende Anticholinergika (Spiriva®) oder/und Betamimetika (z.B. Foradil®).
- Mit zunehmenden Symptomen werden die Medikamentenmengen gesteigert (Dosiseskalation).
- Theophylline werden im Schweregrad II und III als Option empfohlen.
- Kortison sollte erst nach einem positiven Versuch (vier Wochen inhalativ, zwei Wochen als Tablette) ab Schweregrad II eingesetzt werden.

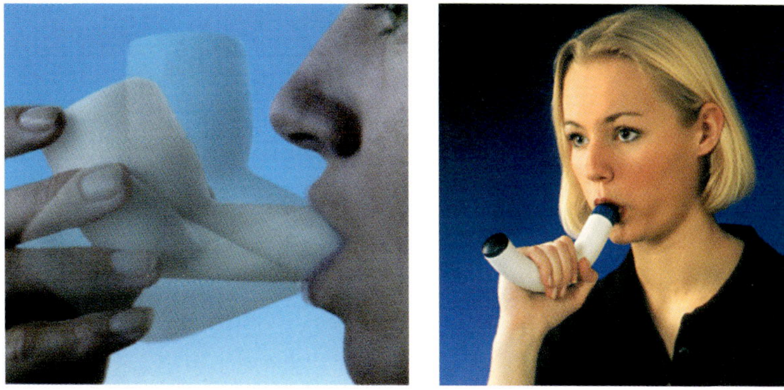

Atemhilfen: VRP-1 Flutter® (links) und RC-Cornet® (rechts)

Zudem gibt es Therapieergänzungen bei einer COPD:

- medikamentöse Schleimlöser (siehe auch Seite 152 f.) und/oder atemtechnische Hilfen: Atemgymnastik, Flutter / RC Cornet.
- Bewegungstherapie, Ernährungsoptimierung,
- bei Sauerstoffmangel (Schweregrad III): Sauerstofftherapie (unter enger ärztlicher Begleitung).

Wichtigste Maßnahme:

- Rauchen wird als Hauptursache der COPD angesehen. Daher ist die Raucherentwöhnung das wirksamste therapeutische und prophylaktische Mittel.

Erweiternde Gesichtspunkte: COPD und Asthma

Übergänge der Erkrankungen

Die Wirksamkeit der gleichen Medikamente beim Asthma und der COPD und die Übergänge zwischen beiden Erkrankungen legen den Verdacht nahe, dass beide Diagnosen eigentlich keine unterschiedlichen Krankheiten kennzeichnen, sondern nur individuelle Ausprägungen krankhafter Reaktionsweisen des Organsystems Lunge sind.

Im Nachfolgenden soll deswegen ein Krankheitsmodell entworfen werden, das die beiden (eigentlich ja drei) Krankheiten unter einem vereinheitlichenden Aspekt betrachtet. Das ist möglich, wenn man die erweiternden Beschreibungen des Menschen aus der Anthroposophischen Medizin (siehe Seite 33 f. und 38 ff.) zur Hilfe nimmt.

Aus der Perspektive der Polarität und der funktionellen Dreigliederung des Menschen erkennt man in der COPD zwei polare Krankheiten, die sich auch im Asthma, das zwischen beiden Extremen steht, in unterschiedlicher Ausprägung wiederfinden.

➡ Der Emphysemtypus der COPD ist dem Kopf- bzw. Nerven-Sinnes-Pol und der bronchitische Typus der COPD dem Stoffwechsel-Pol zuzuordnen.

Diese Sichtweise ist von den Phänomenen her leicht nachvollziehbar, wenn man die ausführlicheren Beschreibungen der Typologien berücksichtigt (siehe Seite 45 f. und 114 ff.). Anschaulich-bildhaft ausgedrückt meint dies:

Wenn die Lunge «Kopf» wird

Im Emphysem tendiert die Lunge dazu, «Kopf zu werden»; sie ist nicht mehr in der Lage, die Kopfkräfte ausreichend abzugrenzen.

Der Brustkorb wird fest und unbeweglich – verhärtend, fast rund nähert sich das Bild dem des Schädels. Über der Lunge herrscht Stille, der untere Mensch – der Stoffwechsel-Pol – ist weit nach unten verschoben, die Ernährungsprozesse liegen darnieder, der Kranke ist hager bis abgemagert und blass – ein Abbild der sich in die Lunge hineinprägenden «Kopfkräfte». Dementsprechend ist der Emphysematiker sinnesbetont, ein «Augenmensch», der überwach in seiner Wahrnehmung ist.

In jeder Hinsicht repräsentiert die chronische Bronchitis das Gegenteil. Hier haben sich «entzündlich auflösende Verdauungsvorgänge» (siehe auch Seite 81), die im unteren Menschen, im Stoffwechsel-Pol ihre Repräsentanz haben, in die Lunge hinein verschoben.

Diese Prozesse, die in der Wärme des Blutes ihren Ausdruck finden, prägen den Kranken bis hinein in sein Erscheinungsbild:

Zum Schwitzen neigend, in Hustenattacken blau-rot anlaufend, mit blutunterlaufenen, geschwollenen Augen sitzt er da und produziert große Mengen Sputums. Eitrig-gelb bis schmutzig-grau enthält der Auswurf Bakterien, in extremen Fällen sogar typische Darmkeime (Kolibakterien). Anschaulich und bildhaft beschrieben gilt für den bronchitischen Typus:

Wenn die Lunge «Darm» wird

Die Lunge «tendiert zum Darm» – sie ist nicht in der Lage den Stoffwechsel-Pol ausreichend nach unten abzugrenzen.

Ist die Lunge beiden Einflüssen zu stark ausgesetzt, ist der mittlere, der «vermittelnde» Prozess des Atemrhythmus zu schwach, so entsteht das Bild des Asthma bronchiale.

Das Asthma ist eine chronisch schwelende Entzündung der Bronchien, in die der verhärtende, Kühle und Krampfneigung auslösende Nerven-Sinnes-Pol anfallsweise hineinschlägt.

Zwischen den beiden Extremen pendelt der Prozess von Patient zu Patient unterschiedlich ausgeprägt hin und her (siehe Schema unten).

Hieraus ergibt sich ein wirklichkeitsnahes Bild der vielfältigen Möglichkeiten und der fließenden Übergänge der Krankheitsbilder, die abstrakt als COPD und Asthma beschrieben werden.

«Lunge wird zum Darm»		**«Lunge wird zum Kopf»**
«Entzündungspol»		«Verhärtungspol»
COPD		**COPD**
Bronchitis	←→ Asthma ←→	Emphysem
Entzündung	– Schwellung – Krampf –	Verhärtung
viel Schleim		kein Schleim
grün-gelb	– weiß – schaumig-glasig-klebrig –	fest und trocken

Die Lunge zwischen Entzündung und Verhärtung und die Krankheitsbilder

Erweiternde Therapien

Folgt man diesem Krankheitsverständnis, so gilt:

➡ Der Typus wird therapieleitend! Asthma ist nicht gleich Asthma – COPD nicht gleich COPD.

Für die Therapie wird der Typus der Erkrankung richtungsweisend

1 Überwiegt der entzündliche Stoffwechsel-Pol («bronchitischer Typus»), so wird man versuchen, die Abgrenzung nach unten zu verstärken: vertiefende, in den Bauchraum hinein wirkende Atmung. Das Zwerchfell soll in seiner rhythmisch abgrenzenden Funktion gestärkt werden, die Bauchorgane müssen «bis in die Zehenspitzen hinein» vom Atemrhythmus durchpulst («durchatmet») werden. Das kann mit Krankengymnastik, therapeutischem Singen, mit Atemtherapie und der Heileurythmie erreicht werden. Wach machende, geistig und körperliche Bewegungen anregende Medikamente (z.B. Theophyllin) und kreativ künstlerische Betätigungen (Kunsttherapien) sind hier angezeigt. Zudem sollte der Stoffwechsel diätetisch entlastet werden: viel Obst, Gemüse, Reis, Getreide, wenig Fleisch – Espresso nach dem Essen. Bei Überernährung: Reduktion der Mengen, dabei jedoch auf Mangelzustände (Vitamine, Salze, Spurenelemente) und auf Muskelaufbau durch körperliche Betätigung achten! Bei Bedarf abführende (möglichst mit Magnesiumsulfat = Bittersalz), den Darm entlastende und die Darmflora regulierende Maßnahmen (z.B. Sauermilchprodukte) einleiten. Pflanzenkohle (z.B. Birkenkohle comp.®, in Kombination mit der Substanz Antimon, stärkt zusätzlich die abgrenzende Funktion) dämpft den Entzündungsprozess im Darm und sollte über längere Zeit bei Durchfallneigung und Blähungen gegeben werden. Bei viel eitrigem Schleim kann dieser Ansatz auf die Lunge ausgedehnt werden, z.B. durch Cinispräparate (u.a. Cinis tabacci® D6, über die Lunge injiziert). Nachtschweiß kann zumeist mit homöopathischem Muschelkalk (z.B. Conchae D6 als Trit.) reguliert werden.

2 Überwiegt der Kopf-Pol (Emphysemtypus), so wird man auf den Atemrhythmus beruhigend, die Ausatmung verstärkend einwirken: Heileurythmie, Singtherapie, gegen den Widerstand der Lippen atmen. Der Blutrhythmus (Puls) und die Stoffwechseltätigkeit sind

anzuregen: Appetit und Verdauung stimulierende Substanzen (Bitterstoffe und Gerbstoffe im rhythmischen Wechsel), gesunde «Kraftnahrung», bei Appetit darauf auch mit tierischem Eiweiß (Fleisch-/Gemüsebrühe). Gezielte körperliche Bewegung, Training und Gymnastik sollen den Muskel-Gliedmaßen-Menschen ansprechen und stärken. Die Atemtätigkeit sollte angeregt und vertieft werden, um so auch die geschwächten Atemmuskeln zu kräftigen und aufzubauen. Der zwischen oberem und unterem Menschen vermittelnde Atemrhythmus sollte angeregt werden, z.B. durch Heileurythmie, Atemgymnastik, singtherapeutische Übungen.

Gastroösophagealer Reflux

Zusammenhang von Asthma und Magen

In den letzten Jahren ist ein weiterer Auslöser für einen chronischen Husten und für Asthmaanfälle mehr und mehr in das Bewusstsein der Ärzte getreten: der Rückstrom (Reflux) von (saurem) Mageninhalt in die Speiseröhre (Ösophagus) bis hinauf zum Kehlkopf und in die oberen Atemwege.

Ein Reflux kann sich unterschiedlich bemerkbar machen:

- «Sodbrennen» – häufig, aber durchaus nicht immer (!): aufschießendes Brennen in der Brust bis in den Rachen und Mund hinein, scharf-sauer,
- anhaltend oder anfallsweise Wund- und/oder Druckgefühl hinter dem Brustbein, gelegentlich als «Herzschmerz» (Angina pectoris) missdeutet.

GERD

Die Diagnosesicherung einer gastroösophagealen Refluxkrankheit (angelsächsisch abgekürzt «GERD») erfolgt zumeist über eine Magenspiegelung (Gastroskopie).

Dabei finden sich (dies aber nicht immer!) eine refluxbedingte Speiseröhrenentzündung (Ösophagitis) und eine überschießende Säureproduktion im Magen.

Wie häufig ein Refluxleiden zu Irritationen der oberen und unteren Atemwege führt, darüber gibt es sehr unterschiedliche Einschätzungen: Sie liegen zwischen 10 und 40 % aller Patienten mit Hustenattacken und Asthma.

Kontroverse Diskussionen werden auch darüber geführt, wie häufig der saure Magensaft Husten- und Asthmaanfälle auslöst («refluxbedingtes Asthma») oder Folge des Atemwegsleidens («refluxassoziiertes Asthma») ist. Beides ist also möglich.

PPI

Refluxbedingte Beschwerden sind wahrscheinlich, wenn nach Magensäure blockierender Therapie (mit so genannten «Protonenpumpenhemmern», abgekürzt PPI) die Symptome vollständig beseitigt werden können.

Belastungen des Zwerchfells

Man geht heute von komplexen, teilweise noch unverstandenen Mechanismen aus, die dieses Beschwerdebild hervorrufen. Reizungen der Atemwege durch den aggressiven sauren Magensaft werden neben nervösen Irritationen und Veränderungen der Druckverhältnisse im Brust- und Bauchraum als Ursachenmuster angenommen. So wird durch Husten- und Asthmaattacken das Zwerchfell extrem belastet, die nicht seltene Folge ist ein Zwerchfellbruch (Hernie), durch den der Verschluss zwischen Magen und Speiseröhre verloren geht und so ein Reflux begünstigt wird. So sind Zwerchfellbrüche mit Verlagerung eines Teiles des Magens in den Brustraum eine häufige Begleitdiagnose der Refluxkrankheit.

Ob das Leiden in den letzten Jahrzehnten bei immer mehr Menschen aufgetreten ist oder heute nur vermehrt diagnostiziert wird, bleibt zum jetzigen Zeitpunkt noch unbeantwortet – beides dürfte zutreffen.

Oft liegen die Ursachen in den Lebens- und Ernährungsgewohnheiten

Zur Ursachenklärung für die Zunahme wird man sich auch hier mit dem Lebensstil, mit unseren Ess- und Ernährungsgewohnheiten und hektischen Lebensverhältnissen beschäftigen müssen. Neben gestörten Essrhythmen mit hastiger Nahrungsaufnahme, ist zudem an den übermäßigen Genuss von raffinierten Kohlehydraten (Zucker, Weißmehl) und an Nahrungsmittelzusätze zu denken. Fatal dürfte sich auch der säurelockende Missbrauch von Kaugummi, viel Kaffee und das Rauchen auswirken.

Säureblocker

Die medikamentöse Therapie besteht heute zumeist in der Verordnung von Säureblockern (PPI), die oftmals nicht wieder abgesetzt werden können, ohne dass Rückfälle entstehen. Bei der Einnahme dieser Medikamente sollte man im Bewusstsein haben, dass die Magensäure eine Verdauungs- und eine abgrenzende Schutzfunktion hat. So haben entsprechende Untersuchungen ergeben, dass unter einer säureblockierenden Therapie mit so genannten PPI mit einer erhöhten Anfälligkeit gegenüber Lungenentzündungen gerechnet werden muss.

Erweitere Behandlungsansätze

Betrachtet man die reflux-assoziierten Atemwegssymptome unter der Perspektive der funktionellen Dreigliederung, zeigt sich ein förmlich substanziell greifbares Hereinschlagen der Stoffwechselkräfte in den mittleren bis hinauf in den oberen Menschen. Hier wird nachvollziehbar, wie die Störung eines Verdauungsvorganges auf eine Lungen-Atemwegserkrankung wirken kann und andererseits ein gestörter Atemrhythmus auf den Vorgang der Verdauung Einfluss nimmt.

Heilerde

Die komplementären Therapiestrategien werden sich folgerichtig an denen zur Behandlung der COPD vom bronchitischen Typus ausrichten (siehe Seite 124). Dabei werden diätetische, lebenshygienische, seelische und lebensrhythmische Aspekte zu berücksichtigen sein. Heilerde kann als ergänzende Maßnahme beruhigend und säurebindend auf die übermäßige Produktion der Magensäure einwirken.

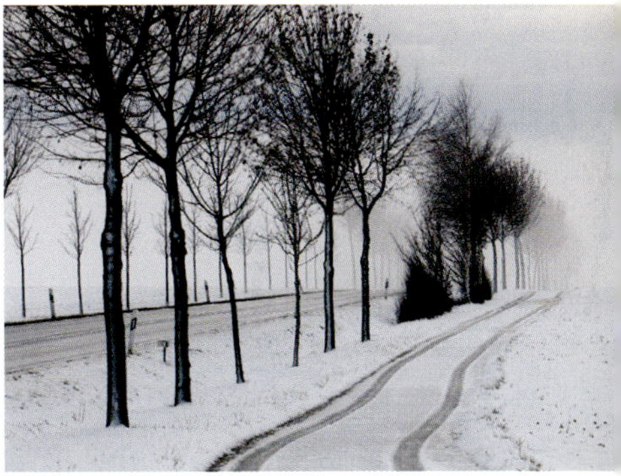

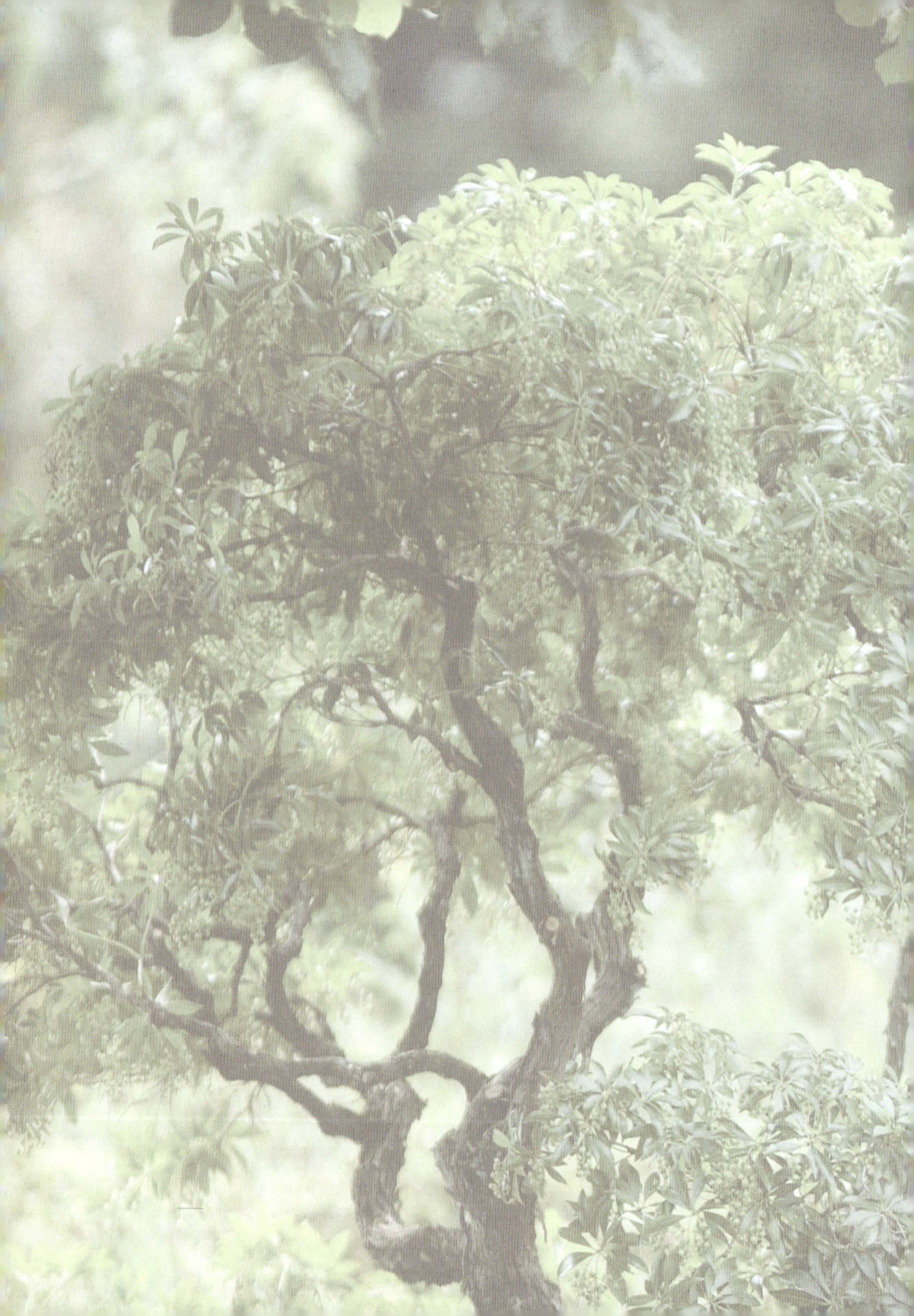

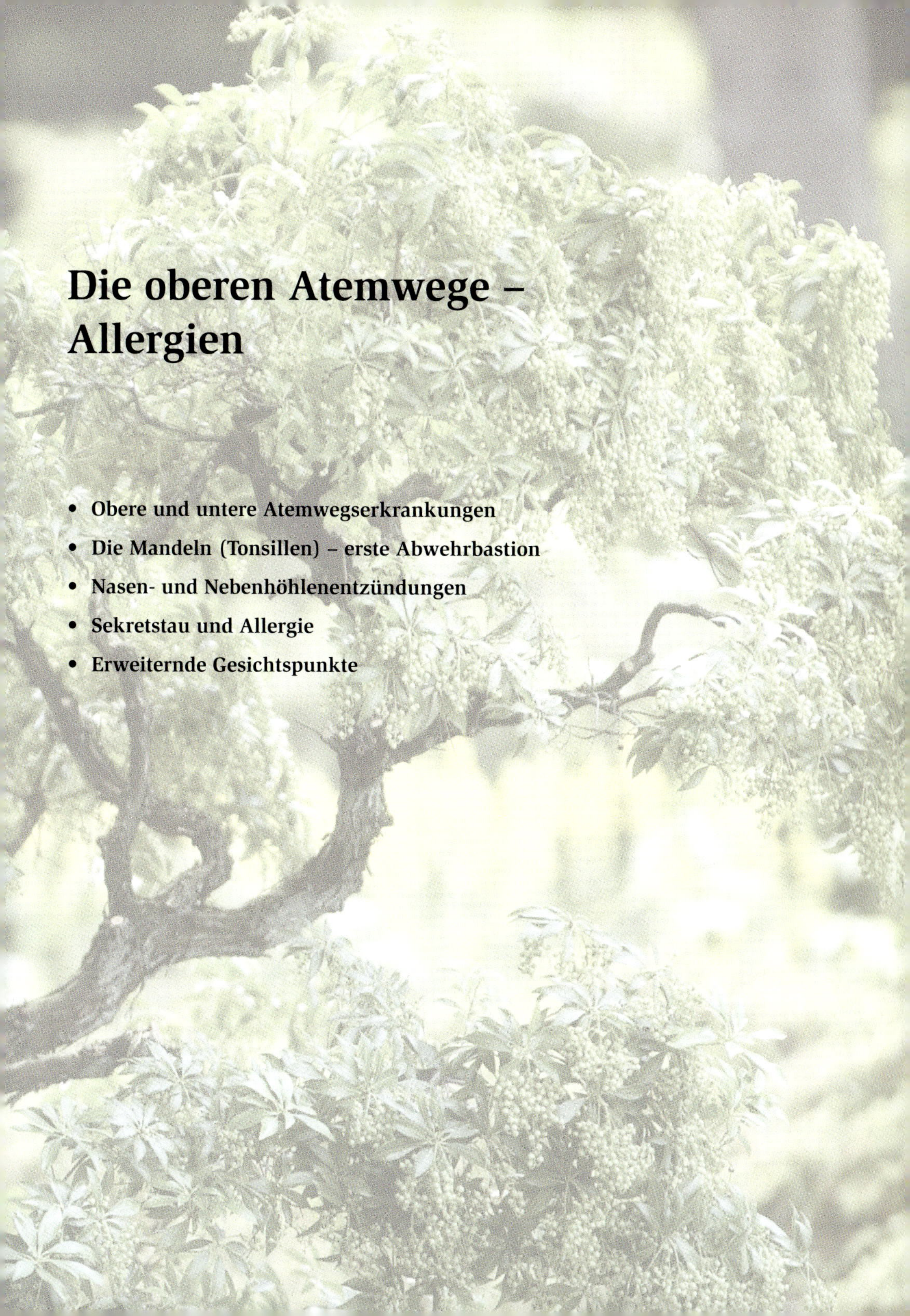

Die oberen Atemwege – Allergien

- Obere und untere Atemwegserkrankungen
- Die Mandeln (Tonsillen) – erste Abwehrbastion
- Nasen- und Nebenhöhlenentzündungen
- Sekretstau und Allergie
- Erweiternde Gesichtspunkte

Obere und untere Atemwegserkrankungen

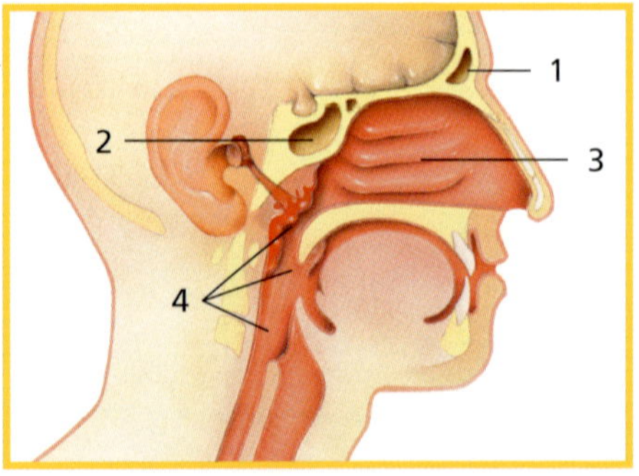

Nasen-Rachen-Raum
1 Stirnhöhle | 2 Keilbeinhöhle | 3 Nasenmuscheln
4 Rachen

Die oberen und unteren Atemwege bilden eine Einheit

Die oberen und unteren Atemwege bilden eine Einheit (siehe hierzu Seite 57). Erkrankungen der einen haben Auswirkungen auf die andere Region.

So manchem Patienten sind diese Zusammenhänge nicht bewusst und werden gegenüber dem Arzt deswegen auch nicht angesprochen. Fragt man aber gezielt danach, so geben die meisten COPD- und Asthmapatienten Nasen-Rachen-Symptome an, auch wenn diese zunächst verdrängt werden oder weniger bewusst sind. Umgekehrt entwickeln sich häufig Probleme vonseiten der unteren Atemwege, wenn jemand an chronischen Nasen- und Nebenhöhlen- (Rhinitis, Sinusitis) und/ oder Rachenentzündungen (Tonsillitis) leidet oder gelitten hat. Das gilt insbesondere dann, wenn die Behandlungen unzureichend oder inadäquat waren (z.B. immer wieder nur Antibiotika, abschwellende Nasentropfen, Schmerzmittel oder eine ungerechtfertigte Mandelentfernung).

Heuschnupfen und Asthma

Gut bekannt ist der so genannte Etagenwechsel bei der allergischen Rhinitis («Heuschnupfen»): Es kommt zu asthmatischen Symptomen. Nicht selten verschwinden die Nasenbeschwerden mit Beginn des Asthmaleidens, ebenso häufig leiden die Betroffenen danach an beiden Erkrankungen.

Die Mandeln (Tonsillen) – erste Abwehrbastion

Gaumen- und Rachenmandeln als erste Abwehrbastion des Körpers

So wie man die Nase mit ihren Nebenhöhlen als Wurzel des Bronchialbaumes ansehen kann, so sind die am Gaumen (Tonsillen) und im Rachen angesiedelten lymphatischen Gewebe (so genannte «Gaumen-» und «Rachenmandeln») die erste Abwehrbastion des Körpers gegenüber eindringenden Erregern.

Hals- und Schluck-Schmerzen sind daher oft ein erster Hinweis darauf, dass sich der Körper in erhöhter Alarmbereitschaft befindet und einen Infekt überwinden will.

Der Betroffene ist dann gut beraten, diese Warnsymptome ernst zu nehmen. Er sollte dem Körper die Möglichkeit geben, seine Reserven zu mobilisieren und ihn unterstützen, einer Ausweitung, einem Übergreifen auf die Atemwege oder gar einer Chronifizierung entgegenzutreten. Hilfreich und unterstützend wirken beispielsweise Ferrum phosphoricum comp.®, Umckaloabo®, Archangelika comp.® als Globuli oder lokale Injektionen, Gurgeln mit Salbeitee o.Ä., Halswickel (als Priesnitzumschlag oder mit Archangelika comp.® Salbe) oder Schwitzkuren.

Derjenige, der an chronischen Halsproblemen leidet, sollte die für ihn wirksamsten und lebenspraktisch gut durchführbaren Maßnahmen selbst herausfinden.

Wann sollen die Mandeln entfernt werden?

Die Gaumenmandeln sollten nur dann entfernt werden, wenn sie – trotz sorgfältiger Behandlungen – zum eigenständigen Krankheitsherd geworden sind und ihre Aufgabe nicht mehr erfüllen können.

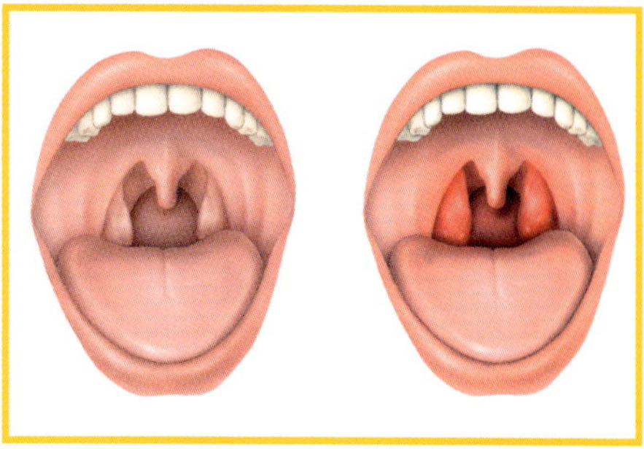

Links: Gesunde Mandeln
Rechts: Akute Mandelentzündung

Nasen- und Nebenhöhlenentzündungen

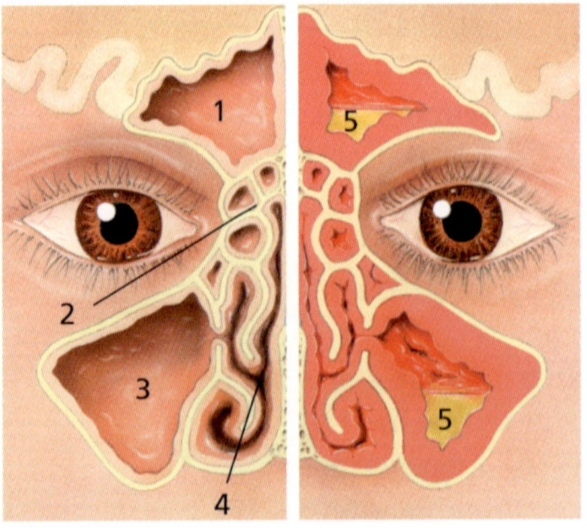

Links: Gesunde Nasennebenhöhlen
Rechts: Akute Entzündung
1 Stirnhöhle | 2 Siebbeinzellen | 3 Kieferhöhle
4 Nasenmuscheln | 5 Eiterseen

Ursachen Chronische Nasen- (Rhinitis) und Nasennebenhöhlenentzündungen (Sinusitis) werden ausgelöst durch:

- Allergien («Rhinitis allergica»)
- überempfindliche Schleimhäute («Rhinitis vasomotorica»)
- Erreger, zumeist (Rhino-)Viren, bei eitriger Entzündung («Rhinitis purulenta») auch Bakterien.

Letztere kann – akut beginnend und nicht richtig ausgeheilt – chronisch werden oder wiederkehrend (rezidivierend) sich chronifizieren.

Nicht selten liegen bei einer chronischen Nasen- und Nasennebenhöhlenentzündung alle drei auslösenden Bedingungen vor; eines geht in das andere über, die einzelnen Auslöser sind dann nur noch schwer voneinander abzugrenzen.

Die Betroffenen leiden entweder anfallsweise unter Schnupfen und Niesattacken oder die Nase ist ständig zu. Die Stimmbildung ist gestört, es überwiegt eine nasale Sprache. Das Geruchsvermögen ist vermindert oder gar völlig aufgehoben, der Blick durch gerötete, geschwollene und tränende Bindehäute verschleiert, das Hörvermögen kann gedämpft sein. Die Nasenschleimhäute können im Verlauf immer empfindlicher werden. Sie neigen dann – begünstigt durch den Missbrauch von abschwellenden Nasentropfen – zur Austrocknung, Borkenbildungen und Blutungen.

Nasennebenhöhlenentzündungen

Sind die Nasennebenhöhlen entzündet, so sind zumeist die Oberkieferhöhlen betroffen («Sinusitis maxillaris»). Sind die Stirnhöhlen («Sinusitis frontalis») und die hinter der Nasenwurzel befindlichen Ethmoidalzellen («Sinusitis ethmoidalis») beteiligt, so spricht man von einer so genannten «Pansinusitis». Die Schleimhäute schwellen und ihre Ausführungsgänge werden verlegt, es kann zu schweren Eiteransammlungen und Schwartenbildungen kommen, die evtl. einer operativen Drainage und Ausräumung bedürfen (siehe Abb. auf Seite 132). Schleimhautschwellungen können sich zu polypösen Wucherungen («Polyposis nasi») ausweiten; spätestens dann wird eine operative Abtragung nicht zu umgehen sein.

Symptome

Nasennebenhöhlenentzündungen gehen mit mehr oder weniger ausgeprägten, unangenehmen Symptomen einher:

- Schmerzen und/oder Druck über Stirn, Augen, ausstrahlend in die Oberkiefer-Zähne – je nach der Nachbarschaft der betroffenen Nebenhöhle,
- behinderte Nasenatmung, Stockschnupfen, tränende, gerötete Augen,
- Rötungen, Schwellungen der entsprechenden Gesichtsregion,
- Fieber bei entsprechender Reaktionslage des Körpers und Akuität.

Um eine Chronifizierung zu vermeiden, sollte rechtzeitig gehandelt werden

Eine frühzeitige und konsequente Behandlung ist angezeigt, um Chronifizierungen zu vermeiden und Erkrankungen der unteren Atemwege nicht zu begünstigen. Fieber sollte man in der Regel nicht senken, weil es das Immunsystem anfeuert. Lokale Schwellungen und Überwärmungen sind mit kühlenden Maßnahmen zu behandeln. Wärme (Rotlicht u.a.) darf nur nach Abklingen einer akuten Entzündung, kühlende Maßnahmen sollten nicht mehr in den chronischen Stadien angewendet werden.

Antibiotika sind bei Nasen- und Nebenhöhlenentzündungen, insbesondere in ihren chronischen Stadien, nur selten angebracht. Zumeist sind diese Entzündungen durch Viren und/oder Allergien bedingt, die erst später – bei unzureichender Behandlung – Eitererregern Raum schaffen. Solange der Organismus das Geschehen lokal begrenzen kann, sind Antibiotika auch in akuten Situationen nicht nötig; sie reduzieren die körpereigene Antwort und sind im Sinne einer durchgreifenden

Eigenregulation kontraproduktiv. Ihr Einsatz führt häufig zu immer wieder neuen, zuletzt wirkungslosen antibiotischen Behandlungen (siehe hierzu auch Seite 195 ff.). Lediglich bei heftigen, eitrig-phlegmonösen Entzündungen sollte man, wenn andere Maßnahmen nicht rasch greifen, den Einsatz von Antibiotika nicht zu lange herauszögern, weil ein Übergreifen auf benachbarte Organe (Augenhöhle) dann möglich wird.

Solche Entwicklungen sind aber in der Regel zu vermeiden, wenn man frühzeitig mit komplementären, die Selbstregulation anregenden Maßnahmen beginnt.

Auf Zahnentzündungen sollte geachtet werden

Bei jeder Entzündung der Oberkieferhöhlen sollte man an die Möglichkeit einer versteckten Zahnwurzelentzündung denken und dies prüfen lassen.

Dies gilt ganz besonders dann, wenn bevorzugt eine Oberkieferhöhle immer wieder entzündlich reagiert und ein relativ lokalisierbarer Schmerz an einer einem Zahn zuzuordnenden Region auftritt. Hier sollten im Zweifel hoch auflösende computertomographische Aufnahmen Klarheit schaffen.

Sekretstau und Allergie

Wann und wie sollten Nasentropfen und -sprays eingesetzt werden?

Liegt ein Sekretstau vor – und das ist bei Nasennebenhöhlenentzündungen häufig der Fall –, so sind abschwellende Nasentropfen einsetzbar, sollten aber nur wenige Tage wegen möglicher Schleimhautschädigungen verwendet werden. Bei längerfristiger Behandlungsnotwendigkeit sind kortisonhaltige Nasensprays (z.B. Nasonex®) oder Salben (z.B. Dexa Siozwo®) zu bevorzugen.

Handelt es sich um eine allergische Rhinitis («Heuschnupfen»), so ist zumeist auch DNCG (siehe Seite 108 f.) abschwellend wirksam. Diese Substanz hat wenig Nebenwirkungen und kann als Augentropfen auch bei allergischen Bindehautentzündungen hilfreich sein. Reicht das nicht, so haben die so genannten «Antihistaminika» (z.B. Lisino®, Xusal®) ihren Stellenwert. Voraussetzung: Sie müssen als wirksam bemerkt und ohne Nebenwirkungen vertragen werden (Müdigkeit ist bei modernen Präparaten seltener).

Bei starker Allergiebereitschaft und/oder ausgeprägtem Pollenbefall – wie er bevorzugt durch Gräser- und Birkenpollen auftritt – kann das Bild so heftig werden, dass ein allgemeines Krankheitsgefühl («grippig»), Hautsymptome, ja sogar Fieber («Heufieber») auftritt. Solche Erscheinungen müssen im Zweifel, z.B. in Grippezeiten, gegen eine Influenza oder gegen einen grippalen Infekt abgegrenzt werden. Handelt es sich um eine Allergie, so führen Antihistaminika in der Regel zu einer raschen Besserung; in schweren Fällen können diese auch injiziert werden. Zusätzlich kann eine Behandlung mit Kortison, kurzfristig und in höherer Dosierung, hilfreich und notwendig sein.

Fieber als Allergiesymptom

Vor lang wirkendem Depot-Kortison, früher gerne als «Wunderspritze» gegen Allergien eingesetzt, ist wegen möglicher Nebenwirkungen zu warnen.

Zu beachten ist, dass Antihistaminika gegen ein allergisches Asthma nur selten wirksam sind. Hier kann stattdessen das antientzündlich wirkende Singulair® hilfreich sein.

Kalzium – ein vergessenes, aber hilfreiches Mittel

Als eines der ersten Mittel gegen Allergien ist das Kalzium heute weitgehend vergessen; es kann aber in Einzelfällen allein wirksam sein und sollte zumindest als ergänzende Maßnahme in seiner Wirksamkeit geprüft werden (z.B. als Calcium 10 %, 10-ml-Trinkampulle mit rascher Wirkung).

All die genannten Medikamente sind keine Heilmittel: Sie können die Allergiezeiten aber erträglicher oder gar beschwerdefrei gestalten. Dauerhaft eingesetzt verlieren sie nicht selten langsam ihre Wirksamkeit. Daher ist der Allergiker gut beraten, sich auch mit konstitutionellen, das Übel bei der Wurzel packenden Maßnahmen zu beschäftigen.

Hyposensibilisierung

Liegen Überempfindlichkeiten gegen wenige Allergene vor, so kann eine so genannte «Hyposensibilisierung» erwogen werden.

Am häufigsten werden Allergien gegen Hausstaubmilben und Hasel-, Erle-, Birke- und Gräserpollen durch Injektionen mit verdünnten Allergenen behandelt. Hier halte ich die neuere Möglichkeit, statt der nicht unproblematischen Injektionen die Allergene zu schlucken (Slit-One®), für einen Fortschritt.

Nicht selten aber bricht auch Jahre nach den Injektionsbehandlungen erneut eine Allergie durch, manchmal sogar gegen vielfache Allergene. Denn das Grundproblem, die zu große Offenheit und Überempfindlichkeit als Konstitutionsmerkmal des Betroffenen, ist auch mit einer Hyposensibilisierung zunächst nicht überwunden.

Andererseits kann eine Allergie auch spontan verschwinden, wenn sich beispielsweise die Lebensverhältnisse grundlegend ändern. Die häufig auch von Ärzten vertretene Auffassung: «einmal allergisch – immer allergisch» trifft somit nicht für alle Menschen zu.

Erweiternde Gesichtspunkte

Stärkung des Stoffwechsels

Im Sinne einer erweiternden Diagnose kann man unter der Perspektive der funktionellen Dreigliederung (siehe Seite 45 f.) die chronisch eitrigen Entzündungen der Nase und ihrer Nebenhöhlen als «Verdauungsprozess an der falschen Stelle» ansehen. Es finden Stoffwechselprozesse im oberen Menschen statt, die dort nicht hingehören.

Ein therapeutischer Ansatz ist dann, den Stoffwechsel dort zu stärken, wo er hingehört: Steigerung des Nahrungsabbaus, der Ausscheidungsfunktionen und Stärkung der Leber-Galle-Funktionen. Zudem aber auch Übungen der Stoffwechsel-Gliedmaßen-Tätigkeit durch viel Bewegung an der frischen Luft (mit ausreichender Kopfbedeckung!). Bei Allergiebereitschaft sollte darüber hinaus die Abgrenzleistung des Organismus auf mehreren Ebenen gestärkt werden. Das kann konstitutionell durch künstlerische Therapien (z.B. Heileurythmie) wirksam geschehen und substanziell durch Quarz und Apis (Vespa crabro; wenn bevorzugt die Nebenhöhlen betroffen sind: z.B. als Argentum comp.®. Bei hoher Akuität in höheren Potenzen z.B. D20, im chronischen Stadium niedere Potenzen).

Sing- und sprachtherapeutische Ansätze können helfen, die Nasennebenhöhlen zu durchatmen, sie zu reinigen und vermehrt zu durchbluten.

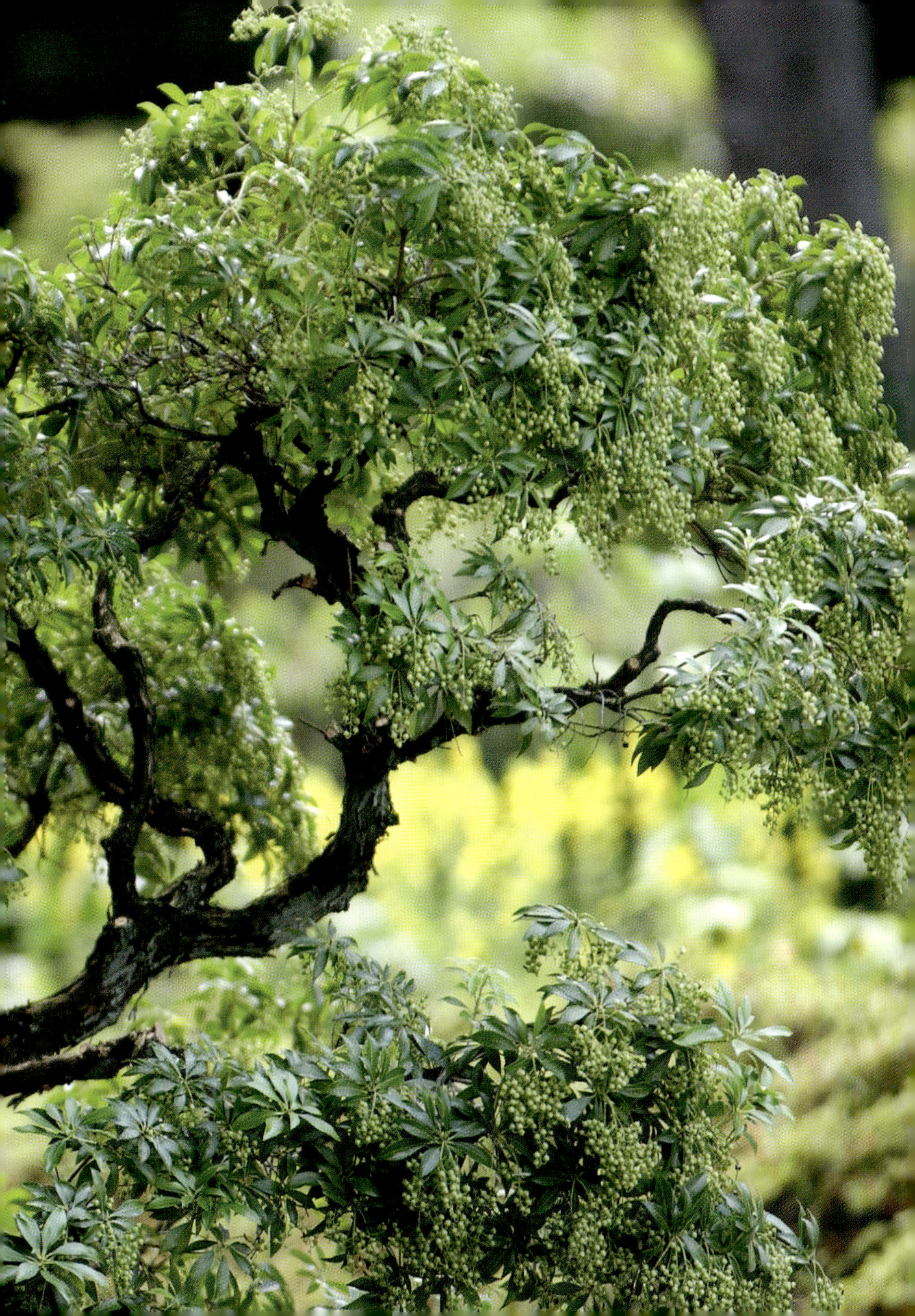

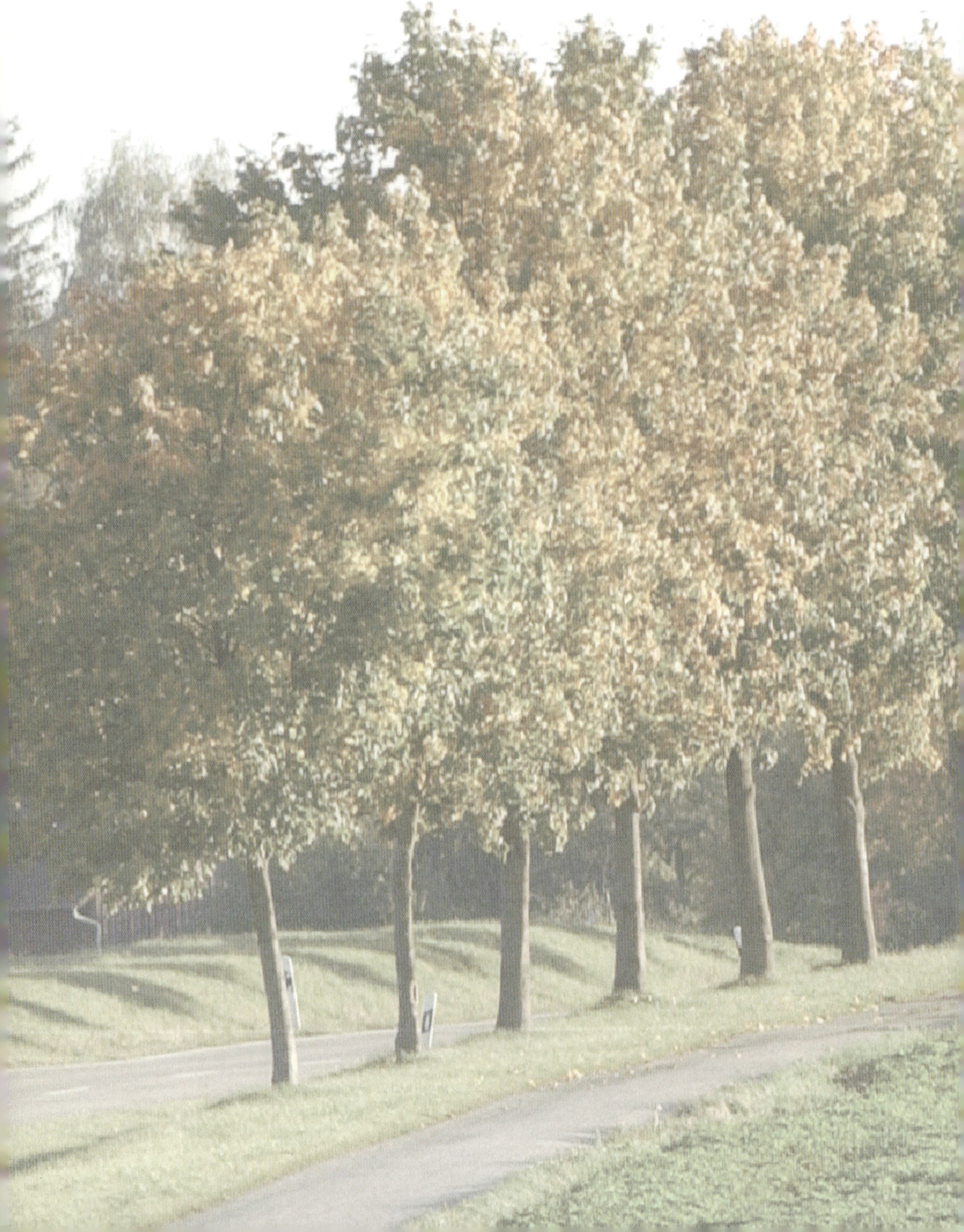

Schulmedizinische Medikamente für Asthma und COPD – Wirkungen und Nebenwirkungen

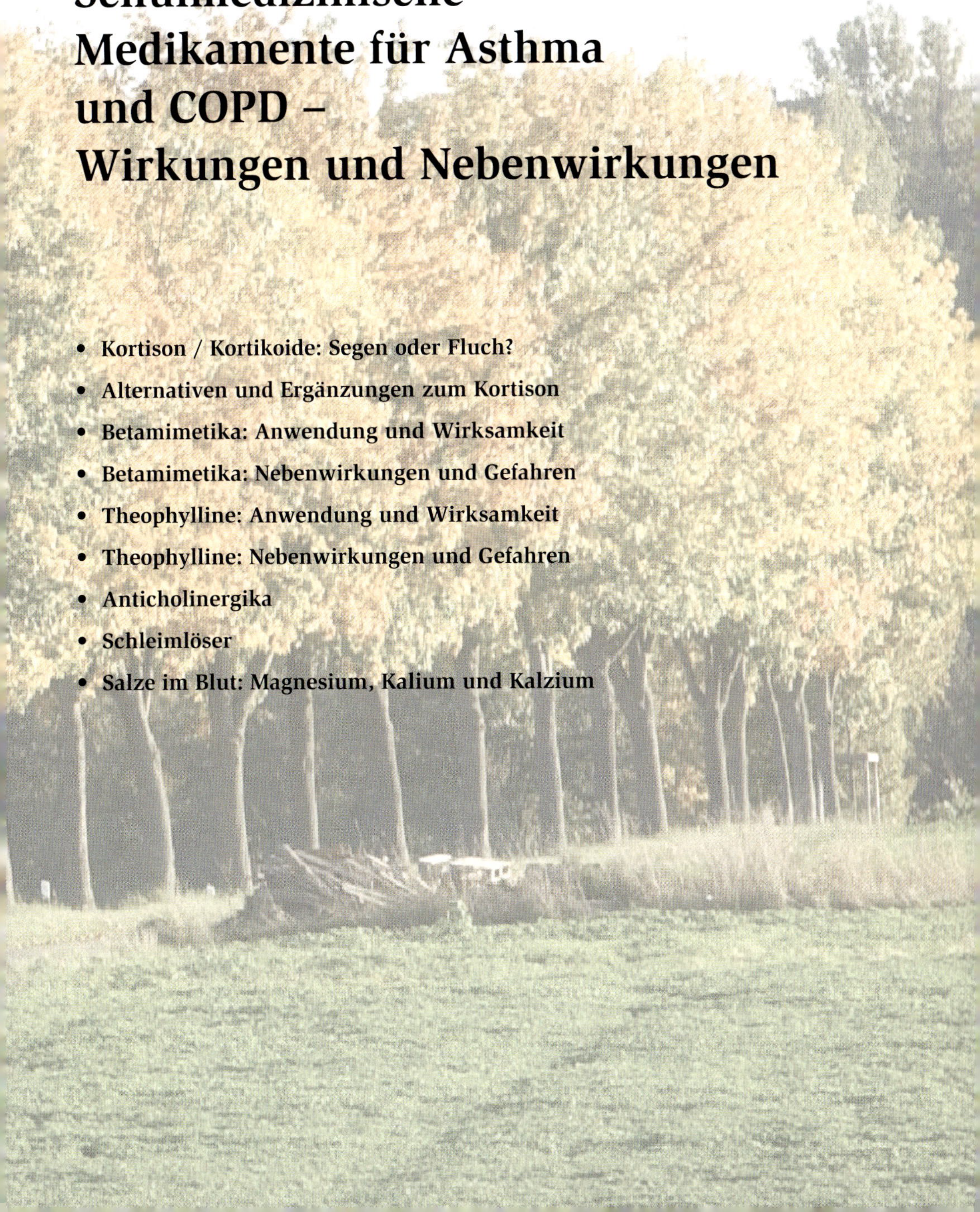

- Kortison / Kortikoide: Segen oder Fluch?
- Alternativen und Ergänzungen zum Kortison
- Betamimetika: Anwendung und Wirksamkeit
- Betamimetika: Nebenwirkungen und Gefahren
- Theophylline: Anwendung und Wirksamkeit
- Theophylline: Nebenwirkungen und Gefahren
- Anticholinergika
- Schleimlöser
- Salze im Blut: Magnesium, Kalium und Kalzium

Kortison / Kortikoide: Segen oder Fluch?

«Kortison» steht im Zentrum vieler schulmedizinischer Behandlungsstrategien. Von einigen fast als Allheilmittel geschätzt, ist es für die meisten Laien angstbesetzt.

Kortison – eigentlich ein körpereigenes Hormon, das uns stressfähig macht

Für therapeutische Zwecke verwendete «Kortikoide» sind Abkömmlinge von körpereigenen, lebenswichtigen Hormonen. Sie werden in der Nebenniere gebildet («Nebennierenrindenhormone», wegen ihrer chemischen Struktur auch «Stereoidhormone») und versetzen uns in die Lage, im Alltag Belastungen zu bestehen («Stressfähigkeit»). Ein Mangel («Morbus Addison») führt zur allgemeinen Hinfälligkeit, der Ausfall dieser Hormone gar zum Tod.

«Glukokortikostereoide» ist die korrekte medizinische Bezeichnung für die hier infrage kommende antientzündliche Hormongruppe. Sie werden im allgemeinen Sprachgebrauch mit dem wissenschaftlich nicht exakten Begriffen *Kortison* oder *Kortikoide* belegt; letztere Diktionen werden im Folgenden genutzt. Man muss aber wissen, dass es sich dabei um eine große Gruppe von Medikamenten mit ähnlichen Wirkungen, aber vielfältigen Abwandlungen, Wirkstärken und unterschiedlichen Namen handelt.

Kortikoide sind die schärfste Waffe der Schulmedizin gegen «widersinnige Entzündungen», so auch gegen die chronische Entzündung beim Asthma.

Die heutige schulmedizinische Asthmatherapie ohne Kortikoide ist undenkbar.

Behutsamkeit in der Anwendung

Sie sind ein sehr wirkungsvolles, aber auch ein zweischneidiges Schwert. Ein therapeutisches Instrument, das mit großer Behutsamkeit geführt werden muss, wenn nicht mehr zerstört werden soll, als Nutzen zu erwarten ist.

Dass «Kortison» für viele Menschen ein Reizwort ist, hat sehr viel mit einer unkritischen, breiten und häufig zu hoch dosierten und deshalb mit Nebenwirkungen belasteten Anwendung zu tun. So galt es in der Vergangenheit als leicht anzuwendendes, rasch und überzeugend wirksames Heilmittel. In der Therapie der Atemwegserkrankungen werden Kortikoide heute möglichst niedrig dosiert und vorwiegend am «Ort des Geschehens» (lokale Anwendungen, siehe auch Seite 158 ff.) angewendet. Sie werden dafür direkt in die Bronchien eingeatmet.

Inhalative Anwendung

Kortikoide sollten bei Atemwegserkrankungen möglichst inhalativ angewendet werden.

Solche Inhalationen, ein- bis dreimal täglich, sind nebenwirkungsarm – zumindest für Erwachsene in niedrigen Dosierungen und bei korrektem Umgang (siehe hierzu Seite 158 ff.).

Tabletten oder Zäpfchen

Nur wenn Inhalationen nicht ausreichen, um ein Asthma oder eine COPD zu kontrollieren, oder eine Inhalation für den Patienten technisch nicht durchführbar ist, wird man Kortikoide als Tablette, gelegentlich als Zäpfchen verordnen.

Injektionen

Injiziert werden Kortikoide nur im Notfall, wobei die Gaben – je nach Bedarf – in etwa vierstündigen Abständen wiederholt werden können. Die Einzeldosen werden von manchen Ärzten sehr hoch gewählt, was bei nicht wenigen Patienten zu unangenehmen (zumeist psychischen) Symptomen führt. Man weiß heute, dass diese hohen Dosen den Verlauf nicht verbessern. In der Regel wird man mit 50 mg bis 60 mg (je nach Wirkstärke des Präparates – diese Angaben gelten für die Substanz *Prednison*) als Einzeldosis in einem guten therapeutischen Bereich liegen.

Kurzfristig (wenige Tage) bleibt Kortison hoch dosiert in der Regel ohne ernste Nebenwirkungen.

Hochdosiertes Kortison möglichst nur wenige Tage einsetzen

Der gut informierte Patient wird kritisch eingesetztes Kortison ohne Angst tolerieren und im Selbstmanagement entsprechend damit umgehen. Kritisch eingesetzt heißt: Im Notfall so kurz wie möglich und so hoch wie nötig. Anfangs lieber höher als «verzettelte» längerfristige Anwendungen.

In der Langzeitanwendung sollte die niedrigst mögliche Dosis angestrebt werden.

Nebenwirkungen inhalativer Kortikoide

Nebenwirkungen und Begleiterscheinungen

Mundpilz (Soor) und Heiserkeit treten bei Kortisoninhalation nicht ganz selten auf. Beide Komplikationen sind zu minimieren, wenn die Dosen niedrig gewählt werden, die Inhalationstechnik stimmt (siehe Seite 158 ff.), nach der Anwendung der Mund ausgespült wird und die Inhalationen vor dem Essen erfolgen. Letztere Maßnahmen führen zur Verdünnung des Kortisons im Mund- und Rachenraum.

Zu berücksichtigen ist, dass mit den heutigen Inhalationssystemen nur 20 % bis max. 60 % des Wirkstoffes in die Lunge gelangen, der

Rest bleibt in der Mundhöhle und gelangt über die Speiseröhre in den Magen. Es gibt heute technische Entwicklungen und seit kurzem auch eine neue pharmazeutische Zubereitung (Handelsname: Alvesco®), die weniger Nebenwirkungen im Mund erwarten lassen.

Allgemein gilt: Je besser der Patient im Umgang mit seinen Medikamenten geschult ist, desto weniger sind Nebenwirkungen zu erwarten.

Nebenwirkungen nicht inhalativer Kortikoide

Es kommt auf die Dosierung an!

Kortison hat eine Vielzahl von teils schweren Nebenwirkungen. Ob, wie ausgeprägt und in welchem Organsystem solche unerwünschten Wirkungen entstehen, hängt nicht nur von der Art der Anwendung und vom Kortisonpräparat ab, sondern auch von der individuellen Empfänglichkeit. Im Einzelfall ist das Ausmaß nur begrenzt vorhersehbar.

Zeitdauer und Menge

Jedoch gilt: Je länger und je höher dosiert, desto größer wird die Wahrscheinlichkeit von Nebenwirkungen.

Cushingschwelle

Das Risiko steigt deutlich an, wenn Dosierungen gewählt werden, die über der so genannten «Cushingschwelle» liegen. Das ist etwa die Menge, bei der die körpereigene Hormonproduktion weitgehend unterdrückt und damit auch die Fähigkeit zur Eigenproduktion zurückgedrängt wird. Sie ist abhängig von der Art des Kortisonpräparates und liegt für *Prednison* (man gibt die anderen Präparate deswegen auch in so genannten «Prednisonäquivalenzdosen» an) bei 8 mg pro Tag – allerdings mit einer starken individuellen Streuung.

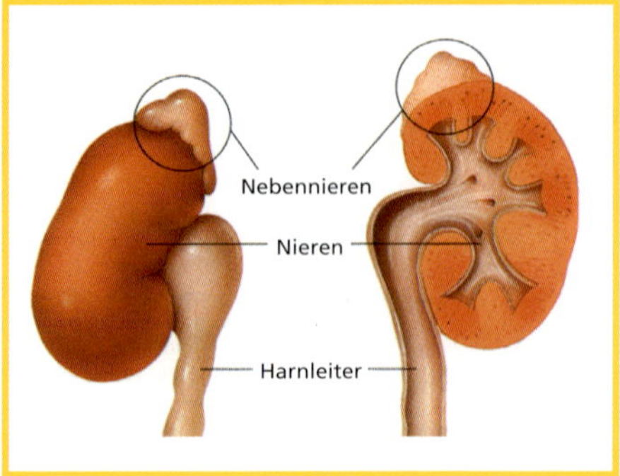

Niere und Nebennieren: Hier wird das körpereigene Kortison gebildet.

Liegt nach längerfristiger Anwendung eine Nebennierenschwäche vor, so ist der Betroffene nur noch beschränkt stressfähig: Bei Belastungen muss die Dosis erheblich erhöht werden.

Um die Eigentätigkeit der Nebennieren möglichst wenig zu unterdrücken und die Nebenwirkungen gering zu halten, gibt es, wenn eine langfristige Behandlung nicht zu vermeiden ist, verschiedene Möglichkeiten:

- Es sollte stets die gerade noch gut wirksame, niedrigste Dosis angewendet und ständig neu angepasst werden (Voraussetzung: ein gut geschulter Patient);
- die Einnahme variieren; alle zwei Tage wird zum Beispiel die doppelte Dosis statt jeden Tag die gleiche Dosis gegeben. So «verlernt» der Organismus nicht die Eigentätigkeit. Dieser Modus ist allerdings nur selten möglich, wird aber m.E. als Option zu wenig genutzt, weil dies vielleicht zu kompliziert erscheint. (Voraussetzung: sehr zuverlässiger Patient);
- kurzfristig hoch dosierte Therapien in Zeiten der Verschlechterung mit möglichst langen therapiefreien Intervallen (zumeist nur mit geschulten Patienten möglich).

Vermeidung von Nebenwirkungen

Die häufigsten Nebenwirkungen:

Häufige Nebenwirkungen

- Kortison führt zu einer Schwächung der entzündlichen Abwehr. Das ist einerseits der gewünschte Effekt – andererseits eine unerwünschte Wirkung im übrigen Körper. Der Organismus wird anfälliger gegenüber Infektionen durch Bakterien, Viren und Pilze (relativ häufig kommt es zu Hefepilz im Mund- und Genitalbereich).
- Besonders bei Kleinkindern, deren Immunsystem sich noch im Aufbau befindet, kann es zu lebenslangen Beeinträchtigungen der Immunlage kommen.
- Wassereinlagerungen und atypischer Fettanbau; besonders deutlich im Gesicht («Cushinggesicht») und Nacken («Stiernacken»).
  Bei empfindlichen Menschen kommt es bereits nach Tagen bis wenigen Wochen zu diesen für das Erscheinungsbild eines Menschen bedeutsamen Veränderungen. Sie sind nach Absetzen des Medikamentes rasch rückbildungsfähig.
- Kortison kann auch das seelische Gleichgewicht beeinflussen. Zumeist wirkt es euphorisierend. Seltener sind depressive Verstimmungen, die aber so bedrückend werden können, dass eine Behandlung von den Betroffenen nicht akzeptiert wird.

Nebenwirkungen bei langfristiger Kortisonbehandlung:

Nebenwirkungen bei langfristiger Berhandlung

- Abbau der Knochenmasse (Osteoporose) und dadurch bedingte Knochenbrüche; Ausmaß und Beginn sind nicht vorhersehbar, deswegen sollten Knochenuntersuchungen durchgeführt werden. Durch geeignete Gegenmaßnahmen ist das Problem zumeist zu verhindern: viel Bewegung, Kalzium, Vitamin D. Bei eingetretener Osteoporose gibt es heute eine wirksame Therapieoption: die «Biphosphonate».

- Kortisonhaut: Sie ist meist auf den ersten Blick erkennbar. Das Erscheinungsbild ist durch eine papierdünne, braun verfärbte und geäderte Haut mit vielen Blutergüssen gekennzeichnet. Schon bei geringsten Anlässen kommt es zu Verletzungen und Hautunterblutungen.
- Wachstumsstörungen: Für die längerfristige Anwendung bei Kindern und Jugendlichen sind deswegen besonders strenge Maßstäbe anzulegen.
- Entstehung oder Verschlechterung einer Zuckerkrankheit (Diabetes mellitus).
- Augentrübungen (grauer Star)
- Muskelabbau
- Magengeschwüre bei Kombination mit Schmerzmitteln.

Kortisonentzug bei nicht inhalativer Anwendung

Es sei nochmals darauf hingewiesen, dass Kortikoide Abkömmlinge eines körpereigenen Hormons sind, das unter Fremdzufuhr nicht oder nicht mehr ausreichend gebildet wird – ein Hormon, das unter Stressbedingungen vermehrt gebraucht wird und dessen Mangel lebensbedrohlich werden kann.

Entzugsprobleme

Derjenige, der über längere Zeit mit Kortison behandelt wurde, muss mit mehr oder weniger ausgeprägten Entzugsproblemen rechnen. Er muss darüber hinaus in der Lage sein, unter Stress (körperlich, seelisch, infektiös) selbstständig die Kortisondosen zu erhöhen, um den Bedarf abzudecken. Dieser Bedarf aber unterliegt individuellen Bedingungen und ist nur begrenzt abschätzbar (durch genaue Selbstbeobachtung).

Schrittweiser Abbau

➡ Eine langfristige Kortisonbehandlung, insbesondere mit Dosen um oder über der Cushingschwelle, darf nicht abrupt abgesetzt werden, auch nicht nach Rücksprache mit dem Arzt. Sie sollte immer langsam und schrittweise erfolgen.

Die Eigentätigkeit muss wieder angeregt werden

Die Kunst des Kortisonentzuges ist es, den Organismus in einen begrenzten Kortisonmangel zu bringen, um ihn wieder zur Eigentätigkeit anzuregen, ohne dass ein bedrohlicher Zustand entsteht. Dies ist eine Gratwanderung, die zumeist nur gelingen kann, wenn der Patient gut geschult ist und sich in Stresssituationen selbst anzupassen vermag. Derjenige, der einen Entzug anstrebt, sollte sich darüber bewusst sein, dass auch Entzugssymptome auftreten können. Häufig sind hier eine allgemeine Schwäche und «rheumatische» Gelenk- und Knochenschmerzen.

Die erste Voraussetzung für einen Kortisonentzug ist aber die gute Einstellung des Grundleidens, z.B. des Asthmas oder der COPD.

Alternativen und Ergänzungen zum Kortison

Alternativen zum Kortison

Es gibt aus der Wirkstoffgruppe der Entzündungshemmer eine Reihe weiterer Substanzen, die zumeist ergänzend, manchmal auch als Alternative zum Kortison angewendet werden.

Beim allergischen Asthma ist es manchmal möglich, Kortison durch *Dinatriumcromoglycinsäure* (DNCG, z.B. Intal®) einzusparen. Diese Substanz hat sehr geringe Nebenwirkungen. Insbesondere bei Kindern sollte, zumindest bevor man eine langfristige oder gar höher dosierte Kortisontherapie beginnt, DNCG in die Überlegungen einbezogen werden.

DNCG

DNCG wird beim Asthma zumeist als Dosieraerosol inhalativ verabreicht. Darüber hinaus sind andere Anwendungsformen möglich, z.B. über Verneblersysteme (siehe auch Seite 160f.) oder als Augen- bzw. Nasentropfen.

Die übrigen Entzündungshemmer aus der Gruppe der *Cromone* (z.B. Nedocromil) spielen im eigenen Therapieansatz keine Rolle.

Der endgültige Stellenwert des relativ neuen «Leukotrienantagonisten» *Montelukast* (Handelsname Singulair®) – (siehe Seite 108) – ist noch mit einigen Fragezeichen zu versehen. Es wird als Tablette einmal täglich angewendet und ist somit relativ einfach handhabbar. Ein Therapieversuch ist gerechtfertigt, wenn eine optimale Einstellung mit inhalativem Kortison nicht oder nur mit Nebenwirkungen erreicht werden kann. Bei der COPD erscheint sein Einsatz nicht sinnvoll. Die Einnahme des noch recht teuren Medikamentes sollte aber nur fortgeführt werden, wenn eine Verbesserung der Beschwerden erreicht werden kann (Anstieg des PEF, Rückgang der Husten-/Asthmaattacken). Nach bisherigen Erfahrungen scheint Singulair® besonders beim Anstrengungsasthma und bei Allergien auch im Nasen-Rachen-Bereich wirksam. Bei ansonsten allgemein guter Verträglichkeit habe ich allerdings einige Patienten erlebt, die es wegen einer erhöhten Infektanfälligkeit nicht weiter anwenden wollten.

Antihistaminika

So genannte «Antihistaminika» sind seit Jahrzehnten bewährte Arzneien gegen Allergien. Hier gibt es eine Vielzahl von Präparaten mit unterschiedlichen Namen und Neuentwicklungen, die weniger mit der typischen Nebenwirkung Müdigkeit belastet sind. Antihistaminika können hilfreich sein, lindern aber nur selten ein allergisches Asthma. Insofern sind sie auch keine Alternative zum Kortison. Ihre Indikation sind allergische Nasen-Augen-Symptome. Sie werden zumeist als Tabletten eingenommen.

Wenn man sie anwenden will, sollte man genau auf Wirkungen und Nebenwirkungen achten. Eine unkritische Einnahme sollte auch hier vermieden werden. Darüber hinaus lässt ihre Wirkung, so die eigenen Beobachtungen, bei längerem, ununterbrochenen Gebrauch nach. In stark pollenbelasteter Zeit können sie jedoch insbesondere den Schlaf erleichtern.

Betamimetika: Anwendung und Wirksamkeit

Betamimetika

Die Substanzgruppe der Betamimetika – oder genauer *Beta-2-Sympathomimetika** – sind derzeit neben dem Kortison die am häufigsten eingesetzten Atemwegstherapeutika; sie sind die Hauptpfeiler moderner Asthmatherapie und wichtiges Prinzip auch in der COPD-Behandlung. Zumeist werden sie inhaliert, weil sie so direkt an den Wirkort gebracht werden und damit die geringsten Nebenwirkungen haben (siehe Abb. auf Seite 147). Seltener werden sie als Tabletten angewendet oder im Notfall injiziert.

* Für diese Medikamentgruppe gibt es unterschiedliche Schreibweisen: ß$_2$-Sympathomimetika, ß$_2$-Adrenergika, ß-Mimetika oder die hier genutzte Schreibweise Betamimetika.

Betamimetika stellen die Atemwege weit, indem sie den Muskelkrampf (Bronchospasmus) lösen. Sie verbessern auch die Reinigungsleistung der Bronchien, wodurch der Schleim besser abgehustet werden kann.

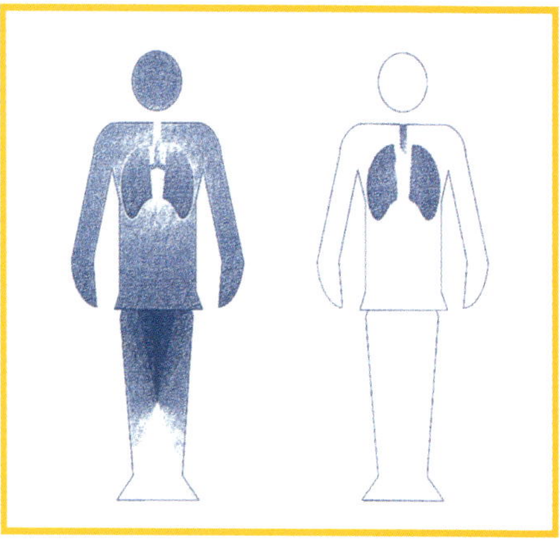

Das inhalierte Medikament wirkt vorwiegend auf die Lunge (rechts). Anders zugeführt hat es Wirkungen und Nebenwirkungen im ganzen Körper.

Betamimetika gibt es in einer Reihe von chemischen Abwandlungen (z.B. *Terbutalin, Salbutamol, Fenoterol, Reproterol*). Darüber hinaus werden sie unter verschiedenen Handelsnamen und Anwendungsformen angeboten.

Zur Inhalation wurden zunächst treibgasgetriebene Anwendungen («Dosieraerosole») mit raschem Wirkeintritt und einer Wirkdauer von ca. 4 bis 6 Stunden angeboten. Heute gibt es sie auch als treibgasfreie Pulverinhalatoren in verschiedensten technischen Abwandlungen (siehe dazu auch Seite 159). In der rasch und kurz wirkenden Form werden sie als Anfallsmedikamente, als so genannte «Helfer» (siehe Seite 109), bei Bedarf eingesetzt. Unkontrollierte, mehrfach tägliche Inhalationen sollten allerdings vermieden werden, da die Gefahr der schleichenden Überdosierung droht.

Langzeitmedikamente

In den letzten Jahren wurden Betamimetika mit einer Wirkdauer von ca. zwölf Stunden (Salmeterol, z. B. Serevent® und Formoterol, z. B. Foradil®) entwickelt. Sie werden regelmäßig und vielfach in fester Kombination mit einem Kortikoid (z.B. Viani®, Symbicort®) ein- bis dreimal am Tag inhaliert. Diese vorbeugende Langzeittherapie soll eine dauerhafte Weitstellung der Bronchien gewährleisten; sie werden deswegen auch «Controller» genannt. Lang wirkende Betamimetika – vor dem Einschlafen inhaliert – sind zum Beispiel gut geeignet, um nächtliches Erwachen durch Husten und Luftnot zu vermeiden.

Betamimetika werden aus allen marktüblichen Inhalationssystemen in der jeweils festgesetzten Menge freigesetzt. Elektrisch angetriebene Verneblersysteme (z.B. Pari®) bieten darüber hinaus die Möglichkeit, die Dosis dem individuellen Bedarf anzupassen. Solche Systeme können zudem die Inhalation auch bei geringem Atemzug gewährleisten.

Nur wenn Inhalationen – aus welchem Grund auch immer – nicht möglich sind, werden Betamimetika als Tabletten verordnet.

In Notfallsituationen werden sie auch unter die Haut (s.c.) injiziert oder über die Vene (i.v.) direkt in den Blutkreislauf eingebracht. Diese potenziell nebenwirkungsreichen Anwendungsformen sind dem Arzt oder einer Klinik vorbehalten.

Betamimetika: Nebenwirkungen und Gefahren

Betamimetika: Abkömmlinge des Adrenalins

Die Nebenwirkungen der Betamimetika erklären sich aus ihrer Herkunft: Sie sind Abkömmlinge des Adrenalins. Adrenalin wird im Nebennierenmark gebildet und von dort freigesetzt, wenn der Körper sich auf Leistung oder auf Angriff einstellt, z.B. Laufen, Schreck, Erregung. Nicht grundlos spricht man ja umgangssprachlich auch vom «Adrenalinkick». Im Körper wird dabei das sympathische Nervensystem aktiviert (die Substanz wird deswegen auch als «Sympathomimetikum» bezeichnet): Der Blutdruck steigt an, das Herz beginnt schneller zu schlagen, die Muskulatur gerät in eine erhöhte Erregbarkeit, die Pupillen werden größer, die Haut wird blass, der Mund trocken, die Atmung wird tiefer und schneller, *die Bronchien weiten sich* und die Luft geht leichter durch die Atemwege.

Wirkung auf den Herzrhythmus

Betamimetika wirken ähnlich wie Adrenalin auf die Bronchien, haben aber weniger adrenalinartige Wirkungen auf die übrigen Organe, wie z.B. auf das Herz. Dennoch können bei höheren Dosierungen gefährliche Nebenwirkungen bis hin zu tödlichen Herzrhythmusstörungen auftreten. Letztere werden begünstigt, weil Betamimetika einen Kaliumverlust bewirken. Kaliummangel verstärkt aber in fataler Weise die Neigung zur Störung des Herzrhythmus.

Vorsicht im Umgang

So mancher Patient inhaliert sein «Asthmaspray» relativ kritiklos und unkontrolliert. Wenn dann gleichzeitig eine kritisch-ängstliche Einstellung gegenüber Kortisoninhalationen besteht, so ist das eine fatale Fehleinschätzung des Risiko-Nutzen-Profils beider Substanzgruppen. Betamimetika verlieren nämlich ihre Wirkung mit zunehmender Entzündung der Bronchien. – Ohne Kortisoninhalationen kann es deswegen bei höheren Schweregraden rasch zu bedrohlichen Überdosierungen durch Betamimetika kommen.

An dieser Fehleinschätzung wird deutlich, welche Bedeutung die Schulung hat und dass unreflektierte Ängste zu lebensbedrohlichen Komplikationen führen können.

Ein übermäßiger Gebrauch wird zudem durch die problemlose Anwendbarkeit und den schnellen Wirkungseintritt begünstigt: Indem Betamimetika unmittelbar die asthmatische Beengung lösen, werden sie vom Asthmatiker als das eigentlich und allein wirksame Medikament empfunden.

Betamimetika sollten gezielt und kontrolliert vom geschulten Patienten eingesetzt werden. Auch hier gilt der Grundsatz: So wenig wie möglich und so viel wie nötig, um ein Asthma dauerhaft zu kontrollieren.

Nebenwirkungen und Symptome einer Überdosierung

Typische Nebenwirkungen oder/und Symptome der Überdosierung sind Herzrasen, Unruhezustände, Händezittern und Schlaflosigkeit. Treten solche Symptome auf, so muss das Medikament so niedrig dosiert werden, dass es vertragen wird, oder es muss sogar auf die Anwendung verzichtet werden. Ein eigenartiges Phänomen ist, dass Patienten mit einer Betamimetika-Überempfindlichkeit oftmals Theophyllin auch in höheren Dosen problemlos tolerieren und auch davon profitieren.

Missbräuchliche Anwendungen

Überdosierungen können aber auch durch gewohnheitsmäßige oder «suchtartige» Anwendungen entstehen: Es wird immer dann zum «Spray» gegriffen, wenn man sich «schlecht» fühlt. Werden die Mengen nicht mehr registriert, so liegen sie zumeist viel höher als vom Betroffenen angenommen – der Griff zum «Asthmaspray» wird dann zu einem unbewussten Reflex. Solche potenziell gefährlichen Anwendungsfehler müssen durch Schulungen unbedingt vermieden werden.

Theophylline: Anwendung und Wirksamkeit

Die Klassiker derAsthma-behandlung

Theophylline sind Klassiker in der Asthmabehandlung und werden seit fast hundert Jahren entsprechend eingesetzt. Heute werden sie aber häufiger in der COPD-Behandlung genutzt.

Ursprünglich wurden sie als entwässernde Arznei (Diuretikum) entwickelt. Erst später erkannte man die Asthma lösenden Eigenschaften. Darüber hinaus wirken sie atemanregend, die Herzkraft stärkend, durchblutungsfördernd und in geringem Ausmaß auch entzündungshemmend.

Theophyllin wurde als Asthmatherapeutikum von der Substanzgruppe der Betamimetika weitgehend verdrängt. Man hat die Wirksamkeit eng mit der Konzentration im Blut («Theophyllinspiegel») verknüpft. Hierdurch besteht noch vielfach die Meinung, dass der therapeutische Spielraum (Bereich zwischen noch nicht wirksam und einer Vergiftung) und damit die Dosierung schwierig ist. Theophylline können aber auch unterhalb des so genannten «therapeutischen Spiegels» wirksam sein, und mancher schätzt ihre entzündungswidrigen und damit Kortison sparenden Eigenschaften.

In der Notfallbehandlung des Asthma, bei COPD und als Ergänzung zur Kortison- und Betamimetika-Behandlung haben sie weiterhin ihren Stellenwert.

Darreichungsformen

Theophyllin wird zumeist als Tablette oder Kapsel, seltener als Tropfen eingenommen. Für die Langzeittherapie («Controller») wird es in lang wirkenden Zubereitungen (Retardpräparate, z.B. Bronchoretard® oder Euphylong®) angeboten.

Retard-Theophylline werden in der Regel zweimal pro Tag eingenommen. Wird zur Nacht (kurz vor dem Schlafengehen) der größere Teil der Gesamtmenge zugeführt (z.B. 200 mg morgens, 350 mg abends), so lässt sich die frühmorgendliche Engstellung der Atemwege und die nächtliche Ansammlung von Schleim vermindern. Nächtliches Erwachen durch Atemnotanfälle oder Hustenattacken kann so zumeist vermieden werden.

Bewährte Behandlung bei älteren Menschen

Theophylline sind eine bewährte Behandlungsoption bei älteren Menschen, die an einer chronisch obstruktiven Bronchitis und gleichzeitiger Herzschwäche mit Wassereinlagerungen leiden. Hier kommt es zumeist zu einer raschen Befreiung der Atmung und der Atemwege, begleitet von einer heftigen Wasserausschwemmung.

In Einzelfällen kann sowohl beim Asthma als auch bei der COPD ein Theophyllinpräparat allein ausreichend sein, wenn zum Beispiel andere Therapieoptionen nicht toleriert werden.

Wenn ein schneller Wirkungseintritt gewünscht wird – z.B. im Notfall –, ist Theophyllin in flüssiger Form (als Ampulle oder als Tropfen, z.B. Bronchoparat® oder Solosin®) innerhalb von Minuten wirksam, wenn man es im Mund zergehen lässt. In Einzelfällen (beispielsweise bei Kindern) kann es mit raschem Wirkungseintritt als Zäpfchen gegeben werden.

Theophylline: Nebenwirkungen und Gefahren

Wie ein starker Tee oder Kaffee

Theophyllin ist eine Substanz, die in ähnlicher Struktur und Wirkung in Tee und Kaffee vorkommt. Es ist ein anregendes Pharmakon, vergleichbar mit der Wirkung einer starken Tasse Kaffee. Dementsprechend gibt es empfindliche Menschen, die bereits auf niedrige Dosen mit Unruhe, Herzrasen, Herzstolpern, Bluthochdruck, zitternden Händen, Schlaflosigkeit und Übelkeit reagieren. Dies sind gleichzeitig auch die möglichen Nebenwirkungen und die Symptome einer Überdosierung.

Vorsicht bei Herzunregelmäßigkeiten

Bei Neigung zu Herzunregelmäßigkeiten (höhergradige Herzrhythmusstörungen) sollten Theophylline nicht oder nur unter strenger ärztlicher Kontrolle eingenommen werden.

Überdosierungen können bei disponierten Patienten zudem zu Krampfanfällen führen.

Relativ viele Betroffene klagen über Magen-Darm-Unverträglichkeiten. Etwa 20 % der Patienten vertragen nach den eigenen Erfahrungen Theophylline nicht oder/und erfahren keine Besserung der Beschwerden.

Einschleichend dosieren

Theophyllin sollte zur Vermeidung von Nebenwirkungen individuell und langsam einschleichend dosiert werden. Bewährt hat sich der Beginn mit 100 mg bis 200 mg pro Tag. Die Dosis wird schrittweise so lange gesteigert, bis eine ausreichende Wirkung bzw. Anzeichen von Nebenwirkungen erkennbar werden.

Die angemessene Tagesmenge ist nicht nur von Mensch zu Mensch verschieden, sondern schwankt häufig auch beim Einzelpatienten. So sind in Zeiten der Verschlechterung zumeist höhere Dosen nötig und auch verträglich.

Spiegelbestimmungen

Der «Theophyllinspiegel» im Blut kann zur Dosisfindung beitragen und ist in Notfallsituationen eine unentbehrliche Entscheidungshilfe.

Anticholinergika

Atropin-abkömmlinge

Bronchienweitende Medikamente aus der Substanzgruppe der Anticholinergika werden auch «Atropinabkömmlinge» genannt. Es sind also Substanzen, die dem Atropin in der Struktur und Wirkungsweise ähnlich sind. Anticholinergika wirken auf den Parasympathikus hemmend. Der Parasympathikus ist der polare «Gegenspieler» des Sympathikus. Eine den Parasympathikus hemmende Substanz hat damit – etwas vereinfacht dargestellt – eine ähnliche Wirkung wie ein Betamimetikum.

Anticholinergika werden als Dosieraerosol (z.B. Atrovent®), als Pulverinhalatoren (z.B. Spiriva® mit 24-Stunden-Wirkung) und in Tablettenform angeboten. Häufig wird es in fixer Kombination mit einem Betamimetikum angewendet (z.B. Berodual®).

Kaum bekannte Nebenwirkungen

Die weitstellende Wirkung und die Nebenwirkungen der Anticholinergika sind im Allgemeinen geringer als die eines Betamimetikums. Vorwiegend profitieren ältere Menschen mit einer COPD von einer Anwendung eines Anticholinergikums. Bis auf gelegentliche Mundtrockenheit ist in den heute üblichen Dosen kaum mit Nebenwirkungen zu rechnen, wenn die Kontraindikationen (Harnverhalt und Grauer Star) beachtet werden.

Schleimlöser

Bei Infekten und bronchitisch betonter COPD zu empfehlen

Schleimlösende Substanzen – als Tabletten, Kapseln, Brausetabletten zum Trinken, zur Inhalation und als intravenöse Zubereitungen angeboten – sind bei Infekten und bei bronchitisch betonter COPD zu empfehlen. Zusätzlich können einige auch bei infektiöser Rhinitis oder Rhino-Sinusitis hilfreich sein.

Sie werden eingesetzt, wenn eine deutliche Schleimproblematik oder ein Infekt die Atemwegserkrankung begleiten.

Die Schleimlöser sind zumeist nebenwirkungsarm. Zu beachten sind allerdings mögliche Unverträglichkeiten des Magen-Darm-Traktes und die gelegentliche Auslösung von Asthmaanfällen bei Inhalationen.

In der Schulmedizin unterscheidet man zwei Substanzgruppen: die *Sekretomotorika* und die *Sekretolytika*.

Sekretomotorika regen die Produktion eines flüssigen Schleimes an;

hier ist z.B. Bisoprolol (z.B. Mucosolvan®) zu nennen. Sekretolytika sollen zähen Schleim verflüssigen (z.B. N-AcetylCystein / NAC). Ich verordne Letzteres gerne zum Abend in einer Dosis von 600 mg, damit sich in der Nacht kein zäher, fester Schleim in den Bronchien ansammelt, und die Sekretomotorika über Tag, damit eine ausreichende Schleimbewegung zur Reinigung der Bronchien erfolgt.

Gegenwärtig wird eine weitere Wirkung der genannten Medikamente in der Literatur diskutiert: Sie sollen als «Antioxidantien» dämpfend auf den Entzündungsprozess wirken. Es gibt aber auch Stimmen, die die Schleimlöser als überflüssig ablehnen. Ich empfehle eine kritische Anwendung: letztlich immer dann, wenn sie sich als wirksam und hilfreich erweisen.

Ätherische Öle

Ätherische Öle wirken sich günstig auf die Reinigungsfähigkeit der Bronchien aus, sie sind sowohl sekretolytisch als auch sekretomotorisch wirksam und haben darüber hinaus keimhemmende Wirkungen. Hier seien zum Beispiel Lärchenharz- oder Latschenkiefernöl erwähnt, bei deren Anwendung über einem Verdampfer der Asthmatiker aber auf Überempfindlichkeiten achten sollte.

Mentholhaltige Schleim- und Hustenlöser sind mit besonderer Vorsicht zu verwenden.

Myrrhe

Häufig verordnet wird eine Myrrhenzubereitung (GeloMyrthol®), die, als Kapsel ca. eine halbe Stunde vor dem Essen eingenommen, recht gute schleimlösende und reinigende Wirkungen auch auf die oberen Atemwege entfalten kann. Allerdings ist auch diese Substanz nicht für jeden verträglich.

Thymian und Enzian

Schleimlösend (und krampflösend) wirken nicht zuletzt auch warme Tees, z.B. Thymiantee oder Hustenmischungen, die bessere Wirkungen haben können als oben genannte Medikamente, aber auch mit ihnen kombiniert werden können.

Hustenstillende Phytopharmaka, z.B. mit Thymian (z.B. Bronchicum®) oder Efeu (z.B. Prospan®), können in Einzelfällen hilfreich sein.

Salze im Blut: Magnesium, Kalium und Kalzium

Die Salzzusammensetzung der Körperflüssigkeiten soll beachtet werden

Die Salze Magnesium und Kalium in den Körperflüssigkeiten stabilisieren die Muskeln und das Nervensystem gegenüber Erregungen. Sie dämpfen damit die Krampfbereitschaft der Skelett- und der Bronchialmuskulatur sowie die Neigung des Herzmuskels zur Übererregbarkeit und beugen so Herzrhythmusstörungen vor. Kalzium hat darüber hinaus eine stabilisierende Wirkung auf die Gefäßdurchlässigkeit, was es bei Allergien wirksam macht (siehe Seite 135).

Kalium- und Magnesiummangel

Ein Kaliummangel ist von besonderer Bedeutung, weil Betamimetika die Ausscheidung dieses Minerals fördern. Herzrhythmusstörungen (Extraschläge, Herzrasen) sind deswegen immer ein Anlass, den Gehalt an Kalium und Magnesium im Blut zu überprüfen.

Auf kaliumreiche Kost sollte geachtet werden (Obst, Gemüse, Aprikosensäfte, Kirschsäfte, Bananen). Das Magnesiumangebot lässt sich ebenfalls durch Gemüse günstig beeinflussen und kann durch magnesiumreiche Mineralwässer unterstützt werden.

All diese Mineralien können auch medikamentös verordnet werden.

In Notsituationen können Magnesium und Kalzium direkt in die Vene injiziert werden. Kalium darf nur äußerst vorsichtig und extrem langsam unter ärztlicher Aufsicht intravenös verabreicht werden.

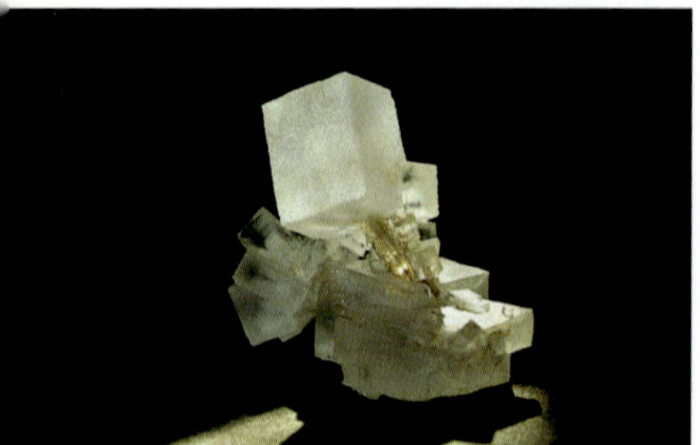

Salzkristall

Substanzgruppe	Wirkdauer	Wirkprinzip	Applikations-form	Handelsnamen® (Auswahl)
Glukokortikoide	lang	entzündungshemmend	inhalativ oral. / s.c. / i.v. / rektal	Miflonide, Pulmicort, Flutide, Junik Decortin, Prednison
lang wirkende Betamimetika	ca. 12 Std	bronchienerweiternd	inhalativ	Foradil, Oxis, Serevent
kurz wirkende Betamimetika	ca. 4 Std	bronchienerweiternd	inhalativ / oral / s.c. / i.v.	Sultanol, Berotec, Bricanyl, Bronchospasmin
lang wirkende Theophylline	lang	bronchienerweiternd, gering antientzündlich	oral (retardiert)	Bronchoretard, Euphylong, Uniphyllin
kurz wirkende Theophylline	kurz	bronchienerweiternd, gering antientzündlich	oral / i.v. / rektal	Bronchoparat, Solosin,
Parasympathikolytika	lang/kurz	bronchienerweiternd	inhalativ	Spiriva, Atrovent, Spiropent
DNCG Montelukast	lang	entzündungshemmend entzündungshemmend	inhalativ oral	Intal Singulair
Kombinationspräparate				
Glukokortikoid + lang wirkende Betamimetika	lang	bronchienerweiternd, antientzündlich	inhalativ	Symbicort, Viani
kurz wirkende Betamimetika + Parasympathikolytika	kurz	bronchienerweiternd	inhalativ	Berodual
kurz wirkende Betamimetika + DNCG	kurz	bronchienerweiternd, antientzündlich	inhalativ	Allergospasmin, Aarane

Antiasthmatika: Wirkdauer, Wirkprinzipien und Applikationsformen

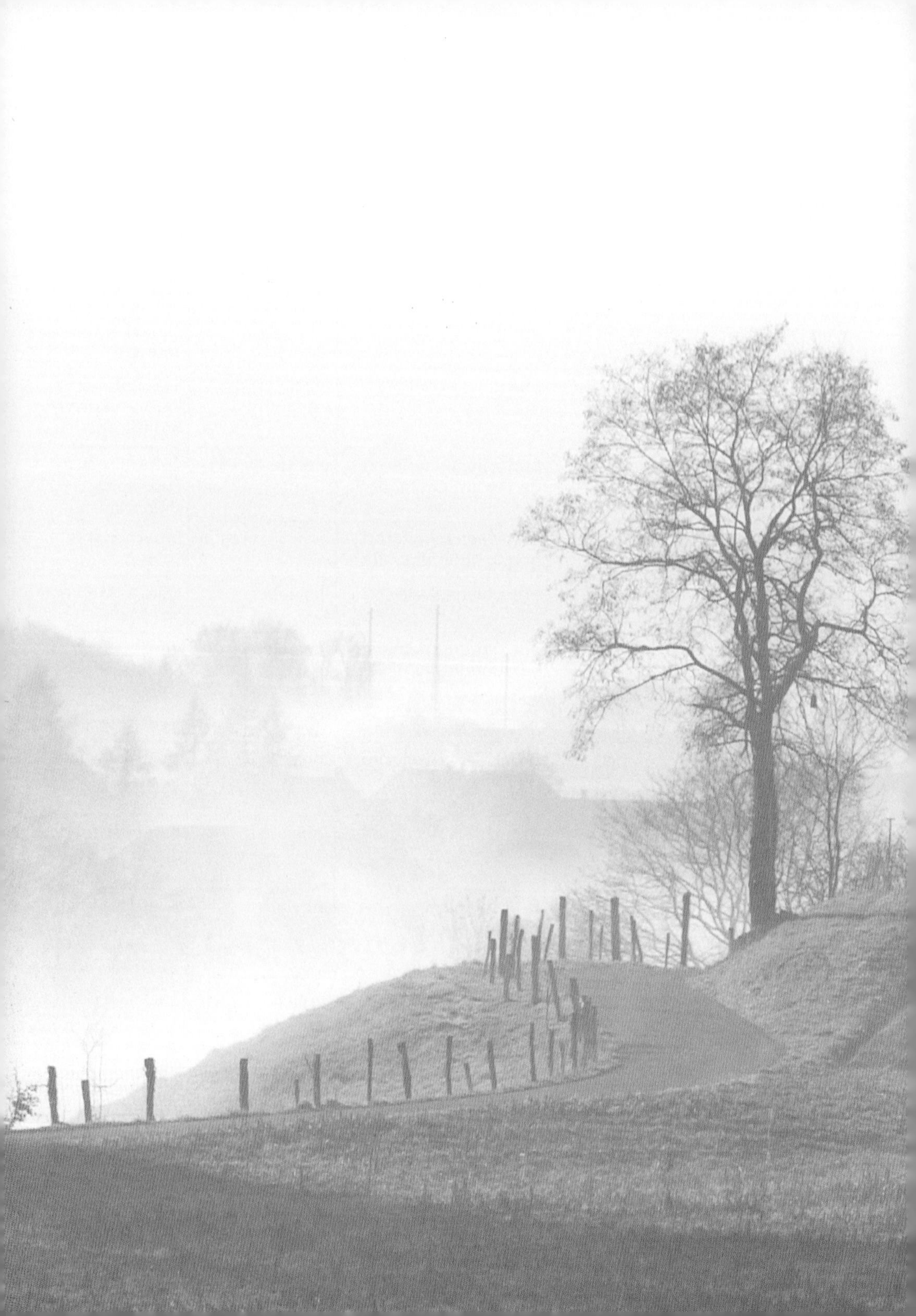

Inhalationssysteme – Inhalationstechniken

- **Inhalationssysteme**
- **Dosieraerosole**
- **Pulverinhalatoren**
- **Neuentwicklungen**
- **Verneblersysteme**

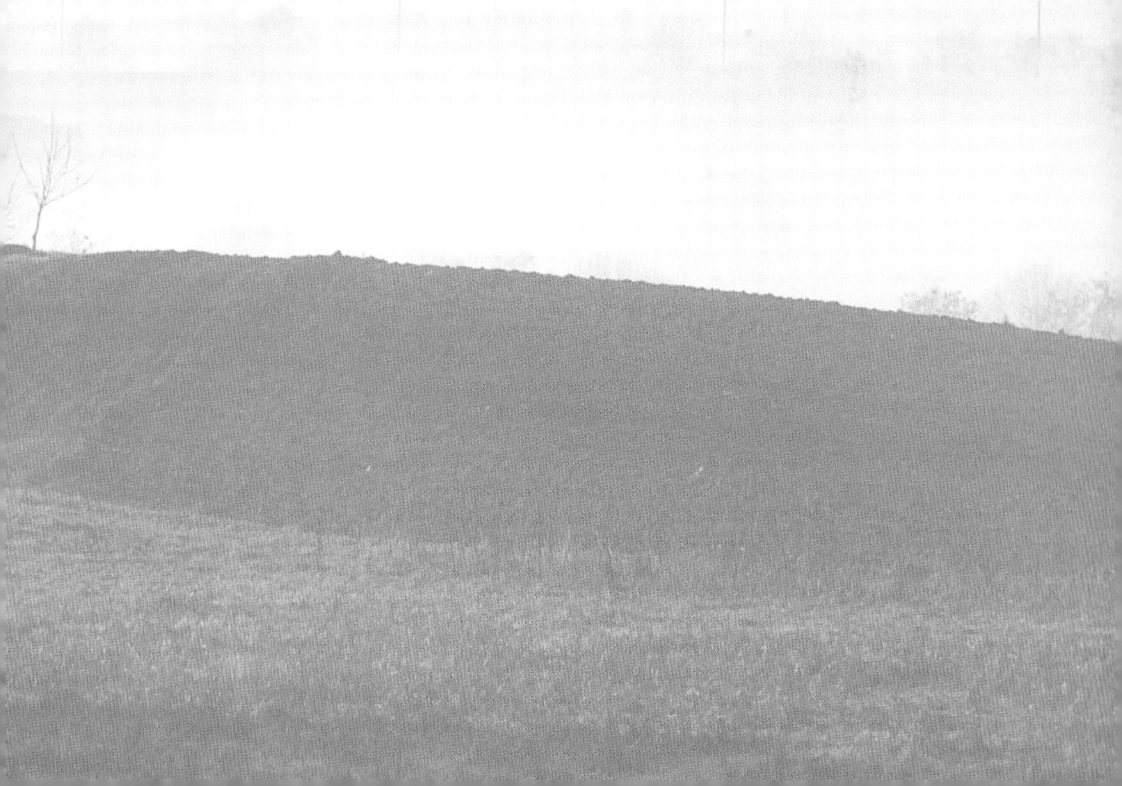

Inhalationssysteme

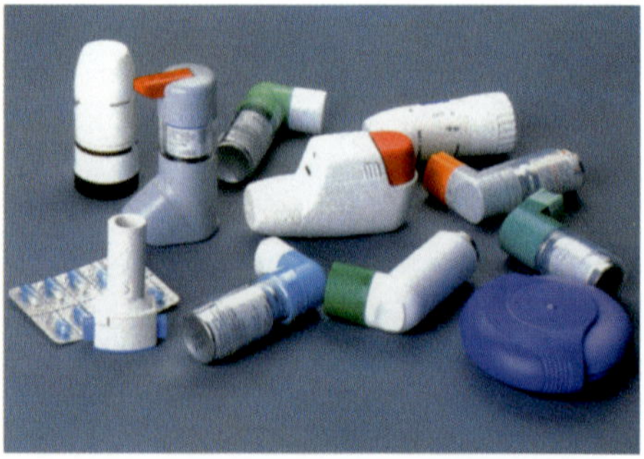

Inhalationssysteme

Atemwegsmedikamente, insbesondere Kortison und die Betamimetika, sollten so weit wie möglich inhaliert und damit unmittelbar in die Atemwege eingebracht werden. So erreicht man eine hohe Wirkstoffkonzentration am gewünschten Organ und gleichzeitig eine Minimierung der Belastung für den übrigen Organismus (siehe Seite 147). Heute gibt es eine Fülle von mehr oder weniger aufwändigen technischen Lösungen – und es werden ständig neue Systeme entwickelt –, die die Handhabbarkeit, die Sicherheit und die Wirksamkeit erhöhen sollen. Allein dies zeigt, dass das Ideal noch nicht gefunden und nicht jedes System für jeden Patienten in gleicher Weise geeignet ist.

➡ Die Wahl eines geeigneten Inhalationssystems ist eine wichtige Voraussetzung für eine gute Therapieführung.

Alle Systeme haben ihre Tücken, ihre Vor- und ihre Nachteile. Nur eine gute, einführende Schulung und mehrfache Kontrollen lassen eine korrekte, sichere und wirksame Anwendung erwarten.

Dosieraerosole

Das klassische Asthmaspray

Seit mehr als drei Jahrzehnten werden treibgasbetriebene «Dosieraerosole» angeboten. Sie sind die wohl bekanntesten Anwendungen – die klassischen «Asthmasprays».

Sie sind klein, leicht in der Tasche zu tragen und zeichnen sich durch eine schnelle Verfügbarkeit und eine zunächst recht einfach erscheinende Anwendbarkeit aus.

Man hat allerdings erkennen müssen, dass sie nicht das gesetzte Ideal erfüllen: Der größte Teil der Medikamente gelangt nicht in die Atemwege, sondern verbleibt im Mund- und Rachenraum, auf Kehlkopf und Stimmbändern. Das sind in der Regel – je nach Geschick des Anwenders – 60 bis 80 % der Gesamtmenge. Diese Anteile werden teilweise über die Schleimhäute ins Blut aufgenommen und wirken so auch auf andere Organe.

Insbesondere dort, wo der Sprühstoß auftrifft, entstehen relativ hohe Konzentrationen. In der Folge können Hefepilze (Soor) und/oder Heiserkeit auftreten.

Inhalationshilfe – Spacer

Kortisonhaltige Dosieraerosole sollten deswegen nur mit einer Inhalationshilfe (so genannte «Spacer») verwendet werden, die den Sprühstoß dämpft und das direkte Auftreffen auf die Schleimhäute verhindert. Zusätzlich sollte nach jeder Kortison-Inhalation der Mund ausgespült werden und die Anwendungen möglichst unmittelbar vor dem Essen erfolgen.

➡ Die sichere und wirksame Anwendung von Dosieraerosolen hat eine richtige Inhalationstechnik zur Voraussetzung, die bei weitem nicht von allen Patienten beherrscht wird.

Koordination von Auslösen und Einatmen

Zur korrekten Anwendung gehört auch die Koordination zwischen Auslösung des Sprühstoßes und tiefer Einatmung. Entsprechende regelmäßige Schulungen und Prüfungen dieser Fähigkeiten sollten selbstverständlich sein.

Autohaler

Eine Weiterentwicklung und Erleichterung dieser Koordination bieten so genannte «Autohaler». Der Auslösemechanismus wird vorgespannt und der Sprühstoß wird durch den Einatemstrom ausgelöst. Sie sind deswegen besonders bei Koordinationsproblemen geeignet. Solche Systeme (z.B. Junik Autohaler®) können zu höheren Depositionen in der Lunge führen (bis zu 60 %), sodass die Dosierungen in der Regel vermindert werden können.

Pulverinhalatoren

Die pharmazeutische Industrie bietet heute treibgasfreie *Pulverinhalatoren* an, mit denen der Wirkstoff in die Atemwege hineingeatmet werden kann. Die technischen Lösungen reichen von relativ einfachen Systemen bis hin zu solchen mit ausgefeilter Technik.

Vorteile der Pulverinhalatoren

Pulverinhalatoren bieten u.a. den Vorteil, dass ein Aufsprühen auf die Mund-Rachen-Schleimhäute vermieden wird. Außerdem gelangen – richtige Einatemtechnik vorausgesetzt – größere Mengen der Wirkstoffe in die Atemwege als bei den Dosieraerosolen. Nebenwirkungen – insbesondere die von Kortisoninhalationen – können so reduziert werden und Inhalationshilfen (Spacer) sind nicht mehr nötig. Allerdings sollte auch mit diesen Systemen die Mundspülung nach Kortisoninhalationen nicht vergessen werden und die Anwendung vor dem Essen erfolgen.

Pulverinhalatoren sind handliche Taschengeräte. Voraussetzung für ihre Wirkung ist ein ausreichender Einatemstrom, der bei fortgeschrittener COPD und schwerem Asthma nicht immer gewährleistet ist.

Neuentwicklungen

Die jüngste Entwicklung ist ein kleines handliches System, das eine relativ langsam sich entwickelnde druck- und treibgasfreie Sprühwolke erzeugt. Es bietet somit die Vorteile eines inhalierbaren Aerosols, das aber – ohne dass ein kurzer heftiger Sprühstoß entsteht – langsam vom Patienten inhaliert werden kann.

Das System arbeitet mit mechanischer Federkraft, die vom Anwender durch eine Drehung gespannt wird und mittels Auslöser die Sprühwolke freisetzt (Respimat®).

Die bisherigen Erfahrungen mit diesem Gerät sind vielversprechend, allerdings wird es bisher nur für eine Medikamentenspezialität angeboten (Berodual®).

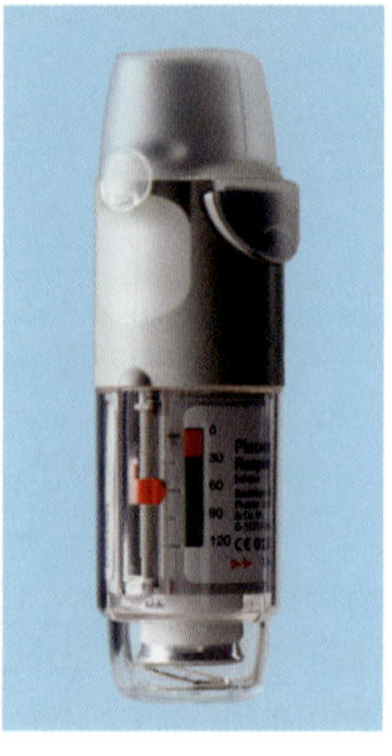

Respimat®

Verneblersysteme

Vor- und Nachteile der Verneblersysteme

Eine Ergänzung oder Alternative zu den genannten fertigen Dosiersystemen sind elektrisch betriebene Vernebler. Mit ihnen lassen sich angemessene, variable, frei wählbare Mengen inhalieren. Sie sind treibgasfrei und auch bei geringem Atemzug noch anzuwenden. Über Verneblersysteme können zudem alternativtherapeutische Medikamente in die Bronchien eingebracht werden – ein bewährtes Prinzip in einem komplementären Therapieansatz.

Nachteile sind der relativ große Zeitaufwand (ca. 10 bis 15 Minuten pro Anwendung) und die aufwändige Pflege. Schlecht gepflegte Geräte können zu gesundheitsgefährdenden «Keimschleudern» werden. Nicht jeder Asthmatiker verträgt zudem den (kalten) Nebel; ein möglicher Ausweg – der allerdings nicht immer das Problem löst – ist ein Warmluftaufsatz.

Verwendet wird z.B. Salbutamol (u.a. Bronchoinhalat®). Je nach Empfindlichkeit und Bedarf werden drei bis acht Tropfen mit ca. 2 ml physiologischer Kochsalzlösung zwei- bis viermal täglich inhaliert.

Im komplementären Ansatz kommen zumeist injizierbare Ampullen (Sterilität!) zur Anwendung, die verdünnt mit Kochsalzlösungen oder auch unverdünnt inhaliert werden können (z.B. Gencydo®, Levico®).

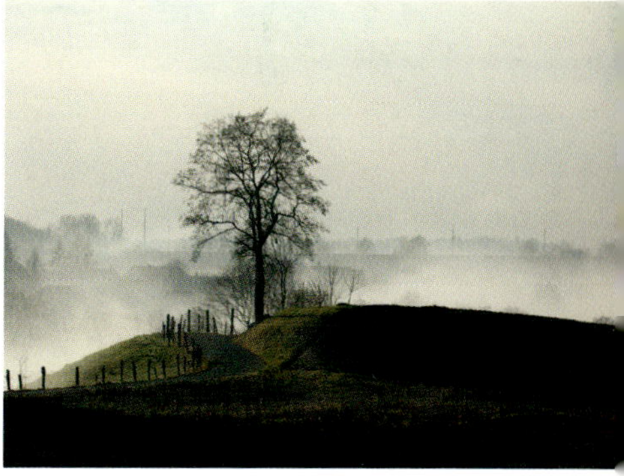

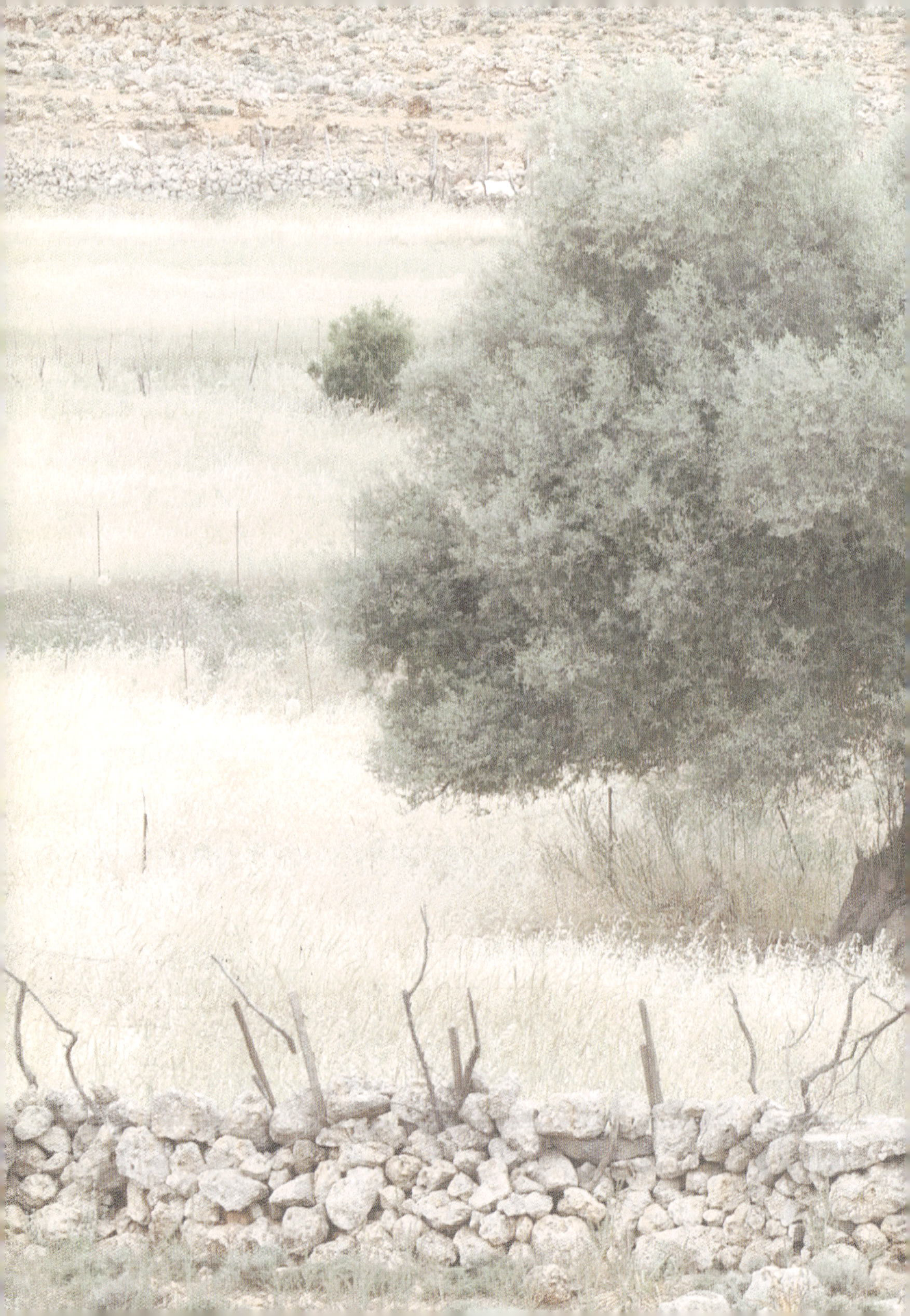

Strategien und Ziele der komplementären Therapie

- Stellenwert und Ziele alternativer Atemwegstherapien
- Phasen der komplementären Asthmabehandlung

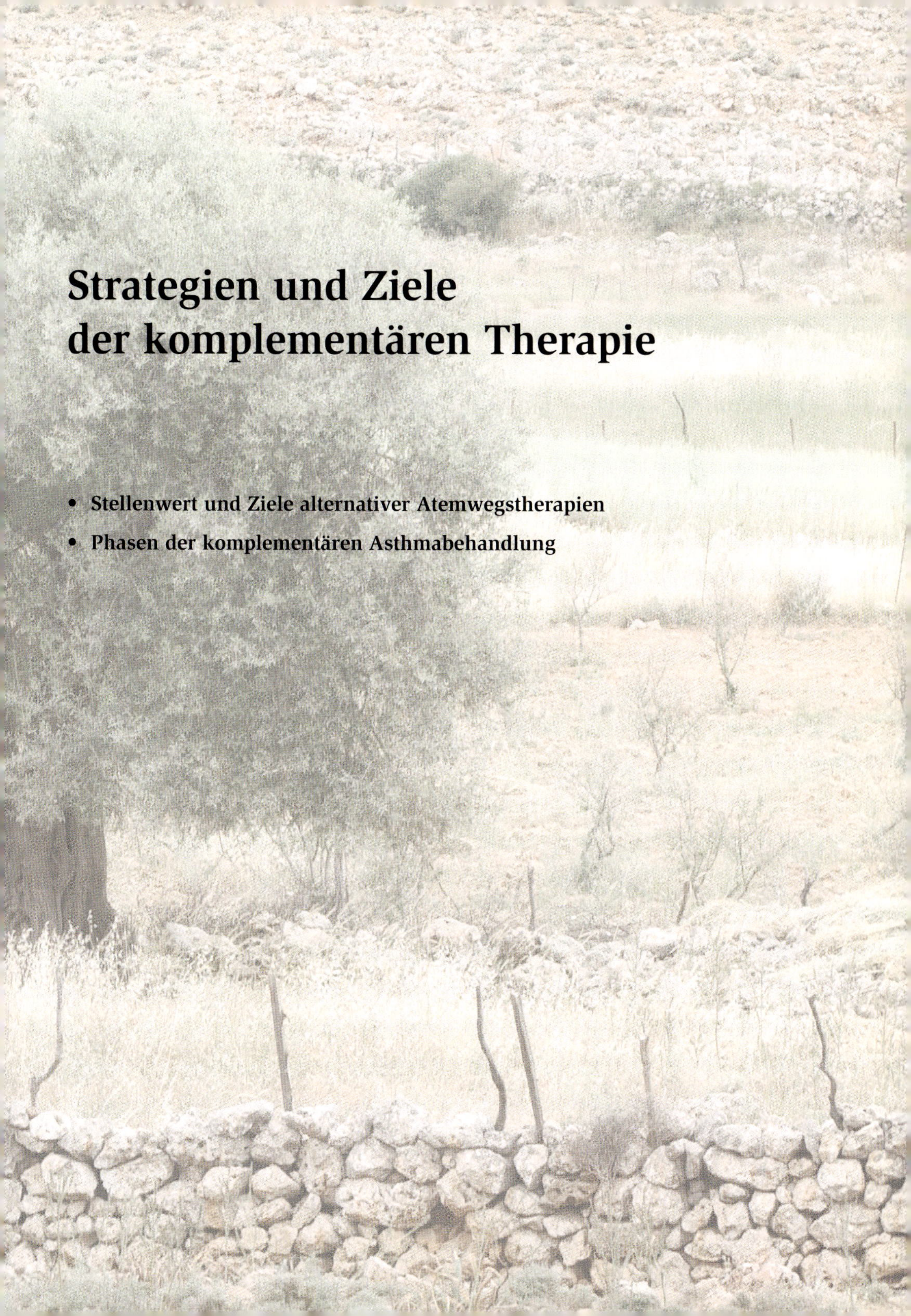

Stellenwert und Ziele alternativer Atemwegstherapien

Die Komplementärmedizin zeichnet sich dadurch aus, dass sie konventionelle und alternative Verfahren miteinander verbindet (siehe hierzu auch Seite 29). Die Grundlagen zu den komplementären Therapien und die zur Anthroposophischen Medizin wurden im ersten Teil dieses Buches besprochen.

Nebenwirkungen reduzieren

Das Ziel der komplementären Therapie ist es, den Einsatz von nebenwirkungsbelasteten, nur symptomatisch wirkenden Medikamenten so weit wie möglich zu reduzieren.

Die uns heute für Atemwegserkrankungen zur Verfügung stehenden schulmedizinischen Medikamente sind keine Heilmittel im engeren Sinne. Sie sind aber, richtig und kritisch eingesetzt, zumeist in der Lage, die Symptome eines Atemwegsleidens mehr oder weniger gut zu lindern, ein Fortschreiten zu verhindern oder zumindest zu bremsen. Sie sind aber auch mit Nebenwirkungen belastet, die ihren Einsatz erschweren können und die Dosierungen begrenzen – manchmal so weit, dass eine ausreichende Therapie mit ihnen nicht möglich ist.

Eine Reihe von Betroffenen wollen darüber hinaus nicht lebenslang von Medikamenten abhängig sein. Wiederum andere gibt es, die jede schulmedizinische Therapie scheinbar oder tatsächlich nicht vertragen bzw. nicht ertragen wollen. Und schließlich ist da noch eine große Anzahl von Betroffenen, die aktiv etwas zur Therapie beitragen wollen.

Diese Menschen sind es, die nach «Alternativen» oder die Schulmedizin ergänzenden Therapien fragen.

➡ Das Ziel alternativer Therapien ist die Stärkung der *Selbstregulations-* oder *Selbstheilungskräfte.*

Mit alternativtherapeutischen Maßnahmen sollen nicht nur eine anhaltende Anfallsfreiheit angeregt werden, sondern zudem die Befindlichkeit und die Freiheitsräume gegenüber Behandlungen erweitert werden.

Realistische Einschätzung der Therapieziele

Therapieerwartungen und -ziele sollten aber realistisch eingeschätzt und auch mit dem Patienten besprochen werden. Sie können zum Beispiel bei fortgeschrittener COPD allein darin bestehen, das Befinden zu bessern und ein Fortschreiten zu bremsen.

Vorsicht bei Heilsversprechen

Die Qualität eines Arztes oder Therapeuten lässt sich daran messen, mit welchen (illusionären) «Heilsversprechungen» er einem ihm unbekannten Patienten erstmals begegnet. Das widerspricht nicht dem Grundsatz, dass jeder Arzt *therapeutischen Optimismus* vermitteln und den Mut zum Heilen aufbringen und ausstrahlen muss. Allein mit diesen Qualitäten lassen sich ungeahnte Kräfte im Patienten mobilisieren und manchmal auch unerwartete Therapieerfolge erzielen. Nein, Pessimismus und solche Aussagen wie: «Hier können wir gar nicht mehr viel machen.» – «Das wird unweigerlich immer schlechter.» – sind letztlich schlechter als illusionäre Prognosen.

Behandlungen und Erfolge alternativer Therapieformen

Manch Betroffener kann durchaus allein mit alternativen Maßnahmen gut behandelt werden. Das gilt insbesondere für Menschen mit allergischen Erkrankungen der oberen Atemwege (allergische Rhinitis) und solchen mit einem Asthmaleiden in den Schweregraden I bis III.

Mit dem Patienten kann dann – unter realistischer Einschätzung seines Gesundheitszustandes – zunächst ein allein alternativtherapeutischer Ansatz vereinbart werden.

Der Erfolg hängt jedoch auch von der Konsequenz, der Bereitschaft und den Möglichkeiten des Patienten zur Mitarbeit ab. Gelingt es in kürzerer Frist nicht, das Leiden zu lindern und/oder ein Fortschreiten zu verhindern, so ist der Einsatz schulmedizinischer Medikamente zu erwägen und im Fall der Zustimmung unter genauer Beobachtung ihrer Wirkungen und Nebenwirkungen bis zur Erreichung des Therapiezieles vorzunehmen.

Die meisten Patienten, die alternative Therapien nachfragen, wurden bereits mehr oder weniger umfangreich mit schulmedizinischen Medikamenten behandelt. Ein abruptes Absetzen ist nicht möglich, ohne eine akute oder gar lebensbedrohliche Verschlechterung zu riskieren.

Andere kommen in einem so fortgeschrittenen Leiden (Asthma Schwergrade IV und COPD Schweregrade II und III), dass der Verzicht auf schulmedizinische Medikamente zumeist nur bei dezidierter Ablehnung durch den Betroffenen gerechtfertigt erscheint.

Welche angemessene Therapiestrategie ist zu wählen?

Wie kann und sollte demnach eine angemessene Therapiestrategie, eine sinnvolle und kritische Verbindung schulmedizinischer und alternativtherapeutischer Maßnahmen aussehen? Dies wird im Folgenden am Beispiel der Asthmabehandlung skizziert.

Phasen der komplementären Asthmabehandlung

1. Optimierungsphase: bedarfs- und kunstgerechter Einsatz schulmedizinischer und alternativer Maßnahmen bis zur Optimierung; d.h. dauerhafte Weitstellung der Atemwege = Dauerbronchospasmolyse.

Der Erfolg wird über einen Peak-Flow-Meter (siehe Seite 104 ff.) und wenn nötig auch über Lungenfunktionsuntersuchungen kontrolliert; das Ziel sind Schwankungen des PEF bis maximal 20 % vom Bestwert (PBW). Voraussetzung: Korrekte PEF-Messungen und Dokumentation in einem Asthma-Tagebuch (entsprechende Schulung).

2. Konsolidierungsphase: Ist das Optimum erreicht, so erfolgt ein langsamer Abbau schulmedizinischer Therapien unter Fortführung und ggf. Erweiterung alternativer Ansätze.

Insbesondere sollen nebenwirkungsreiche schulmedizinische Therapien (z.B. Kortison in Tablettenform) möglichst «ausgeschlichen» werden. Voraussetzung: Umfassende Schulung – der Patient muss in der Lage sein, seine Medikamente bedarfsgerecht anzupassen. Für den PEF gelten die in Phase 1 genannten Kriterien.

3. Selbstregulationsphase: Die komplementären Therapiemaßnahmen werden zurückgeführt; der Patient ist zunehmend in der Lage, die Therapie selbstständig zu führen.

Die Therapieführung erfolgt selbstbestimmt nach dem Grundsatz: «So wenig wie möglich, so viel wie nötig». Der Betroffene ist in der Lage, potenziell bedrohliche Situationen selbst einzuschätzen und sich im umfassenden Sinne angemessen zu verhalten. In dieser Phase bedarf es nur noch gelegentlicher Rücksprachen mit dem Therapeuten. Voraussetzung: Erweiterte Schulung (siehe hierzu Seite 182 ff.).

Die einzelnen Phasen benötigen unterschiedliche Zeitspannen

Die einzelnen Phasen können ganz unterschiedliche Zeiträume beanspruchen, zudem ist es nicht immer möglich, in die zweite und dritte Phase aufzusteigen. Dies hängt von der Krankheitsschwere, der Therapiedichte, der Kooperationsfähigkeit und Bereitschaft des Patienten ab, sich umfassend schulen zu lassen – sich zum Beispiel auf kunsttherapeutische Interventionen einzulassen – und ggf. auch Lebensstiländerungen aktiv anzugehen. Nicht zuletzt ist es auch abhängig vom Ansprechen der Erkrankung auf die komplementären Therapiemaßnahmen.

➡ Zielbesprechungen und Bilanzierungsgespräche zwischen Arzt und Patient sollten den Therapieprozess begleiten.

Im therapeutischen Alltag sind hartnäckige Verläufe, die bereits in der Phase 1 stecken bleiben, ebenso zu beobachten wie unerwartet rasche Besserungen, bei denen in kurzer Zeit von hoch dosierten schulmedizinischen Maßnahmen vollständig auf alternative Verfahren übergegangen werden kann.

Der Zeithorizont beträgt meist ein Jahr

Um Enttäuschungen vorzubeugen, hat es sich aber bewährt, einen Zeithorizont von ca. einem halben bis einem Jahr zu nennen, bis anhaltende Besserungen erreicht werden können. Die Selbstregulationsphase ist zumeist erst nach ein bis zwei Jahren zu erreichen. Solche realistischen Zeithorizonte beugen zudem dem therapeutischen Rückzug vor, der bei möglichen Rückfällen auftreten kann.

Gemeinsamer Weg von Patient und Therapeut

Die Therapie ist ein Weg, den zwei Menschen – Patient und Therapeut – gemeinsam gehen und der in seiner Ausgestaltung und in seinen Ergebnissen von der Kommunikations- und Entwicklungsfähigkeit beider Seiten abhängt. Der Therapeut muss den Patienten zur Selbstbeobachtung und zu konsequentem Handeln motivieren, indem er Zusammenhänge erklärt und durch gezielte Fragen Aufmerksamkeiten anregt. Er muss aber auch in der Lage sein, die Symptome richtig zu deuten, die Medikamentenwirkungen und Nebenwirkungen zu erkennen und daraus das geeignete Medikament, die beste Anwendungsform, die richtige Schulungsstrategie und die angemessene Kunsttherapie zu indizieren.

So wird gemeinsam, dann zunehmend durch den Patienten alleine, die individuell angemessene Therapie entwickelt.

Leitstern eines solchen Therapieansatzes sollte sein: Der Patient wird zu seinem eigenen Arzt.

Er hat dann einen Teil des Freiheitsverlustes durch die Erkrankung wieder rückgängig machen können – häufig sogar neue Freiheiten, Fähigkeiten und Einsichten dazugewonnen.

Medikamente aus der Anthroposophischen Medizin

- Wahl und Auswahl der Medikamente
- Anwendungsformen von Medikamenten
- Behandlung der unteren Atemwege durch Injektionen
- Behandlung der oberen Atemwege durch Injektionen
- Besondere Symptome:
  Infektneigung, Frieren, ängstliche Depression
- Allgemeines zu den Injektionstherapien
- Mittel zur oralen Behandlung
- Mittel zur Inhalation
- Äußere Anwendungen

Wahl und Auswahl der Medikamente

Nachfolgende Aufzählungen sind ausgewählte, von mir am häufigsten bei Atemwegserkrankungen verwendete Medikamente. Weitere finden sich in den Besprechungen der Krankheiten und der Allgemeinmaßnahmen.

Was jeweils zum Einsatz kommt, richtet sich zunächst nach dem Typus der Krankheit, den Auslösern und den Symptomen.

Im Weiteren leitet die Wirksamkeit die Auswahl: Arzt und Patient müssen darauf ihre Aufmerksamkeit richten und diese möglichst durch Asthma-Tagebücher und PEF-Messungen objektivieren.

Wird eine Wirksamkeit nicht erkennbar, so wird man die Therapie überdenken und korrigieren müssen.

An dieser Stelle sei nochmals betont: Angaben zu Therapien können nur Anregungen sein und niemals den erfahrenen Therapeuten mit seinem eigenen Handwerkszeug ersetzen.

Anwendungsformen von Medikamenten

Formen der Anwendung

Heilmittel können auf verschiedene Weise (Applikationsformen) dem Körper zugeführt werden:

- Injizieren (per injektionem), also spritzen; als Ampullen
  - in das Blut (i.v.)
  - in die Muskulatur (i.m.)
  - unter die Haut (s.c.)
- Inhalieren (per inhalationem); als Lösungen über Vernebler oder über Verdampfer (z.B. ätherische Öle)
- Schlucken (oral); Tabletten, Dragees, Kapseln, Tropfen, Pulver
- über den Darmausgang (rektal); Zäpfchen
- über die Haut (perkutan); Einreibung, Pflaster, Wickel.

Behandlung der unteren Atemwege durch Injektionen

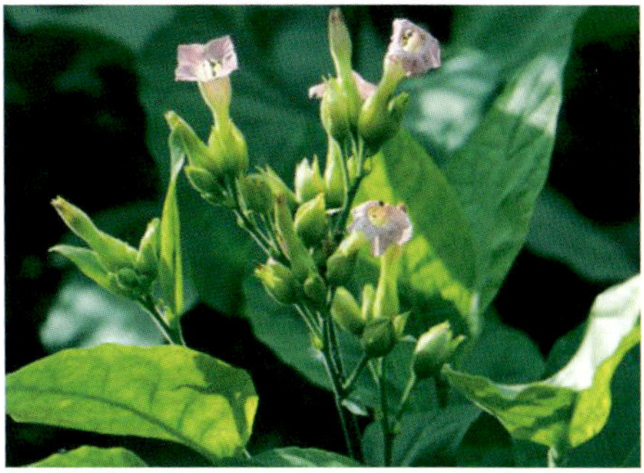

Tabakpflanze

Für die Behandlung der COPD und des Asthmaleidens haben sich Injektionen in so genannte Triggerpunkte besonders bewährt. Diese stimmen häufig mit Akupunkturpunkten überein.

Am wirksamsten sind Punkte, an denen ein Wundgefühl, Schmerzen oder Kratzen angegeben werden. Diese können auch im Hals- (Kieferwinkel, Kehlkopf) oder Mundbereich (z.B. Gaumen) liegen.

Ein in der Akupunktur erfahrener Therapeut kann weitere Punkte (z.B. Schleimpunkte) aufsuchen.*

Die Tabakpflanze als Medikament

Homöopathische *Auszüge der Tabakpflanze* lösen – in der angegebenen Art injiziert – zumeist eine Obstruktion der Bronchien. Viele Patienten verspüren den Effekt bereits innerhalb weniger Minuten, gelegentlich sogar stärker als bei einer Inhalation mit Betamimetika.

Ich verwende bevorzugt Tabaccum cupro cultum D3® der Firma Weleda. Die über die Pflanze potenzierte Kupferkomponente (cupro cultum) wirkt krampflösend, wärmend und gleichzeitig auf die Nieren und Nebennieren (siehe hierzu auch den Bezug der meisten schulmedizinischen Asthmamedikamente zu Niere und Nebenniere auf Seite 142).

* **Hinweise für Therapeuten:**
Die Medikamente werden in einer 2-ml-Spritze aufgezogen und auf mehrere Punkte verteilt über die Lungen tief mit einer möglichst dünnen Nadel in kleinsten Mengen injiziert. Standardpunkte sind:
4. ICR vordere Medianlinie (über dem Sternum), in das Jugulum (flach retrosternal), in die Mohrenheimsche Grube (links oder rechts, je nach Empfindlichkeit) sowie etwa in Höhe des 4. BWK dorsal, paravertebral (durch Druck empfindliche Punkte aufsuchen).

ICR = Intercostalraum / Zwischenrippenraum; BWK = Brustwirbelkörper; Sternum = Brustbein; Jugulum = Drosselgrube (Vertiefung in der vorderen Mittellinie des Halses zwischen dem oberen Brustbeinrand und dem Kehlkopf); retrosternal = hinter das Brustbein; dorsal = am Rücken liegend; paravertebral = neben einem Wirbel.

Die Kupferwirkung kann durch Kupfereinreibungen der Füße und der Nierenregion verstärkt werden. Sie sind insbesondere hilfreich, wenn die Wärmeregulation gestört ist (kalte Füße, kalte Flanken). Hier sind geeignet: *Unguentum* (Lat. für Salbe), Cuprum metallicum 0,4 %® oder Unguentum Nicotiana / Cuprum®.

Bei starker bronchitisch-eitriger Komponente und Entzündungszeichen sind höhere Potenzen der Tabakpflanze (auch in Kombination mit weiteren Stoffen, z.B. der Kamille und vegetabiler Kohle) zumeist wirksamer. Bewährt hat sich zum Beispiel Nicotiana comp.®.

Quarz stärkt die Schleimhäute

Zur Verstärkung kann *Quarz* in mittlerer bis höherer Potenz (z.B. Quarz D10®) dazugegeben werden. Höhere Potenzen (Quarz D20®) bei Patienten, die mehr vom Nerven-Sinnes-System bestimmt sind («Kopfmenschen», übernervös), niedere Potenzen für jene Menschen, deren Atemwegserkrankung vom Stoffwechselbereich beherrscht wird (siehe hierzu auch Seite 46). Quarz ist auf die Stärkung der Grenzfunktion der Bronchien ausgerichtet.

Das tierische und das pflanzliche Quarzprinzip

Bei empfindlichen Patienten oder sehr heftiger Entzündung kann auch das «tierische Quarzprinzip», die *Biene* (Apis), in entsprechender Potenz (D10 – D30) oder *Arnika* als «pflanzliches Quarzprinzip» mit besonderer Wirkung auf die Wundproblematik angewendet werden (D6 – D15). Entsprechende Injektionspräparate finden sich u.a. bei den Herstellern Weleda und Wala.

Zinn bei starken Hustenattacken

Bei Schleimproblemen hat sich *Stannum* (Zinn) D6–D12 (z.B. Stannum metallicum präparatum®) bewährt; es kann ggf. auch mit den bisher genannten Substanzen gemischt werden. Bei Husten ist auch Cuprum aceticum® (D3–D6) oder Tartarus stibiatus® (D4) zu empfehlen. Letztere bewährt sich insbesondere bei schweren Hustenattacken («Husten bis zum Erbrechen»).

Bei *allergischem Asthma* oder durch Umfeldeinflüsse ausgelösten Atemnotattacken wird von mir zusätzlich Heracleum mantegazzianum (Herstellung: Firma Helixor, nur auf besondere Bestellung) in die genannten Punkte injiziert, und zwar in abfallender Potenz (D20, D12, D6).

Vorsicht ist beim Beginn einer niedrigen Potenz (D6 oder darunter) geboten – bei empfindlichen Patienten kann es zu Verschlechterungen und infektartigen Reaktionen kommen.

Behandlung der oberen Atemwege durch Injektionen

Nasen- bzw. Nasennebenhöhlen- und Rachenentzündungen einschließlich der allergischen Rhinitis und Konjunktivitis können ebenfalls mit Injektionen behandelt werden.

Behandlung der Augen

Zur Behandlung des entzündlich geröteten und tränenden *Auges* hat sich Quarz D20 (in Kombination mit Heracleum mantegazzianum D20 oder/und Apis D20) bewährt. Dies führt zumeist sehr rasch zu einem Rückgang («Sekundenphänomen») der Bindehautrötung: Die Augen werden klarer und tränen nicht mehr.

Allergische Rhinitis

Eine allergische Rhinitis kann durch Injektionen über die Nasenwurzel und neben die Nasenflügel mit Apis mellifica und Quarz, evtl. in Kombination mit *Belladonna* (bei heftiger Entzündung und Schwellung) und *Silber* (Argentum) – insbesondere wenn eine bakterielle und/oder virale Begleitung vorliegt – behandelt werden. Hier gibt es auch verschiedene Mischpräparate der Firmen Wala (z.B. Apis belladonna®) und Weleda (Argentum comp.®).

Bei einer Neigung zu Polypen bzw. Schleimhautschwellungen werden an die gleichen Stellen Arsenicum album (D6 – D12) und Heracleum mantegazzianum (D20 in absteigender Potenz) injiziert.

Frühjahrsallergie

Liegt eine typische Frühjahrsallergie (Februar bis Juni) vor, so kann auch Gencydo® (beginnend) möglichst schon vier Wochen vor der Saison empfohlen werden. Wenn keine Wirkung eintritt, sollte Gencydo® nicht über längere Zeit injiziert werden, da es sehr unangenehm ist (Brennen) und dann, so die eigene Erfahrung, auch nach langer Anwendungsdauer kein befriedigendes Ergebnis zu erwarten ist.

Rhino-Sinusitis

Bei eitrig-bakterieller Rhino-Sinusitis bewährt sich zumeist Argentum berberis comp.® oder alternativ Silicea comp.®, jeweils wie oben über die Nasennebenhöhlen (paranasal und Nasenwurzel) injiziert.

Hier sei angemerkt, dass die Unterscheidung zwischen «bakteriell» und «allergisch» häufig nicht möglich ist. Die gleichen Substanzen lassen sich auch über die Lymphabflussbahnen der Tonsillen injizieren (Kieferwinkel tief subkutan). Wirksam ist hier auch Archangelika comp.®.

Besondere Symptome: Infektneigung, Frieren, ängstliche Depression

Infektneigung

Bewährt hat sich Argentum D30 / Echinacea D6® der Firma Weleda bei Infektneigung. Dabei bestehen gute Erfahrungen mit der intravenösen Gabe: Zur Vorbeugung sind Injektionen alle vierzehn Tage bis vier Wochen zumeist ausreichend.

Bei akuter Entzündung sollte Silber (Argentum metallicum praeparatum D30®) allein gegeben werden. Auch gilt es, Verschlechterungen nach den Injektionen zu beachten. Sie rühren dann von der relativ niedrig potenzierten Echinacea-Komponente her.

Bei ausgeprägter Störung des Wärmehaushaltes und/oder Abwehrschwäche (inneres Frieren, nicht warm werden, Leukopenie = Mangel an weißen Blutkörperchen) haben sich Mistelinjektionen in mittlerer bis höherer Potenz bewährt (z.B. Abnoba viscum pinii®* D10 bis D20). Die Potenzierungen richten sich nach der Konstitution, der Wirkung und evtl. Nebenwirkungen; Leitsymptome für eine gute Wirkung: angenehme innere Durchwärmung, Wohlgefühl, Rückgang der Infekte.

Liegen dagegen ein unangenehmes inneres Wärmegefühl oder gar Fieberneigungen vor, so ist Helleborus niger® (D6–D20) der Firma Helixor geeignet, besonders dann, wenn zusätzlich eine ängstliche Depression vorliegt.

Allgemeines zu den Injektionstherapien

Injektionen haben den Vorteil, dass ihre Wirksamkeit rasch beurteilt werden kann

Bei allen Injektionen, insbesondere solche in oben beschriebene Triggerpunkte, ist genau auf die Wirksamkeit zu achten. In der Regel sind *rasche Wirkungen* zu erwarten. Nach einer *Erstverschlechterung* nach der ersten Therapie, verbunden mit einer Fülle von möglichen Symptomen (meist Müdigkeit) in den ersten Stunden bis Tagen danach, muss eine Verbesserung einsetzen. Ist dies nicht der Fall, so sollten die Injektionen nicht in der gleichen Form fortgeführt werden. Es war die

* Präparate der Firma Abnoba, die aus der Pinienmistel gewonnen werden. Dabei hat die Pinie besonders durchwärmende Eigenschaften.

Substanz(-kombination) dem Patienten oder dem Krankheitsbild nicht angemessen oder der Patient reagiert nicht.

Injektionen über die Nasennebenhöhlen können – insbesondere bei mangelnder Spritztechnik – unangenehm bis recht schmerzhaft sein; dann können sie über den 7. Halswirbelkörper erfolgen bzw. – wenn Injektionen nicht möglich sind – können die Substanzen auch in die Nase eingeträufelt werden. Allerdings ist mit einer deutlich geringeren Wirksamkeit zu rechnen.

Die Intervalle zwischen den einzelnen Injektionen sind individuell festzulegen. Stationär erfolgen sie kurzfristig, teilweise täglich bis zweitägig. Im ambulanten Bereich hat sich mir der ein- bis vierwöchige Rhythmus bewährt, wobei anfangs häufigere Injektionen sinnvoll sind. Die Abstände sollten aber nicht so lang sein, dass die Symptomatik wieder in ihre alten Bahnen zurückfällt.

Mittel zur oralen Behandlung

Orale Medikamente wirken nicht so schnell

Die zuvor genannten Medikamente können alle auch in oraler Form angewendet werden. Sie sind dann jedoch weniger und nicht so rasch wirksam. Damit ist es auch schwerer, ihre Wirksamkeit zu beurteilen.

Weitere orale Medikamente finden sich auch in den Darstellungen der einzelnen Krankheitsbilder bzw. in den Beschreibungen der entsprechenden Symptome.

Das bereits genannte Argentum/Berberis comp.® der Firma Weleda zum Beispiel kann bei eitrigen Nebenhöhlenentzündungen auch in Tropfenform verabreicht werden.

Heracleum mantegazianum (D1 – D4) wird bei Nahrungsmittelallergien oral verabreicht. Diese Substanz sollte einschleichend in Tropfenform gegeben werden – wie bei einer Desensibilisierung.

Störungen der Magen-Darm-Funktion

Störungen der Magen-Darm-Funktion sind insbesondere bei Asthmatikern und COPD-Patienten recht häufig und sollten beachtet und behandelt werden. Das gilt natürlich im gesteigerten Maße bei einer Refluxkrankheit (siehe auch Seite 125 ff.).

Eine Regulation der Magen-Darm-Funktionen sollte behutsam eingeleitet werden. Eine unspezifische Anregung des Nahrungsmittelabbaus – eine «Stärkung des inneren Appetits» (siehe auch den Zusammenhang zwischen Verdauung und Asthma auf Seite 81 f.) – ergibt sich durch Gerb- und Bittersubstanzen, deren Wirksamkeit durch einen rhythmischen Wechsel verstärkt werden kann: morgens z.B. 15 Tropfen Eichenrinde als Abkochung (oder Dil. Quercus D1®) und abends entsprechend Veronica officinalis D1® oder, wenn unzureichend wirksam, auch in der Potenz D2.

Durchfallneigung

Bei *Durchfallneigung* hat sich Birkenkohle bewährt, am besten als Birkenkohle comp.® Kapseln der Firma Weleda, mit einer vielfältigen Wirkung auf den Magen-Darm-Trakt. Diese werden in einer Dosierung von einer Kapsel bis dreimal zwei Kapseln pro Tag gegeben, bis eine Normalisierung des Stuhlverhaltens erreicht ist.

Blähung oder Verstopfung

Blähungszustände und Neigungen zur Verstopfung sollten behandelt werden. Bei Verstopfung kann zusätzlich zur diätetischen Anpassung (schlackenreiche Nahrung, Leinsamen) ein Abführmittel, bevorzugt *Magnesiumsulfat* (Bittersalz), notwendig werden; dafür sind ausreichende Trinkmengen erforderlich. Vermieden werden sollten so genannte drastische Abführmittel. Anzustreben ist ein Stuhlgang einmal am Tag, der durch regelmäßige Bittersalzgaben (ein Tee- bis ein Esslöffel), viel Bewegung und in hartnäckigen Fällen zusätzlich morgendliche Mikroklistiere zumeist erreicht werden kann.

Bei Störungen des Magen-Darm-Traktes und/oder der Leberfunktion haben sich auch darmreinigende Maßnahmen (z.B. Fastenkuren,* Einläufe und Klistiere) bewährt. Diese können, neben diätetischen Maßnahmen wie Vermeidung von tierischem und Milcheiweiß, auch bei eitrigen Nasennebenhöhlenentzündungen hilfreich sein.

Bleiben die Magen-Darm-Störungen bestehen, so ist *Cichorium intibus* (Wegwarte, z.B. als Cichorium comp.® der Firma Weleda) eines der Mittel, das versucht werden sollte.

Magenbeschwerden

Magenbeschwerden können mit Pulvis stomachicus cum belladonna® behandelt werden. Saures Aufstoßen oder eine nachgewiesene Übersäuerung sollten sorgfältige diätetische und medikamentöse Maßnahmen zur Folge haben (siehe auch Seite 125 ff.).

* Nur bei Patienten, die nicht an Mangelzuständen leiden – wie z.B. einer schweren COPD vom Emphysemtyp.

Herzsensationen

Bei Herzsensationen, dem Gefühl, das Herz schlägt zu schnell oder unregelmäßig, sind zum Beispiel – neben der Beachtung von Nebenwirkungen schulmedizinischer Medikamente – Aurum/Cardiodoron® und Aurum/Hyoscyamus comp.® therapeutische Alternativen. Letztere können besonders dann empfohlen werden, wenn der Patient das Empfinden hat, die Herzunruhe schlägt von unten aus dem Bauch in die Brust hoch und ist mit Angstgefühlen verbunden.

Mittel zur Inhalation

Homöopathische Substanzen können auch inhaliert werden

Eine Reihe der zuvor genannten Substanzen zur Injektion können auch über Verneblersysteme (siehe dazu auch Seite 161) inhaliert werden. Bewährt haben sich insbesondere *Arsen, Levico, Stannum, Apis, Quarz, Gencydo* und *Helleborus niger* (verschiedene Hersteller: Weleda, Wala, Helixor).

Die Wahl der Substanz und die Potenzierung hängen von der Konstitution und der Problematik des individuellen Patienten ab, sollten vom Arzt indiziert werden und sind mit zunehmender Erfahrung immer sicherer zu treffen.

Ob man eine geeignete Wahl getroffen hat, lässt sich am Befinden und beim Asthma – meist weniger eindeutig bei der COPD – am Peak-Flow ablesen. Hat man die «richtige» Substanz und Potenzierung gewählt, so kann der Peak-Flow-Anstieg nach Homöopathika stärker sein als nach einem Betamimetikum. Ein starker Abfall des Peak-Flow-Wertes ist andererseits ein Hinweis, der nicht ignoriert werden sollte: In solchen Fällen ist eine andere Potenz (z.B. statt Arsen D6 Arsen D20) möglicherweise besonders wirksam.

Im Therapieverlauf kann es sinnvoll sein, die Potenz langsam zu reduzieren, um so den Organismus zu stärken.

Inhalationen von ätherischen Ölen, z.B. *Lärchenharz* oder *Latschenkiefern*, sind bewährte Mittel, um Schleim zu lösen und Husten zu stillen. Sie sollten allerdings nicht über Verneblersysteme gegeben werden, da diese verkleben.

Äußere Anwendungen

Wickel und Einreibungen

Hier werden nur einige Anwendungsmöglichkeiten beispielhaft aufgezählt. Weitere finden sich in den Kapiteln über die entsprechenden Krankheiten. Zu den Methoden und Indikationen der äußeren Anwendungen sei auch auf die Literatur verwiesen (z.B. *Handbuch zur Gesundheitspflege, Alte und neue Hausmittel*).

- *Senfmehl:* Bewährt als Fußbäder bei Entzündungen der Nase und der Nasennebenhöhlen sowie bei kalten Füßen. Auch bei Kopfschmerzen ist ein solches Fußbad einen Versuch wert. Als Brustwickel bei Bronchitis und Lungenentzündung sollte es nur unter professioneller Anleitung angewendet werden. Vorsicht: Bei nicht sachgemäßem Umgang (zu langer Einwirkzeit, empfindliche Haut) sind starke Hautreizungen bis hin zu Verbrennungen möglich.
- *Kupfersalbe* (z.B. Unguentum metallicum praeparatum® 0,4 % oder Cuprum / Nicotiana®): Fußeinreibungen (auch nach Senfmehlbädern). Einreibungen über den Nieren oder zum Einmassieren in Lungenpunkte statt oder ergänzend zu den vorgenannten Injektionen.
- *Ingwerwickel:* Brustwickel bei Bronchitis, Pleuritis und Pneumonie. Sie sollten insbesondere bei Asthma nur vom Erfahrenen oder nach professioneller Anleitung angewendet werden, da sie – ebenso wie die Senfmehlwickel – stark wirksam sind und falsch angewendet zu Verschlechterungen führen können.
- *Halswickel:* Bewährtes Hausmittel, bekannt als «Priesnitzumschläge» bei Rachen-, Kehlkopf- und Mandelentzündungen. Evtl. ergänzt mit Zitronenscheiben *(Zitronenwickel)*.

Weniger aufwändig sind:

- *Salbenlappen*, z.B. mit Archangelika oder noch besser Archangelika comp.® Salbe: Zur Nacht die Salbe auf einen Lappen aufgetragen, um den Hals legen und mit einem wärmespendenden Schal befestigen.
- *Bronchialbalsame* (z.B. Plantago Bronchialbalsam®): Einmassieren oder als Auflage auf die Brust und die Halsregion geben. Danach wärmen (z.B. durch Wollauflage, Kirschkernkissen). Besonders bewährt hat sich auch warmes Öl (Sonnenblumen oder Lavendel)

in Leinenlappen auf die Brust gelegt. Vorsicht: Verbrennungen vermeiden.

- *Bienenwachsauflagen:* Auf Brust (und Rücken) gelegt wirken sie durchwärmend und antientzündlich, antiviral.
- *Bienenhonig* (guter, frischer Honig; am besten Demeter-Qualität): Sofort bei Entstehung und mehrfach täglich auf Herpesbläschen z.B. mit einem Messer aufgedrückt, ist dies zumeist besser wirksam als starke schulmedizinische Medikamente gegen Herpes (z.B. Acyclovir®).
- *Öl-Mundspülungen* (gutes Sonnenblumenöl, am besten Demeter-Qualität): Prophylaxe und Begleitbehandlung bei Mund- und Rachenentzündungen, insbesondere Mundpilz infolge von Kortisoninhalationen.

Darüber hinaus stehen Maßnahmen zur Verfügung, die entweder professionellem Einsatz vorbehalten sind und mit dem Arzt abgesprochen werden sollten oder entsprechende Anleitungen und Schulungen zur Voraussetzung haben:

- Öldispersionsbäder
- Organeinreibungen, z.B. mit Metallsalben
- Rhythmische Massage mit spezifischen Ölen und anschließenden Bienenwachsauflagen.

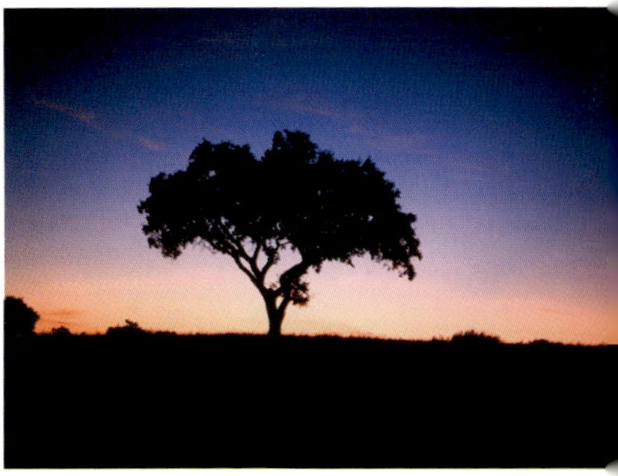

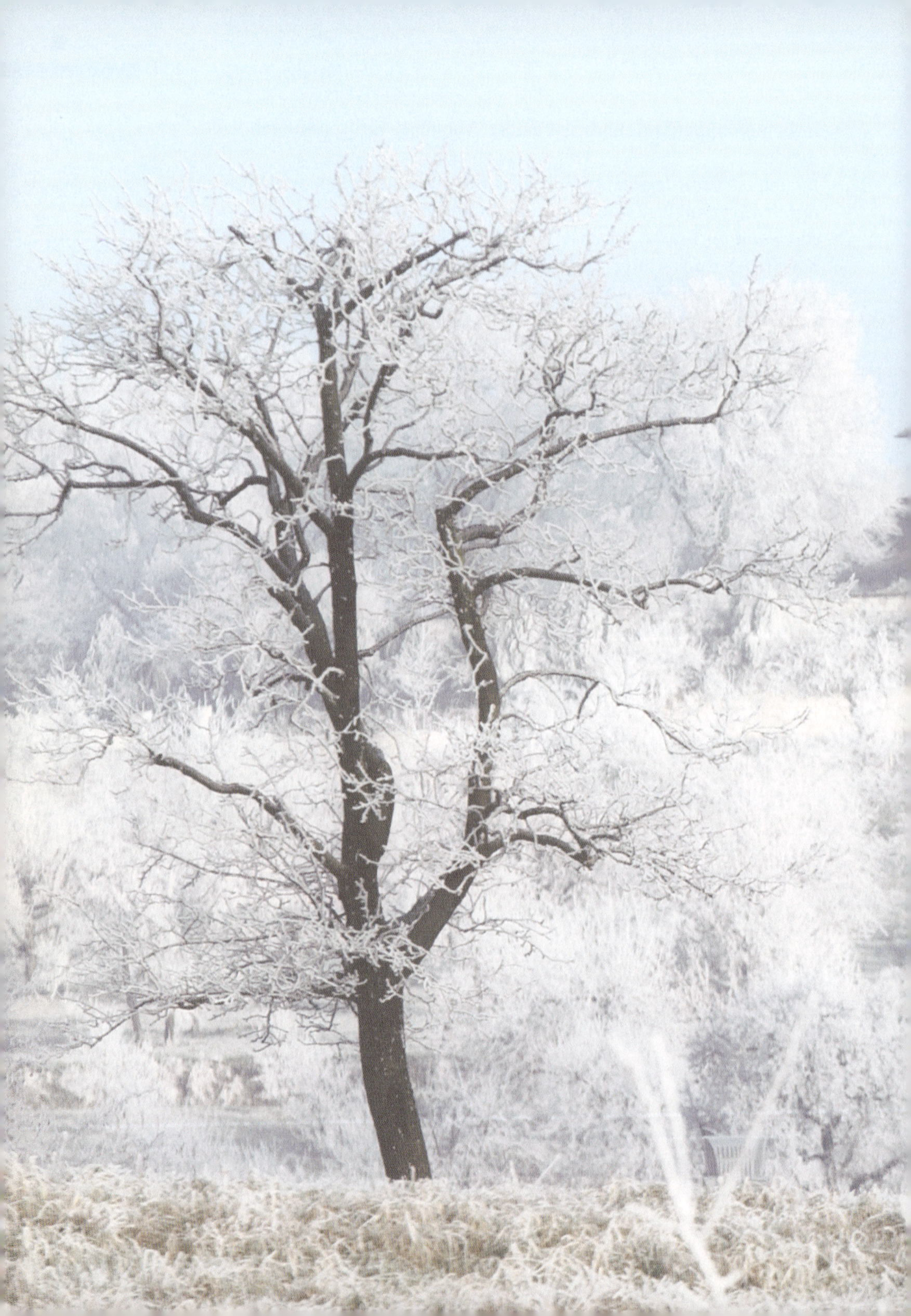

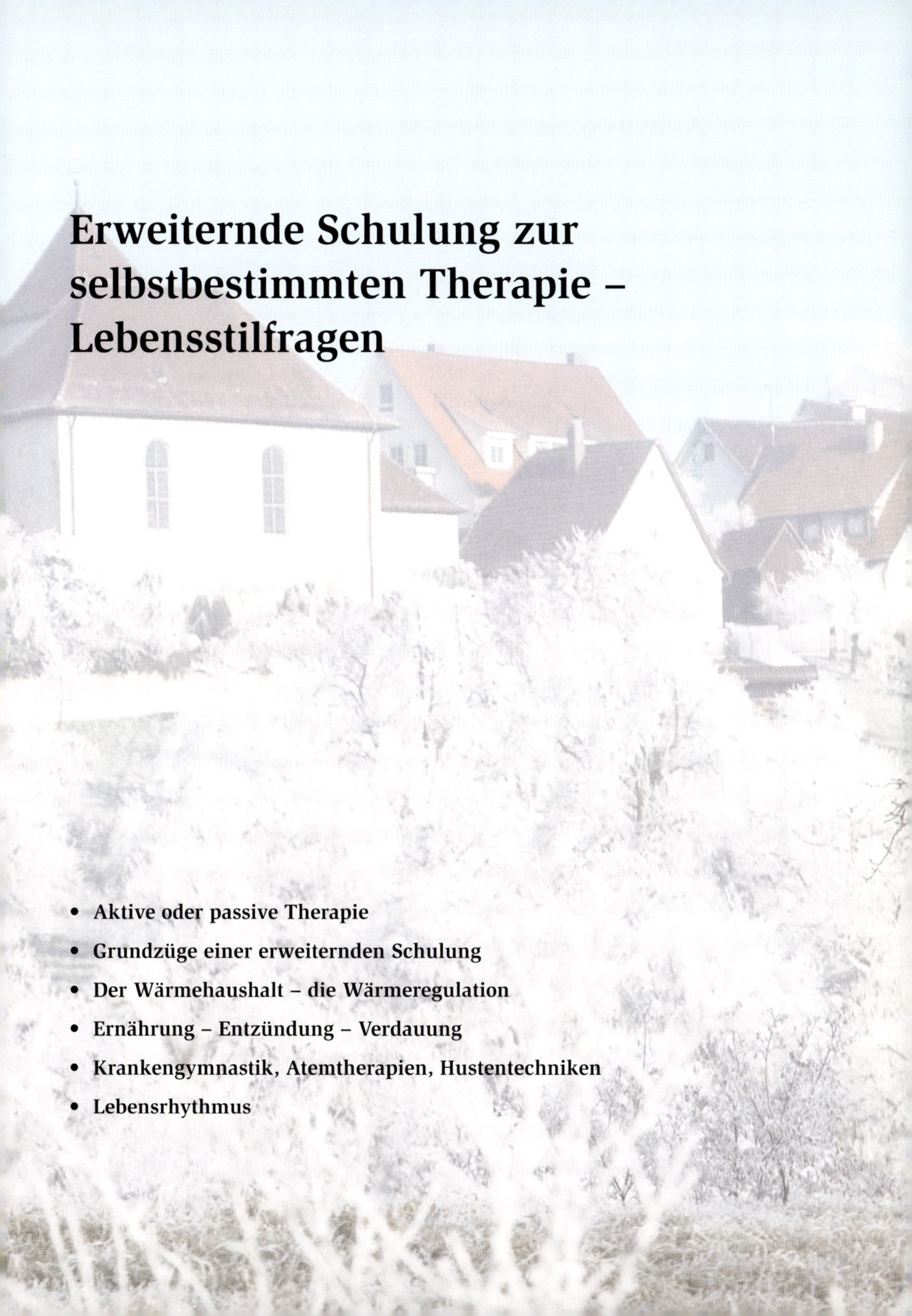

Erweiternde Schulung zur selbstbestimmten Therapie – Lebensstilfragen

- **Aktive oder passive Therapie**
- **Grundzüge einer erweiternden Schulung**
- **Der Wärmehaushalt – die Wärmeregulation**
- **Ernährung – Entzündung – Verdauung**
- **Krankengymnastik, Atemtherapien, Hustentechniken**
- **Lebensrhythmus**

Aktive oder passive Therapie

Schulungskonzepte, die den ganzen Menschen einbeziehen

An mehreren Stellen dieses Ratgebers wurden Schulungen für Menschen mit chronischen Atemwegserkrankungen als wichtige Maßnahme und Voraussetzung für eine Reihe von Therapien begründet. Sie sind der erste Befreiungsschritt aus einer unverstandenen Krankheit.

Wenn ein Betroffener bereit ist, die engen Verflechtungen von Körper, Lebenskräften, Seele und Geist ernst zu nehmen, so wird er auch bereit sein, durch Schulung und Eigenaktivität seine Selbstregulation anzuregen, um sich von medikamentösen, fremdbestimmenden Therapien so weit wie möglich unabhängig machen zu können.

➡ Solche Ansätze, die hier als erweiternde Schulung bezeichnet werden, sind großteils Selbstschulung – ja, Selbsterkenntnis.

Schulung als Selbstschulung

Schulungen sind in der Regel langfristig anzulegen und erfordern ein gewisses Maß an Änderungen im Lebensstil, an Geduld, Einsicht und Wille. Sie bieten aber auch die Chance zu durchgreifenden Verbesserungen des Leidens – bis hin zur vollständigen Symptomfreiheit.

Letzteres gilt umso mehr, wenn eine Krankheit nicht zu irreparablen Veränderungen geführt hat. Ob und wie weit das aber der Fall ist, lässt sich am Beginn einer Therapie nur begrenzt vorhersagen. Bei Atemwegserkrankten habe ich dabei mehrfach gänzlich unerwartete, positive Entwicklungen erlebt. Der innere Rückzug nach dem Muster: «Es hat ja doch alles keinen Sinn», kann somit auch in fortgeschrittenen Stadien nicht geltend gemacht werden. Zumal auch dann zumindest das Fortschreiten der Erkrankung mit allen Mitteln gebremst werden sollte.

Es handelt sich hier also um Therapiewege, die, im Gegensatz zu einer eher passiven, «bequemeren» Einnahme von Medikamenten, Eigenaktivitäten voraussetzen.

➡ Durch aktive Therapien gewinnt der Mensch seine Selbstbestimmung, seine Freiheit zurück.

Geschult werden sollen:

- die Sensibilität der *Wahrnehmung,*
- die Fähigkeit zu *erkennen* und
- die Kraft, angemessen zu *handeln.*

Dies aber lässt sich nicht allein verbal vermitteln, sondern erfordert zumeist Anleitung und immer geduldiges Üben.

Wahrnehmen, Erkennen, Handeln – das ist der Dreischritt, der bewusst gemacht werden kann und geübt werden sollte. Künstlerische Betätigungen sind hierbei eine der Möglichkeiten, «spielerisch» diese Fähigkeiten und Kräfte zu üben (siehe hierzu auch Seite 93 ff.). Kunsttherapien können Hilfen geben und den Prozess zumindest zu Beginn anregen und möglich machen.

Grundzüge einer erweiternden Schulung

Wege der Übung zum Erkennen der Ursachen

Eigenaktivität beginnt auf der untersten Stufe damit, dass der Betroffene lernt, seinen Körper und dessen Reaktionen zu beobachten, sich selbst zum Objekt seiner Beobachtung macht und dabei lernt, auf krankheitsauslösende Faktoren wie Kälte, Anstrengung, Nahrungsmittel, Gerüche usw. zu achten. Hat er sie erkannt, so kann er sein Verhalten darauf einstellen.

Der Betroffene kann dann in einem weiteren Schritt seine Belastbarkeit, seine Grenzen und Abgrenzungsschwächen sowie seine Empfindlichkeiten (damit sind nicht nur die Allergien gemeint) und Ängste gegenüber der Welt erkennen lernen. Er kann lernen, dass Atemwegsprobleme durch seelisch-geistige Überlastungen, durch Überforderungen der Lebenskräfte (z.B. Arbeitsüberlastungen) und durch Umfeldbedingungen (Raumklima, Raumbelastungen) ausgelöst oder verschlimmert werden.

Die Konsequenzen daraus können eine Umstellung im Lebensrhythmus notwendig machen (z.B. Schlaf-Tag-Rhythmus, Mittagsruhe), Änderungen der Ernährungsgewohnheiten, die Bearbeitung oder Lösung von krankmachenden zwischenmenschlichen oder beruflichen Beziehungen, die Bearbeitung von auslösenden eigenen Verhaltens- oder reflexartigen Mustern. Änderungen sind nur schrittweise und langsam möglich, Kräfte wachsen hier nur langsam und über die Jahre durch stetige Übung.

Änderungen sind nur schrittweise möglich

Hilfreich können folgende Fragen werden, die man sich in ruhigen Stunden «meditierend» selbst stellen kann:

- Wie aufmerksam habe ich heute mein Umfeld und meinen eigenen Körper wahrgenommen?
- Welche Zusammenhänge, welche Verhaltensmuster habe ich erkannt?
- Wie standen meine Handlungen dazu – waren sie angemessen und ausreichend überlegt?

Einige besonders wichtige Teilbereiche, die das Körpergefühl, den Lebensstil und den Umgang mit Krankheit und Gesundheit betreffen, sollen nachfolgend besprochen werden.

Der Wärmehaushalt – die Wärmeregulation

Der Umgang mit Infekten muss gelernt und geübt werden

Man wird den Umgang mit *entzündlichen Erkrankungen* (mit «grippalen Infekten», akuten Atemwegsentzündungen) üben müssen – und das in mehrfacher Hinsicht. Der Mensch, der Organismus wird lernen müssen, mit akuten Entzündungen umzugehen, sie «übend» selbst zu überwinden.

Dabei wird man die Erfahrung machen, dass der «Wärmehaushalt» entscheidend ist. Der Umgang mit Wärme ist nicht nur eine Herausforderung an eine angemessene Bekleidung, sondern auch an den Umgang mit erwärmenden und abkühlenden Maßnahmen (z.B. morgendliches kurzes kaltes Duschen in gesunden Zeiten), ausreichende Bewegung unter wechselnden Temperaturverhältnissen, angemessene Heizungsbedingungen in den Wohnungen.

Wärmeregulation

Asthma und COPD sind «widersinnige Entzündungen» (siehe hierzu Seite 85 ff.) und zeigen zumeist eine gestörte Wärmeregulation. Nicht von ungefähr geht eine regelrechte Entzündung mit einer Überwärmung, ggf. mit Fieber, einher.

Eine regelrechte Wärmeregulation, ein gesunder «Wärmeorganismus» heißt: morgendliche Temperatur wenig unter 37 °C (rektal) und ein Anstieg um ca. 0,5 °C zum Nachmittag.

Asthmatiker aber sind meistens kälter, fiebern selten und weniger heftig.

Durch die Wärme, insbesondere durch Fieber, greift die Ich-Organisation in den Körper ordnend ein. Somit sind gestörte Wärmeprozesse

Hinweise auf einen gestörten Zugriff des menschlichen Ich in den Körper. In diesem Zusammenhang ist auch auf umschriebene Kältezonen, z.B. kalte Füße, Nieren-Flanken-Region, Schulter-Nacken-Bereich, zu achten. So werden manche nächtlichen Hustenanfälle durch eine ausreichende Bedeckung der Schultern, dem Hals und den Armen vermeidbar!

Wie ist das Verhältnis von Wärme und Kälte?

Erst wenn man diese Zusammenhänge in Selbsterfahrung nacherlebt hat, wird man merken, dass:

- wärmeanregende, durchwärmende Maßnahmen asthmatische Beengungen günstig beeinflussen können,
- Infekte besser und in der Regel ohne Antibiotika (siehe Seite 195 ff.) überwunden werden können.

Und man wird in der Lage sein, angstfrei mit entzündlichen Komplikationen, Fieber, grippalen Infekten usw. umzugehen.

Ernährung – Entzündung – Verdauung

In einer ganzheitlich ausgerichteten, erweiternden Schulung dürfen *Ernährungfragen* nicht fehlen. Dies begründet sich einerseits aus dem engen Zusammenhang zwischen dem Entzündungs- und dem Verdauungsprozess (siehe Seite 81) und wird deutlich, wenn man die Verflechtung zwischen asthmatischen Symptomen und einem gastroösophagealen Reflux (siehe Seite 125 ff.) betrachtet.

Besonders bei der COPD ist auf Ernährung und Bewegung zu achten

Darüber hinaus beeinflusst eine Mangelernährung, die insbesondere bei der emphysembetonten COPD anzutreffen ist, den Krankheitsverlauf ungünstig. Das Gleiche gilt für ein Übergewicht, das man häufig beim bronchitischen Typ der COPD findet.

Rhythmische Einnahme der Mahlzeiten, bedarfsgerechte Mengen, in Ruhe und ohne Ablenkungen, vollwertige und ausgeglichene Kost, all das sollte in die Prophylaxe und die Therapie ebenso einbezogen werden wie der angemessene Umgang mit individuellen Problemen (Appetitlosigkeit, Mund- und Zahnprobleme, Durchfälle u.a.).

Krankengymnastik, Atemtherapien, Hustentechniken

Atemtherapie, Sing- und Sprechtherapien sind sehr wirksam

Atemtherapien sind ein wichtiger Teil eines erweiterten Schulungskonzeptes. Bei schweren Asthmaanfällen, Dauerasthma oder COPD sollte jeder Betroffene atemtechnisch geschult werden (Krankengymnastik, qualifizierte Atemtherapeuten).

Solche Techniken können den zur Hektik neigenden Asthmatiker und den emphysembetonten COPD-Patienten beruhigen; sie versetzen Betroffene zudem in die Lage, Atemnotanfälle besser zu beherrschen und die Atemmuskulatur ökonomischer einzusetzen. So manchem von einem erfahrenen Therapeuten angeleiteten Patienten gelingt es, Asthmaanfälle «wegzuatmen» oder einer Erschöpfung der Atemmuskulatur vorzubeugen.

Bei sehr viel Schleim und Husten ist es sinnvoll, mittels so genannter «Hustentechniken» oder über «autogene Drainage» die Reinigung der Bronchien zu verbessern und den unproduktiven, die Bronchien überlastenden und schädigenden, trockenen Hustenattacken zu begegnen.

Ähnliche oder noch bessere Ergebnisse lassen sich mit *therapeutischer Sprachgestaltung* oder dem *Heilsingen* erzielen, wenn dies mit Therapeuten geübt wird, die viel Erfahrung mit Atemwegserkrankungen haben.

Lebensrhythmus

Rhythmus im Leben finden

Ein wichtiger, die krankheitsüberwinden Kräfte im Menschen stärkender Ansatz liegt in der Rhythmisierung des Tages- und Wochenablaufs. Dies findet seine einfachste Begründung in einer regelmäßigen Einnahme der Medikamente, hat aber weit darüber hinaus heilsame Wirkungen auf das, was an anderer Stelle als «Lebenskräfte» bezeichnet wurde:

➡ Rhythmus spart Kraft und stärkt Lebenskräfte.

Dem Asthmatiker, der dies theoretisch nicht nachvollziehen kann, sei das Experiment empfohlen, einen strengen Rhythmus konsequent für vier Wochen durchzuhalten und sein Befinden, die Anfallshäufigkeit und den Medikamentenbedarf zu protokollieren. Er wird zum Beispiel merken, dass Asthmaverschlechterungen am Wochenende ausbleiben, wenn er seine Zeiten, seinen Tagesrhythmus auch dann einhält.

Das Leben im Rhythmus halten

Gelingt es, regelmäßige Zeiten für selbst gestaltende Tätigkeiten (z.B. nicht erfolgs- oder zweckorientierte künstlerische Betätigungen) in einen ansonsten fremdbestimmten Tagesrhythmus (Beruf, Familie, soziale Verpflichtungen) zu integrieren, dann wird man die heilsamen Wirkungen eines rhythmischen Tagesablaufes verstärken können.

Takt vs. Rhythmus

Rhythmus ist nicht mit einem maschinellen Takt gleichzusetzen! Ein Takt führt zur Erstarrung – ein Rhythmus ist lebendig und schwingungsfähig, ist zum Beispiel fähig, sich an Jahreszeiten und sich ändernde Lebensbedingungen anzupassen.

➡ Rhythmus im gesundenden Sinne ist ein lebendiger Umgang mit dem Tages-, dem Wochen und dem Jahresverlauf.

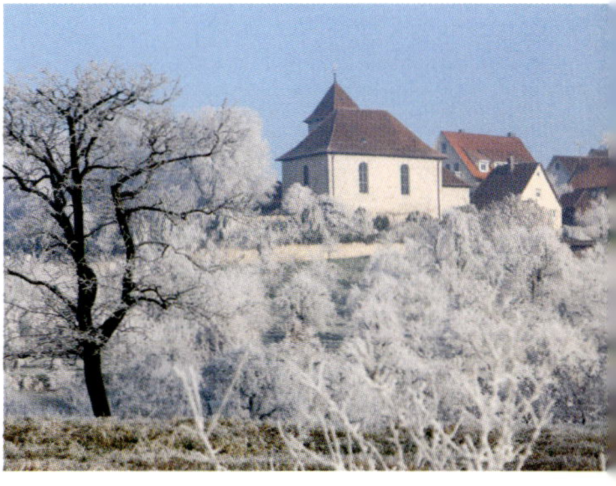

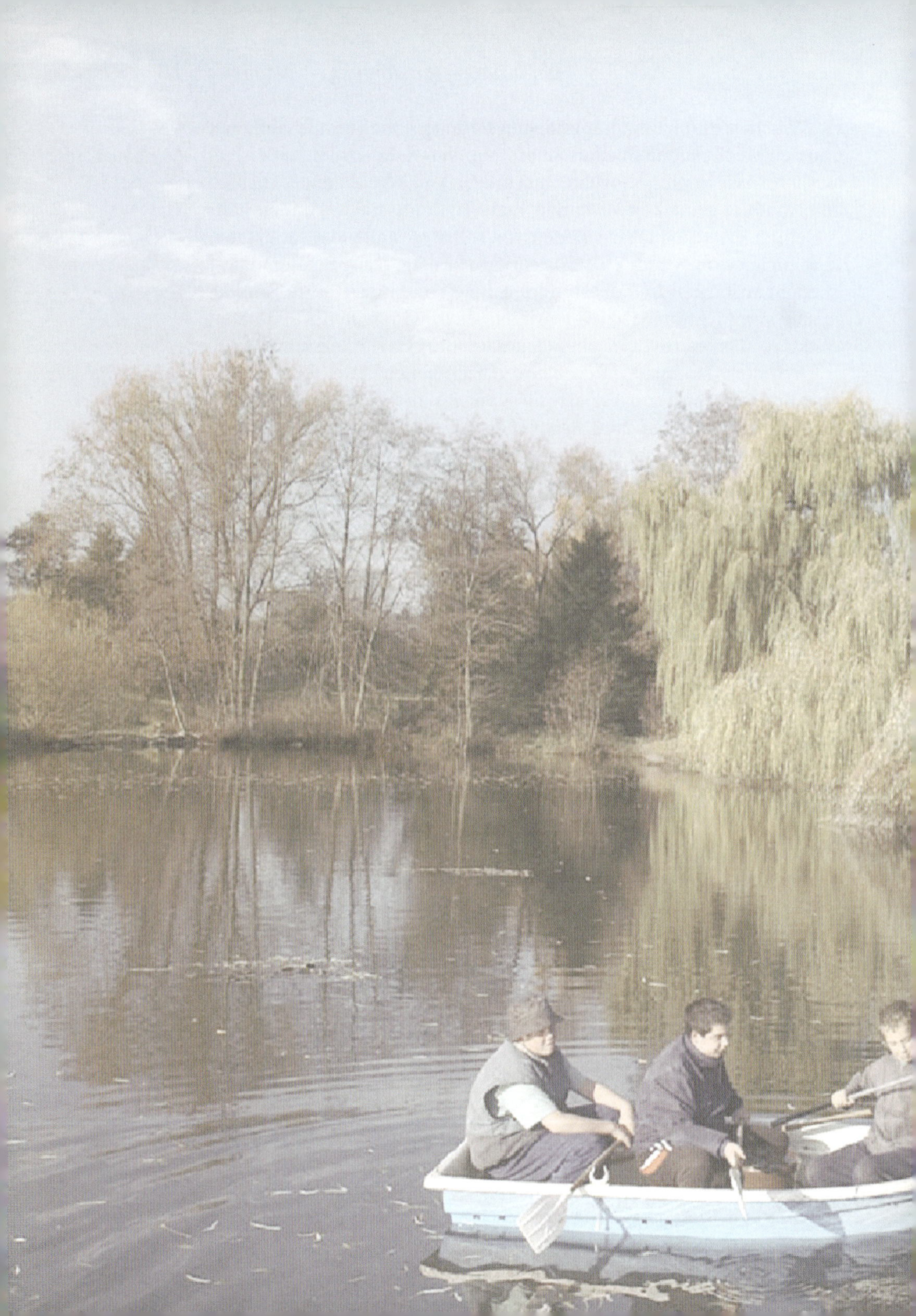

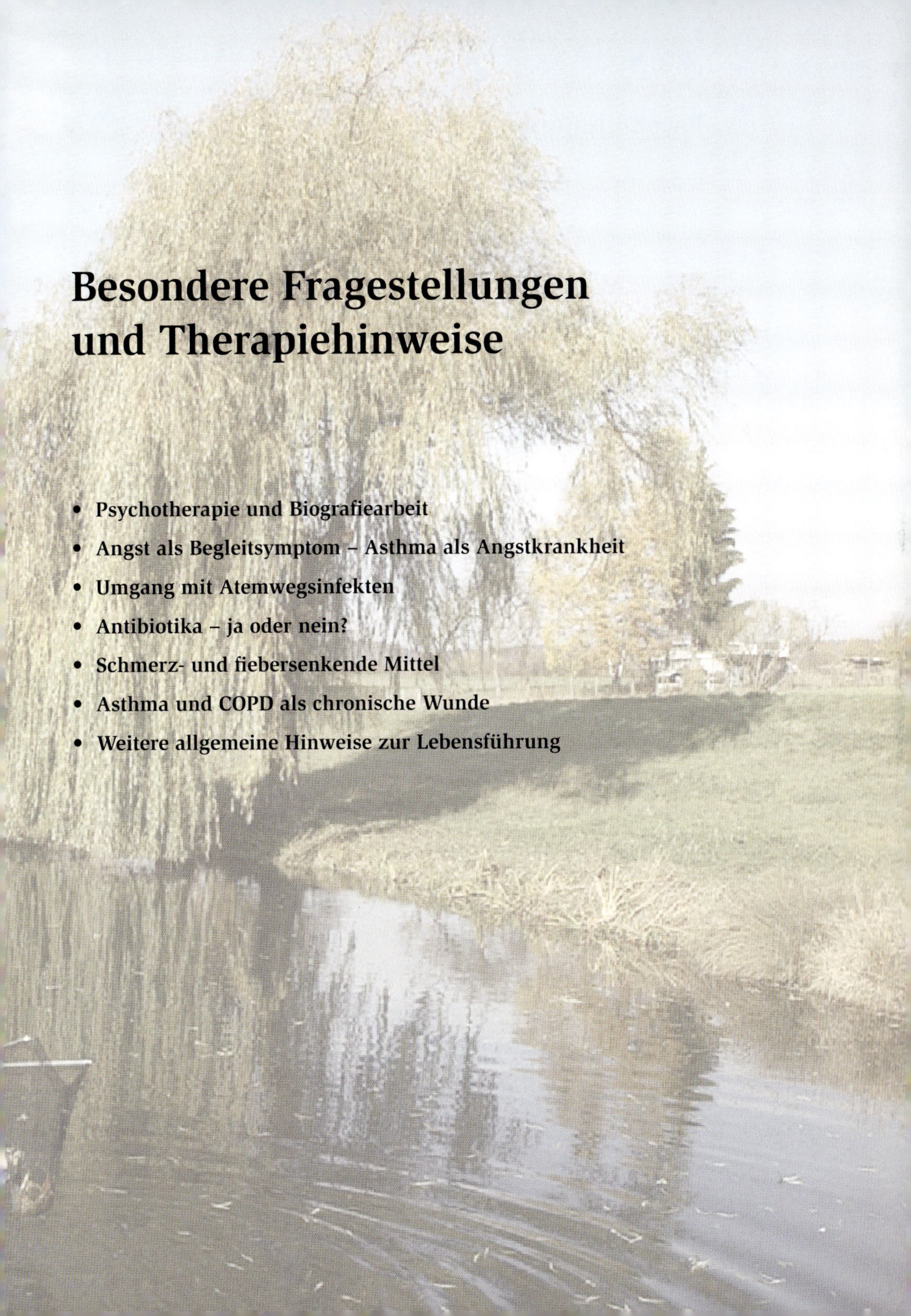

Besondere Fragestellungen und Therapiehinweise

- Psychotherapie und Biografiearbeit
- Angst als Begleitsymptom – Asthma als Angstkrankheit
- Umgang mit Atemwegsinfekten
- Antibiotika – ja oder nein?
- Schmerz- und fiebersenkende Mittel
- Asthma und COPD als chronische Wunde
- Weitere allgemeine Hinweise zur Lebensführung

Psychotherapie und Biografiearbeit

Wenn wir über die seelischen Ursachen und Beeinflussungen eines Asthmaleidens und über Schulungswege sprechen, so dürfen wir die *Psychotherapie* nicht unerwähnt lassen:

➡ Eine Psychotherapie kann sich positiv auf ein Asthmaleiden auswirken.

Oft finden sich seelische Ursachen für Atemwegserkrankungen

Was eine solche Therapie leisten kann, das ist jedoch von einer Reihe von Bedingungen abhängig. Dabei stehen die kommunikativen Qualitäten des Therapeuten und die Beziehung, die er zum Patienten aufbaut, an oberster Stelle. In der Psychotherapie – und da gibt es ja eine Vielzahl von Ansätzen – wird deutlich, dass Therapien nicht allein von therapeutischen Systemen, sondern von Menschen gemacht werden. Der Mensch nutzt ein System lediglich als Handwerkszeug.

Qualifizierte Psychotherapeuten wissen meist die Kunsttherapien als eines ihrer Handwerkszeuge zu nutzen, da mit ihrer Hilfe Zusammenhänge bewusst gemacht werden können. Zudem kann nonverbal an Erlebnissen und an seelischen Spannungen gearbeitet werden, an die man mit dem Wachbewusstsein nicht herankommt.

➡ In den unbewussten Tiefen ruhende seelische Inhalte können manche krankmachenden Handlungsmuster, so auch die reflexartige Verengungen der Atemwege, erklären.

Gemeint sind hiermit Erlebnisinhalte, die dem Wachbewusstsein zunächst nicht zugängig sind, da sie:

- vergessen wurden und/oder
- erfolgreich verdrängt wurden oder
- in Zeiten erlebt wurden, die vor der bewussten Wahrnehmung liegen.

Letzteres sind in der Regel Erlebnisse, die vor dem dritten Lebensjahr liegen und die bis in die Schwangerschaft zurückreichen können – zum Beispiel Schockerlebnisse der Mutter. Das kann – wie ein unverdauter Fremdkörper – fremdbestimmend im Menschen ruhen und «widersinnige Verdauungsreaktionen», sprich Entzündungen (siehe hierzu auch Seite 81 und 85 ff.) auslösen und aufrechterhalten.

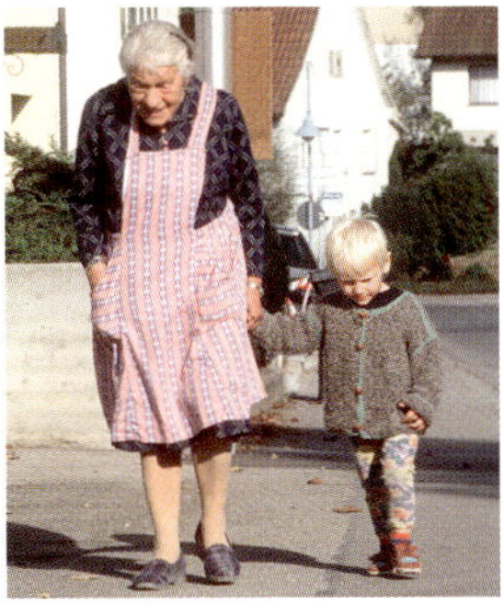

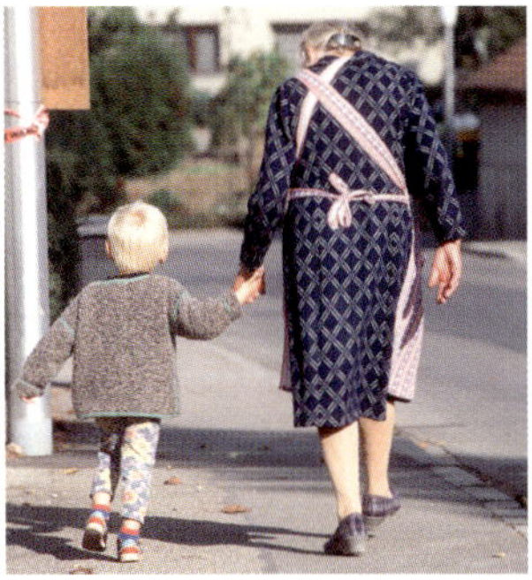

Wie stark ist der seelische Hintergrund?

Die zweite Frage im Hinblick auf die Sinnhaftigkeit einer Psychotherapie ist: Wie stark ist der seelische Hintergrund eines Asthmaleidens?

Wird zum Beispiel deutlich, dass ein Mensch auf bestimmte seelische Auslöser mit Asthma reagiert, so wird eine Psychotherapie eher einen Erfolg versprechen.

Zu beachten ist auch, dass die Erfolge mit zunehmendem Alter geringer werden. Je älter der Mensch ist, desto schwerer wird es, im Verborgenen liegende seelische Wunden zur Abheilung zu bringen. So können psychotherapeutische Aufdeckungen (zumindest vorübergehend) auch zu Verschlechterungen führen. Kunsttherapien erscheinen auch hier vielfach geeigneter als eine allein auf verbalem Austausch beruhende Psychotherapie.

Den Blick auch auf die Zukunft richten

Nach meiner Erfahrung ist insbesondere bei älteren Menschen ein Ansatz wirksamer, der nicht nur in und an der Vergangenheit arbeitet, sondern den Blick auf allgemeine Lebensgesetze richtet und damit – ähnlich wie der meditative Ansatz gegenüber der Atmung – das eigene Leben distanzierender, objektivierender betrachtet: die Biografiearbeit. Sie ist auf die Zukunft ausgerichtet und kann in umfassender Weise die Erkenntnisfähigkeiten des Menschen stärken.

➡ Biografiearbeit ist – konsequent und professionell durchgeführt – häufig in der Lage, ein Asthma günstig zu beeinflussen.

Angst als Begleitsymptom – Asthma als Angstkrankheit

Ängste als Begleiter

Nicht wenige Patienten mit asthmatischen Atemnotanfällen leben mit Ängsten. Sie sind als Folge von schweren Atemnotzuständen nachvollziehbar. Ängste sind aber nicht selten auch ungerichtet und/oder bestehen gegenüber Therapien. So sind beispielsweise Medikamentenängste zum Teil durch schlechte Erfahrungen entstanden oder entstammen Fehlinformationen bzw. unzureichenden Aufklärungen.

➡ Es ist für den Patienten wichtig, sich Ängste bewusst zu machen und sie dem Therapeuten offen und – bei Ängsten gegenüber Medikamenten – offensiv mitzuteilen.

Der erfahrene Therapeut wird Ängste ernst nehmen und sie in seine therapeutischen Überlegungen einbeziehen. Es hat wenig Sinn, wenn der Arzt eine Medikation ansetzt, die der Patient aus Ängsten heraus nicht, falsch oder unzureichend nimmt.

➡ Angst kann ein Therapiehindernis in der Behandlung obstruktiver Atemwegserkrankungen sein.

Der Abbau von Ängsten eröffnet den Raum für die Therapie

Auf die Ängste vor Kortison wurde bereits hingewiesen. Ängste, die einen Erfahrungshintergrund haben, sollten von ungerichteten oder hysterisierten Ängsten abgegrenzt werden. Schlecht beraten ist der Therapeut, der angebliche oder tatsächliche Nebenwirkungen bagatellisiert und mit dem Argument abtut: «Die gibt es nicht, so etwas habe ich noch nie erlebt.» Prinzipiell kann der individuelle Patient auf jedes Medikament mit ungewöhnlichen Nebenwirkungen reagieren.

Auf Ängste einzugehen, führt nicht zur Verstärkung einer Hysterie, sondern schafft Vertrauen. Und dieser Abbau von Ängsten eröffnet oft erst den Freiraum für Therapieanpassungen.

Es ist manchmal paradox: Patienten, die Ängste vor Asthmamitteln haben und diese eigentlich «gar nicht nehmen wollen», dosieren sie – weil sie die Einnahme verdrängen – besonders hoch.

➡ Unter der Angst vor Medikamenten wird ihr Gebrauch irrational.

Vor solchen Entwicklungen schützen Schulungen und die damit einhergehende Aufklärung.

Angstkrankheit

Zunehmend sind heute aber auch Ängste, die ihre Gründe nicht in einem organischen Leiden oder vor Medikamenten haben. Diese sind einer eigenständigen *Angstkrankheit* zuzuordnen. Sie können sich auch in körperlichen Symptomen, z.B. in Luftnotanfällen, manifestieren.

➡ Luftnotanfälle im Rahmen einer Angstkrankheit sollten gegenüber einem Asthmaleiden abgegrenzt werden.

Woher kommt die Atemnot?

Zu bedenken ist, dass eine Angstkrankheit und ein Atemwegsleiden gemeinsam vorhanden sein können oder sich aus einem Atemwegsleiden eine Angstkrankheit entwickeln kann. Angstkranke neigen dazu, unkritisch starke Medikamente einzunehmen. Sie nehmen oft viele, von verschiedenen Ärzten verschriebene Präparate, zu Hause liegen überall Asthmasprays, diese werden reichlich inhaliert und nicht selten nur als unzureichend wirksam empfunden.

Die Einsicht in eine Angstkrankheit ist gering – lieber wechselt der Patient den Arzt, als sich seinen Ängsten zu stellen und eine zielgerichtete Therapie zu akzeptieren.

Eine längerfristige stationäre psychosomatische Behandlung, auch zur Entwöhnung von Asthmamitteln, kann ein Ausweg sein; der Betroffene sollte immer wieder auf die Notwendigkeit einer professionellen, psychiatrischen Therapie hingewiesen werden.

Umgang mit Atemwegsinfekten

Wege aus dem Teufelskreis von Infekt und Atemwegsleiden

Menschen mit chronischen Atemwegserkrankungen neigen zu Atemwegsinfekten, die sich bis in lebensbedrohliche Lungen- und Rippenfellentzündungen hinein entwickeln können. Hierbei sind insbesondere COPD-Patienten vom Emphysemtyp gefährdet.

Atemwegsinfekte führen zu akuten Atemnotanfällen, die oftmals in einer Krankenhausbehandlung enden und – im Sinne eines Teufelskreises – eine weitere Verschlechterung des Grundleidens mit wiederum erhöhter Anfälligkeit provozieren. Das gilt ganz besonders für Infekte der unteren, aber auch für solche der oberen Atemwege. Deswegen gilt:

➡ Der Teufelskreis zwischen Infektanfälligkeit und stetiger Verschlechterung eines Atemwegsleidens sollte durchbrochen werden.

Ein wichtiges Anliegen sollte es daher sein, den Umgang mit Infekten und ihre vorbeugende Vermeidung zu schulen.

➡ Ein gut geschulter Patient wird bei einem Infekt die Asthmamedikamente erhöhen, insbesondere auch die Kortisondosis.

Verbesserung der Selbstreinigungskräfte

Der Sinn dieser Maßnahme liegt darin, die Bronchien weit zu halten und ihre Selbstreinigungsfähigkeit zu verbessern. Für Asthmatiker und COPD-Patienten ist die zusätzliche oder erhöhte Gabe eines Theophyllinpräparates (siehe Seite 149 ff.) eine weitere Option.

Infekte bei COPD und Asthma sind besonders sorgfältig zu beobachten und zu behandeln. Dazu gehören als Minimalstandard Schonung, mit Bettruhe bei heftigem Befall, um die Körperkräfte auf die Auseinandersetzung zu konzentrieren. Weiterhin sollten abwehrstärkende Medikamente frühzeitig eingesetzt werden.

Hier haben sich z.B. bewährt: Ferrum phosphoricum comp.®, mehrfach täglich nach Anleitung. Bei grippalen Infekten mit Fieber und Kopfschmerz: Infludo®. Insbesondere bei Infekten der oberen Atemwege ist Umckaloabo® ein auf dem deutschen Markt relativ neues und hilfreiches Phytopharmakon. Die häufig benutzten Echinacea-Präparate haben nach meiner Erfahrung nur in der Vorbeugung eine Bedeutung, beim beginnenden Infekt sind sie zumeist wirkungslos.

Was ist u.a. mit Grippeimpfungen?

In der Schulmedizin werden wegen der genannten Probleme für Asthma- und ganz besonders für COPD-Patienten Impfungen gegen Grippe und Pneumokokken (Erreger einer bestimmten Form der Lungenentzündung) empfohlen. Darüber hinaus wird zumeist rasch und frühzeitig mit Antibiotika behandelt, in der Vorstellung, dass damit die Entzündung und eine Verschlechterung vermieden werden können. Nicht wenige Patienten kommen erstmals in meine Behandlung und haben mehrfach hintereinander, teilweise über Jahre, Antibiotika verordnet bekommen und dennoch das Empfinden, dass diese nicht viel nutzen, sondern sie eher schwächen. Auch besteht bei manchen

Impfungen

eine Abneigung gegen Impfungen – entweder aus unreflektierten Ängsten heraus oder aus der Erfahrung, dass danach die Atemwegsprobleme schlechter wurden. Die Pneumokokkenimpfung wird von vielen Patienten als Vorbeugung gegen jede Lungenentzündung missverstanden (richtig ist dagegen, dass sie nur das Risiko vermindert, an einer bestimmten Form der Lungenentzündung zu erkranken). Manche meinen, durch die Impfungen gegen jeden bakteriellen Atemwegsinfekt geschützt zu sein. Das ist aber ebenso ein Missverständnis, wie Grippeimpfungen nicht gegen grippale Infekte schützen, sondern nur gegen die seltenere Virusgrippe.

Missverständnisse im Zusammenhang mit Impfungen

Antibiotika – ja oder nein?

Akute Infekte der Atemwege werden heute beim Asthma und der COPD fast reflexartig mit Antibiotika behandelt. Und dies gilt, obwohl es keine Untersuchungen gibt, die dieses Vorgehen belegen oder als sinnvoll bestätigen. Im Gegenteil: Von wissenschaftlicher Seite wird immer drängender vor einer unkritischen Anwendung von Antibiotika gewarnt und ein differenziertes Vorgehen angemahnt.

Häufig wird aber dennoch empfohlen, bei jeder gelblichen Verfärbung des Schleimes (als möglicher Hinweis auf eine bakterielle Besiedlung) Antibiotika einzusetzen. Gestützt wird das durch die Erfahrung, dass es danach meist zu einer raschen Besserung des Allgemeinzustandes kommt.

Antibiotika sollten Ausnahmemedikamente sein

Zweifellos können Antibiotika bei bakteriellen Infekten, insbesondere wenn die Selbstheilungskräfte darniederliegen, nötig, bei lebensbedrohlichen Zuständen sogar lebensrettend sein und sollten dann gezielt, hoch dosiert und kunstgerecht eingesetzt werden. Es kann zudem soziale Bedingungen geben, in denen ein Infekt nicht durchgestanden werden kann und daher schnellstmöglich überwunden werden muss. Die Einnahme von Antibiotika sollte aber diesen Ausnahmen vorbehalten bleiben.

➡ Vor dem schnellen Antibiotikaeinsatz, insbesondere beim Asthma, sind große Bedenken angebracht.

Genaue Absprache mit dem Patienten und seinen Ängsten

Es ist immer wieder erstaunlich, wie rasch Patienten einerseits Antibiotika einnehmen, andererseits aber hochgradige Ängste gegenüber Kortison bestehen. Fast in jeder Asthmasprechstunde werde ich mit

Situationen konfrontiert, in denen zum Teil über viele Jahre mehrfach jährlich Antibiotika genommen wurden.

Der Anregung meinerseits, beim nächsten Infekt nicht sofort Antibiotika zu nehmen, wird dann teilweise mit Erstaunen oder Angst begegnet. So hörte ich auch schon Einwände wie: «Kann man einen Infekt denn überhaupt ohne Antibiotika ausheilen?»

So manch einem Patienten ist der Hinweis, Antibiotika zu meiden, so unheimlich, dass er nicht mehr wiederkommt. Die anderen lassen sich auf den Weg ein – und unter einer Reihe von Maßnahmen, wie sie zuvor beschrieben wurden, ergeben sich, manchmal auch nach krisenhaften Situationen, rasche Besserungen. In Ausnahmefällen werden stationäre Behandlungen notwendig, um schwere Infekte und/oder Ängste zu überwinden.

Viele Betroffene fühlen sich danach jedoch «wie neu geboren» – wieder leistungs- und berufsfähig. Manche Patienten kommen irgendwann nicht wieder. Ob dies geschieht, weil sie beschwerdefrei waren oder die Behandlung wegen vermeintlicher oder tatsächlicher Erfolglosigkeit abgebrochen wurde, ist für mich nicht immer nachzuprüfen. Zumindest gibt es solche, die sich nach vielen Jahren, manchmal wegen ganz anderer Krankheiten, erneut in der Praxis einfinden und denen es so viel besser gegangen war, dass keine weiteren Behandlungen mehr nötig waren.

Argumente gegen Antibiotika

Antibiotika haben gerade bei Asthma eine Reihe negativer Wirkungen

Dem kritischen Leser möchte ich die Erfahrungen und die theoretischen Gründe nicht vorenthalten, die gegen den schnellen Einsatz von Antibiotika, insbesondere beim Asthma und der asthmatisch bestimmten Form der COPD, sprechen:

- Ein durch Eigenregulation überstandener Infekt führt zu einem deutlich besserem Zustand als nach antibiotischen Behandlungen.

Dagegen gilt:

- Unter Antibiotika kommt es zu einer Verfestigung des Schleimes.

Der gelb-grüne, zumeist relativ lockere und reichliche, infektiöse Schleim wird unter Antibiotika zwar rasch weniger, danach aber häufig weiß-glasig, zäh und quälend.

- Nach Antibiose bleiben nicht selten anhaltende unspezifische Störungen des Befindens, z.B. Schweißneigung oder Magen-Darm-Probleme.

Das findet u.a. seine Begründung in einer veränderten Darmbesiedlung mit Mikroorganismen.

- Patienten, die mit Kortisonpräparaten behandelt werden, neigen zu Pilzinfektionen, diese werden durch Antibiotika zusätzlich begünstigt.

Pilzbefall kann im Mund-Rachen-Raum, im Darm, den Genitalien und in Hautfalten auftreten.

- Fieber und Wärme haben zumeist eine krampflösende Wirkung auf die Bronchien.

Antibiotika führen meist zu einem raschen Temperaturabfall (nicht selten unter Normwerte), einer Temperaturstarre und damit zu einer gestörten Wärmeregulation (siehe auch Seite 184 f.). Dagegen berichten Asthmatiker mit wenigen Ausnahmen über eine Besserung der Asthmasymptome bei Temperaturen über 38,5 °C.

- Fieberhafte Reaktionen sind Ausdruck eines aktivierten Immunsystems, was zumeist einem regelrechten Entzündungsablauf entspricht.

Die chronisch-schleichende Entzündung des Asthmageschehens dagegen ist eine «abnorme, kalte Entzündung» (siehe auch Seite 90 f.), die durch eine akute «warme Entzündung» mit anschließenden, regelrechten Reparationsvorgängen besser überwunden werden kann.

Mit jeder Temperaturerhöhung werden sämtliche Stoffwechselvorgänge beschleunigt und die Abwehr verstärkt:

- Jeder regelrecht überstandene Infekt führt zu einer Stimulierung des Immunsystems und, wie bei einer «natürlichen Impfung», zur erhöhten Abwehrfähigkeit gegenüber neuen Infekten.
- Atemwegsinfekte sind zumeist viralen Ursprunges.

Gegen Viren sind Antibiotika nicht wirksam. Viren sind andererseits gegenüber erhöhten Körpertemperaturen empfindlich. Die meisten verlieren ihre Vermehrungsfähigkeit bereits bei Temperaturen über 39 °C.

➡ Mit fiebersenkenden Maßnahmen schwächt man dadurch den Körper in seiner Auseinandersetzung mit den ihn belastenden Viren.

Das gilt auch für fiebersenkende Maßnahmen mit natürlichen Mitteln, aber ganz besonders für fiebersenkende Medikamente.

Allerdings heißt die Zurückhaltung gegenüber Antibiotika nicht, dass ein Atemwegsinfekt nicht behandelt werden muss! Vielfältige Maßnahmen wie Schwitzkuren, Bettruhe oder die Erhöhung der Asthmamittel wurden großteils bereits thematisiert.

Als letztes Argument für den restriktiven Einsatz von Antibiotika kann die weltweit dramatisch zunehmende *Resistenzentwicklung* angeführt werden:

➡ Jede unnötige Antibiose erhöht das Risiko, dass in Zukunft einem bedrohten Patienten ein lebensrettendes Antibiotikum nicht mehr zur Verfügung steht.

Schmerz- und fiebersenkende Mittel

Störungen des Wärmehaushaltes sollten vermieden werden

Bei fiebersenkenden Maßnahmen ist generelle Zurückhaltung geboten. Dies sollte im Allgemeinen auch für Schmerzmittel gelten.

Viele Schmerzmittel haben nicht nur temperatursenkende Eigenschaften und wirken so auf den Wärmehaushalt, sondern sie können darüber hinaus auch asthmatische Reaktionen begünstigen. Eines der am häufigsten gebrauchten Schmerzmittel, die *Acetylsalicylsäure* (ASS), kann in Einzelfällen schwerste Asthmaanfälle auslösen. Das Asthma bronchiale ist deswegen als Warnhinweis für diese Substanz angegeben.

Bei Schmerzmittelbedarf sollte man möglichst auf andere (alternative) Maßnahmen oder nicht fiebersenkende Medikamente ausweichen. Zumindest aber sollte man nach dem Gebrauch der entsprechenden Substanzen sorgfältig auf die asthmatischen Veränderungen achten.

In diesem Zusammenhang sei hier nochmals erwähnt, dass die meisten Asthmatiker kein Fieber (mehr) entwickeln. Die Anregung von Fieber und die Anwendung von Wärme ist somit ein wichtiges (alternatives) Therapieprinzip.

Asthma und COPD als chronische Wunde

Eine chronisch entzündete Schleimhaut ist eine «verwundete Körpergrenze»

Beim Asthma und bei der entzündlichen Form der COPD handelt es sich um eine nicht abheilende, respektive immer wieder aufflackernde Entzündung an einer Körpergrenze.

An der äußeren Haut würden wir eine solche Grenzverletzung als Wunde bezeichnen. Man kann also sagen: Dem Asthma bronchiale liegt eine chronische Wunde bzw. eine immer wieder aufbrechende Wunde zugrunde.

Es ist den meisten Menschen vertraut, dass Wunden sich immer wieder – mehr oder weniger deutlich – durch Schmerzen, Ziehen, Brennen oder Jucken bemerkbar machen. So beschreibt auch mancher Asthmatiker ein solches Gefühl: «Etwas in der Brust, im Hals oder auch Rachen fühlt sich wund an.» – «Es juckt, kratzt, brennt oder schmerzt.» Nicht selten wird dieses «Wundgefühl» an ganz umschriebener Stelle (z.B. Gaumen, Hals, hinter dem Brustbein, am Rücken zwischen den Schulterblättern oder Kehlkopfbereich) angegeben.

Diese Stellen, die in der Regel auch erhöht druckempfindlich sind, sollte man wärmend behandeln – z.B. mit Salbenlappen, Einreibungen mit Kupfersalbe, Zitronenhalswickel (siehe auch Seite 178).

«Wundpunkte» können therapeutisch genutzt werden

Durch Massage, lokalen Druck und Lokalinjektionen (siehe hierzu Seite 171 ff.) über solchen «Wundpunkten» lassen sich rasche und manchmal überraschend starke Lösungen von asthmatischen Atemwegseinengungen erreichen.

Weitere allgemeine Hinweise zur Lebensführung

Wechselnde Reize zur Aktivierung und Stärkung des Wärmehaushalts

Auf den *Wärmehaushalt* und die Bedeutung des Wärmeprozesses – insbesondere bei Infekten – wurde an mehreren Stellen hingewiesen. Die Wärmeregulationsfähigkeit kann man stärken, indem man sich wechselnden Temperaturen aussetzt. Insofern sind die heute zumeist gleichmäßig temperierten Wohnungen eher ungünstig.

Warmes Duschen

Ein Thema ist in diesem Zusammenhang auch das *warme Duschen*. Bei Infektneigung sollte beachtet werden, dass sich im warmen Duschwasser Keime vermehren, die dann als Aerosole in die Atemwege eindringen können (z.B. Legionellen). Daher sollte man in dieser Zeit nur kurz und nicht zu häufig duschen.

Bei akuten Infekten sind Ganzkörperwaschungen mit warmen Wasser, das mit Rosmarin-Bademilch (morgens) und Lavendel-Bademilch (abends) angereichert werden kann, vorzuziehen.

Nie nur warm duschen

Das Duschen sollte immer (!) mit einem kurzen kalten Nachduschen abgeschlossen werden. Daran kann man sich schrittweise gewöhnen, indem man von den Füßen von Tag zu Tag langsam immer höher gehend das Wasser immer kühler werden lässt. Das stärkt die Wärmeregulation. Die Infektanfälligkeit oder Allergieneigung ist dann zumeist rückläufig.

Für entsprechend gestärkte Patienten eignen sich im anfallsfreien Intervall zur Verstärkung dieses Prinzips auch *Kneippsche Güsse* (hierbei sollte man jedoch die Möglichkeit einer Anfallsauslösung beachten).

Sport und Bewegung unter geeigneten Bedingungen

Sport und reichlich körperliche Bewegung an der Luft (Spaziergänge) sind in der Regel für alle Atemwegserkrankten günstig – außer bei kalter, feuchter Luft, am Abend nach Beginn der Dämmerung und bei starken Ozon- und Abgasbelastungen (Inversionslagen).

Joggen an stark befahrenen Straßen sollte sich dagegen von allein verbieten. Darüber hinaus sollten Pollenallergiker zu viele Aufenthalte draußen zu entsprechenden Zeiten vermeiden (Pollenflugkalender, Internet, Tageszeitung). Auch sollten die individuellen Belastungsgrenzen nicht überschritten werden.

Spezielle Lungensportangebote

Bei sehr fortgeschrittenem Leiden, insbesondere wenn bei der COPD noch komplizierende Krankheiten hinzukommen, sollten spezielle Bewegungsangebote genutzt werden, die von geschulten Therapeuten und zumeist auch von Ärzten begleitet werden («Lungensport»).

Bei Luftnot durch Anstrengungen sollte man versuchen, durch Training langsam den Auslösepunkt hinauszuschieben (Desensibilisierung). Manch Betroffener kann, wenn er sich weiter belastet, den Asthmaanfall überwinden, anderen ist die Inhalation eines kurz wirkenden Betamimetikum kurz vor dem Sport zu empfehlen.

Urlaub und Kuren sinnvoll planen

Urlaub und Kuren können für Atemwegserkrankte sehr erholsam und gesundheitsfördernd sein. Leider können sie aber auch in einem Desaster enden, wenn man einige Grundregeln nicht beachtet:

- Vermeidung von Reizklima für geschwächte Patienten und/oder während Infektzeiten: z.B. Aufenthalte an der Nordsee oder dem Atlantik insbesondere bei kalter und stürmischer Witterung. Wer trotzdem an die See möchte, dem ist die Ostsee eher anzuraten.
- Zu kurzer Aufenthalt: möglichst nicht unter 14 Tagen bei geschwächten und infektanfälligen Menschen. Die Adaptation an das neue Klima und die Rückadaptation fordern manchmal mehr als eine Woche.
- Kurzurlaube in den warmen Süden während der kalten Winterszeit: Meistens schon beim Rückflug, spätesten jedoch in der kalten Heimat ist der Atemwegsinfekt vorprogrammiert.
- Gebirge und Hochgebirge: möglichst zwischen ca. 800 und maximal 2000 Metern Höhe – je nach Zustand der Lunge; Vermeidung von Kalkgebirge. Bei stark geschwächten Menschen mit Ateminsuffizienz sollte die Reise eher in ein mildes Mittelgebirgsklima führen.

Für viele Atemwegserkrankte sind warme trockene Luft und Salzwasser ausgesprochen heilsam. Hier bieten sich (ausreichend lange) Aufenthalte im Wüstenklima und am Toten oder Roten Meer an. Das ist insbesondere bei zusätzlichen Hautproblemen und Kälteempfindlichkeit anzuraten.

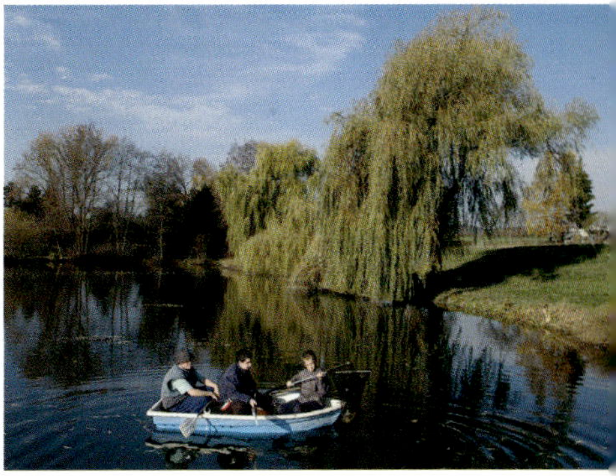

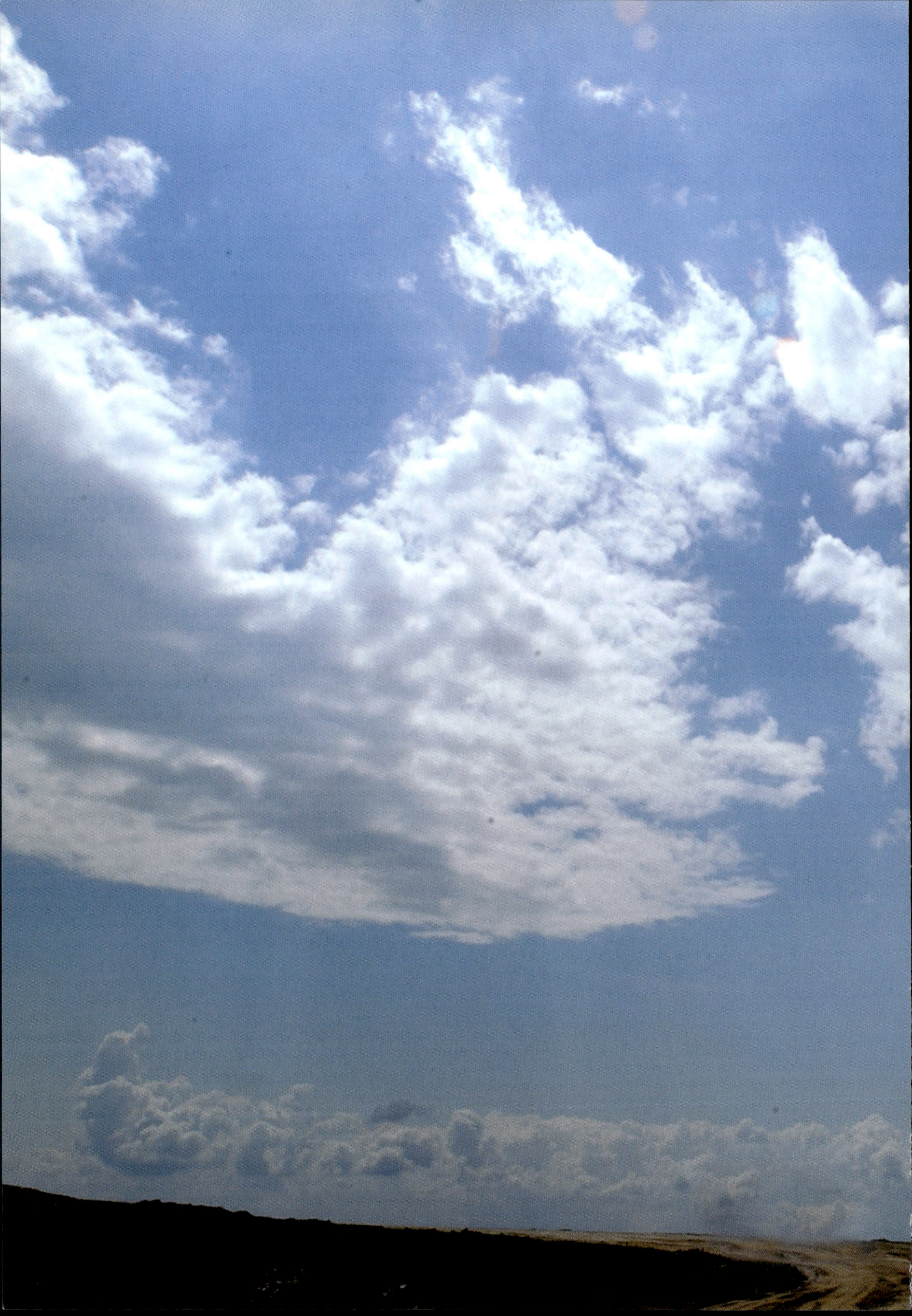

Schlusswort

Atmung und Leben sind Synonyme. Der Atemrhythmus wird als das äußerlich am unmittelbarsten erkennbare Lebenszeichen empfunden. Gleichzeitig werden Störungen der Atmung, Erkrankungen der Atemwege und Lunge – Husten, Auswurf, Schnarchen, Luftnot – für das Umfeld nicht selten dramatisch miterlebt. Der Mensch atmet die Welt ein. Was eben noch den Mitmenschen, die uns umgebende Tier- und Pflanzenwelt «durchatmet» hat, das wird im nächsten Augenblick über die Atemwege und die Lunge zum Teil des eigenen Lebens und Leibes.

Diese enge Beziehung lässt erahnen, warum der Mensch auf Veränderungen in der Welt, auf «atmosphärische» Störungen so empfindsam reagiert, warum Krankheiten der Atemwege und Lunge so häufig sind und in den letzten Jahrzehnten dramatisch zugenommen haben.

Die damit skizzierten «großen Zusammenhänge» zwischen Mensch und Welt sind der Hintergrund, aus dem dieser Ratgeber seine Ideen bezogen hat. Ich hoffe, dass diese Grundmelodie wahrnehmbar war und sich die einzelne Betroffene, der einzelne Kranke dennoch in seinen Bedürfnissen angesprochen fühlte.

Darüber hinaus hoffe ich, dass die Anregungen und Hinweise der Leserin und dem Leser trotz ihrer Fülle verständlich und nachvollziehbar geblieben sind und der Einzelne die für ihn wichtigen Gesichtspunkte hat finden können. Auch wenn versucht wurde, die positiven und manchmal leider auch negativen Erfahrungen einer Vielzahl von Patienten einzubringen, so gibt es im Einzelfall immer wieder neue, (noch) nicht berücksichtige Probleme, aber auch Lösungsansätze und Medikamente. Der Leser, dem die eigenen guten Erfahrungen mit einer bestimmten Therapie in meiner Darstellung fehlen, möge mir verzeihen. Das kann auch daran liegen, dass solch ein Buch sich begrenzen muss und einige Gesichtspunkte daher nicht erwähnt werden konnten.

Anhang

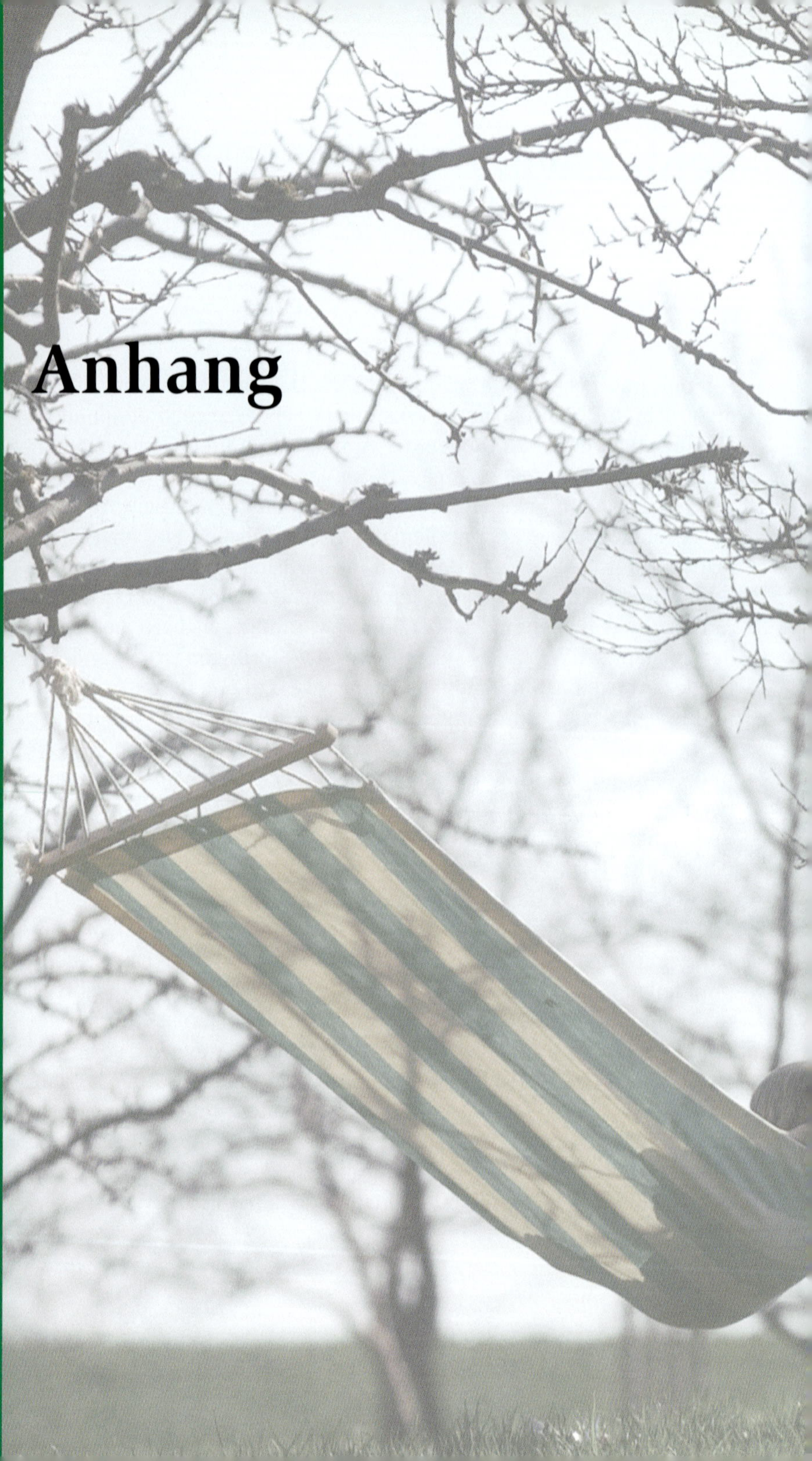

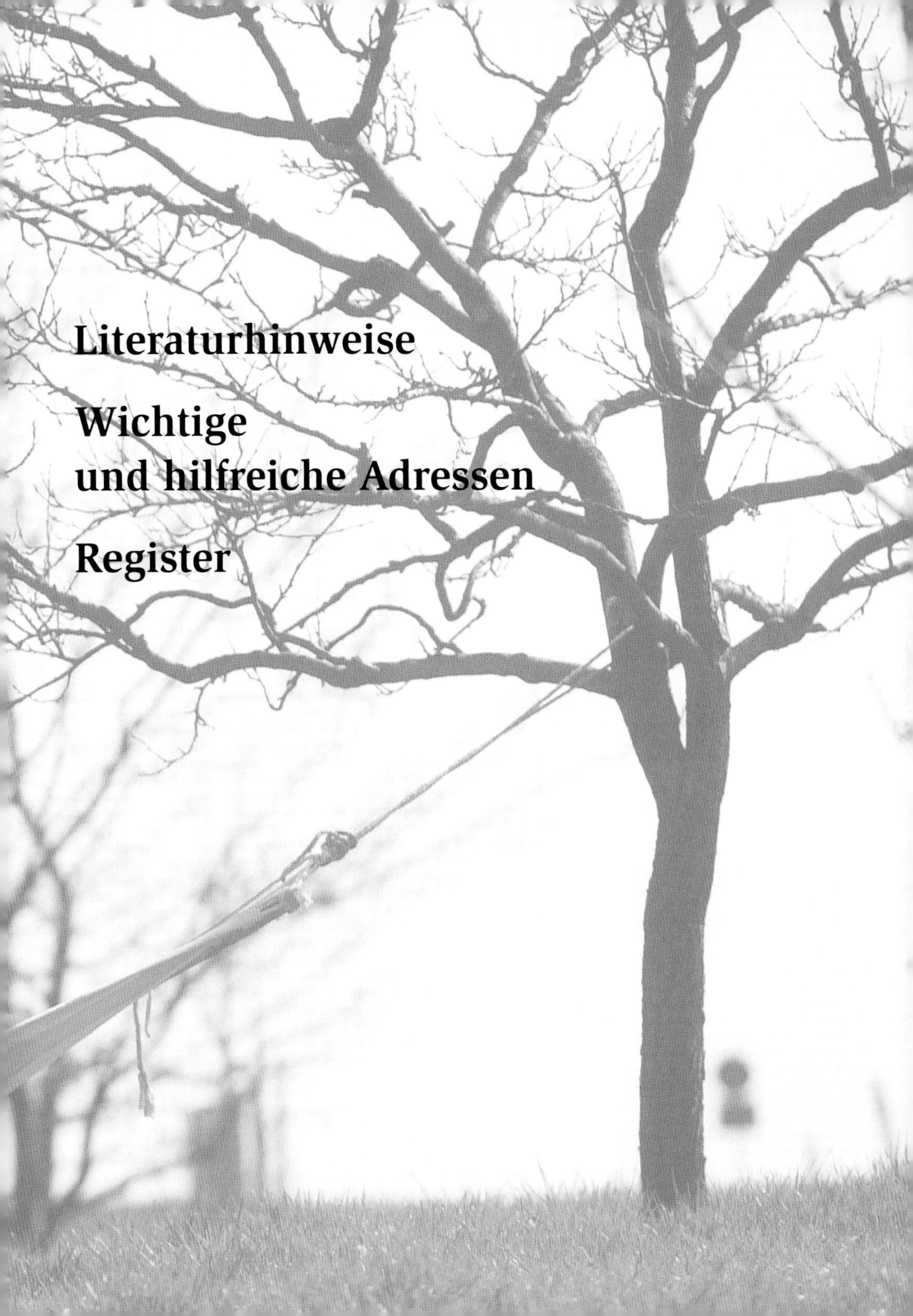

Literaturhinweise

Wichtige und hilfreiche Adressen

Register

Literaturhinweise

Atemwegserkrankungen

Deutsche Atemwegsliga e.V. / Deutsche Gesellschaft für Pneumologie (Hrsg.): *Leitlinie zur Diagnostik und Therapie von Asthma,* Stuttgart 2005.

Deutsche Atemwegsliga e.V. (Hrsg.): *Leitlinie zur Diagnostik und Therapie der COPD,* Stuttgart 2002.

Deutsche Atemwegsliga e. V. (Hrsg.): *COPD – chronisch-obstrukive Bronchitis und Lungenemphysem – besser mit der Krankheit leben. Pateientenratgeber,* Stuttgart 2005.

Deutsche Lungenstiftung e.V. (Hrsg.): *Weißbuch der Selbsthilfegruppe «Lunge und Atemwege» in Deutschland,* Stuttgart 2004.

H. Fabel / N. Konietzko (Hrsg.): *Weißbuch Lunge 2005,* Stuttgart 2005.

Begleitende Themen dieses Ratgebers

Hannegret Bausinger: *Das natürliche Wohlfühlbuch. Kräuter, Bäder, Tees und Wickel. Alte Hausmittel einfach angewendet,* Stuttgart 2001.

Christa-Johanna Bub-Jachens: *Schlafstörungen – gesunder Schlaf,* Verein gesundheit aktiv – anthroposophische heilkunst e.V., Bad Liebenzell-Unterlengenhardt.

Walter Bühler: *Der Leib als Instrument der Seele,* Stuttgart [12]1993.

Volker Fintelmann: *Intuitive Medizin – Einführung in eine anthroposophisch ergänzte Medizin,* Stuttgart 1987.

Hermann Glaser (Hrsg.): *Handbuch Gesundheitspflege. Alte und neue Hausmittel zur äußeren Anwendung. Methoden, Indikationen, Tipps. Krankheit & Gesundheit,* Bd.4 Gesundheitspflege initiativ, Esslingen 1999.

Michaela Glöckler, Wolfgang Goebel: *Kindersprechstunde,* Stuttgart [16]2006.

Wolfgang Goebel: *Schutzimpfungen selbst verantwortet,* Stuttgart [3]2006.

Walter Holtzapfel: *Im Kraftfeld der Organe,* Dornach 1989.

Ilse Horny: *Eurythmie – die heilende Bewegungskunst,* Verein gesundheit aktiv – anthroposophisches heilwesen e.V., Bad Liebenzell-Unterlengenhardt.

Lüder Jachens: *Hautkrankheiten ganzheitlich heilen. Ein Ratgeber aus anthroposophischer Sicht,* Stuttgart [2]2006.

Petra Lange: *Hausmittel für Kinder – Naturgemäß vorbeugen und heilen,* Reinbek 1993.

Wilhelm zur Linden, Walther Bühler, Otto Wolff: *Kinderkrankheiten haben einen Sinn!,* Verein gesundheit aktiv – anthroposophische heilkunst e.V., Bad Liebenzell-Unterlengenhardt.

Udo Renzenbrink: *Diät bei Allergie,* Bad Liebenzell-Unterlengenhardt 1987.

G. Schmidt-Kennedy, U. Renzenbrink: *Vom Wert der Gewürze,* Verein gesundheit aktiv – anthroposophische heilkunst e.V., Bad Liebenzell-Unterlengenhardt.

Markus Sommer: *Die natürliche Reiseapotheke,* Stuttgart 1999.

– *Grippe und Erkältungskrankheiten natürlich heilen,* Stuttgart 2000.

– *Der Hausarzt rät,* Stuttgart 2003.

Hermann Michael Stellmann: *Kinderkrankheiten natürlich behandeln,* München 2000.

Otto Wolff: *Die naturgemäße Hausapotheke,* Stuttgart [5]2006.

– *Was essen wir eigentlich? Praktische Gesichtspunkte zur Ernährung,* Stuttgart 1996.

Eckhard Roediger: *Wege aus der Angst. Ein Ratgeber für Betroffene und Angehörige,* Stuttgart 2005.

Wichtige und hilfreiche Adressen

Deutsche Atemwegsliga e.V.
Im Prinzenpalais
Burgstraße 12
33175 Bad Lippspringe
Tel. 0 52 52 / 93 36 15
Fax 0 52 52 / 93 36 16
www.atemwegsliga.de

Bundeszentrale für gesundheitliche Aufklärung
Osterheimer Straße 220
51109 Köln
Tel. 02 21 / 89 92-0
Fax 02 21 / 89 92 300
Informationstelefon zur Suchtvorbeugung: 02 21 / 89 20 31
www.bzga.de

Deutsche Emphysemgruppe e.V.
c/o Frau H. Schwick
Steinbrecherstraße 9
38106 Braunschweig
Tel. 05 31 / 2 34 90 45
www.emphysem.de

www.aufatmen-in-deutschland.de
Herausgeber:
Deutsche Atemwegsliga e.V.,
Deutscher Allergie- und Asthmabund e.V.,
Patientenliga Atemwegserkrankungen e.V.

Deutsche Lungenstiftung e.V.
Herrenhäuser Kirchweg 5
30167 Hannover
Tel. 05 11 / 2 15 51 10
Fax 05 11 / 2 15 51 13
www.lungenstiftung.de

Deutsche Selbsthilfegruppe für Sauerstofflangzeittherapie (LOT) e.V.
c/o Herr Dirmeier
Brunhuberstraße 23
83512 Wasserburg
Tel. 0 80 71 / 9 22 59 61
Fax 0 80 71 / 9 55 08
www.selbsthilfe-lot.de

Deutscher Allergie- und Asthmabund e.V.
Hindenburgstraße 110
41061 Mönchengladbach
Tel. 0 21 61 / 81 49-40
Fax 0 21 61 / 81 49-430
www.daab.de

Deutscher Verband für Gesundheitssport und Sporttherapie e.V.
Sektion Atemwegserkrankungen
Vogelsanger Weg 48
50354 Hürth-Efferen
Tel. 0 22 33 / 6 50 17 / 18
Fax 0 22 33 / 6 45 61
www.dvgs.de

AG Lungensport in Deutschland e.V.
c/o PCM
Wormser Straße 81
55276 Oppenheim
Tel. 0 61 33 / 20 23
Fax 0 61 33 / 20 24
www.lungensport.org

Nichtraucher-Initiative Deutschland e.V.
Carl-von-Linde-Straße 11
85716 Unterschleißheim
Tel. 0 89 / 3 17 12 12
Fax 0 89 / 3 17 40 47
www.ni-d.de

Patientenliga Atemwegserkrankungen e.V.
Berliner Straße 84
55276 Oppenheim-Dienheim
Tel. 0 61 33 / 35 43
Fax 0 61 33 / 92 45 57
www.patientenliga-atemweg.de

Gesellschaft Anthroposophischer Ärzte in Deutschland-Ost
Borstr. 23
01445 Radebeul
Tel. 03 51 / 8 97 17 15
Fax. 03 51 / 8 97 17 15

Gesellschaft Anthroposophischer Ärzte in Deutschland
Roggenstr. 82,
70794 Filderstadt
Tel. 07 11 / 7 79 97 11
Fax. 07 11 / 7 79 97 12
www.anthroposophischeaerzte.de

Gesellschaft Anthroposophischer Ärzte Österreich
Tilgnerstr. 3
A–1040 Wien
Tel. 00 43 / (0)1 / 5 04 49 08
Fax. 00 43 / (0)1 / 5 04 84 04
www.anthromed.at

Vereinigung anthroposophisch orientierter Ärzte in der Schweiz
Dr. med. Eva Streit
Paracelsus-Spital
Bergstr. 16
CH–8805 Richterswil
www.anthropos-aerzte.ch

Bei diesen Gesellschaften können die Adressen einzelner anthroposophischer Ärzte erfragt werden.

gesundheit aktiv – anthroposophische heilkunst e.V.,
Johannes-Kepler-Str. 56
75378 Bad Liebenzell-Unterlengenhardt
Tel. 0 70 52 / 9 30 10
Fax. 0 70 52 / 93 01 10
www.gesundheitaktiv-heilkunst.de

Seit über 40 Jahren informiert dieser Verein über die anthroposophisch erweiterte Medizin und ihre Menschenkunde und fördert deren Verbreitung: in über 90 Arbeitsgruppen und therapeutischen Einrichtungen, durch Kurse und Vorträge, durch allgemein verständliche Schriften und durch politische Gremienarbeit in Deutschland und Europa.

Gesundheitspflege initiativ
Paracelsusstr. 33
73730 Esslingen
Tel. 07 11 / 3 16 81 81
Fax. 07 11 / 3 16 81 81
www.gesundheitspflege.de

Berufsverband Heileurythmie
Roggenstr. 82
70794 Filderstadt
Tel. 07 11 / 7 79 97 23
Fax. 07 11 / 7 79 97 12
www.berufsverband-heileurythmie.de

Berufsverband für anthroposophische Kunsttherapie
Roggenstr. 82
70794 Filderstadt
Tel. 07 11 / 7 79 97 23
Fax. 07 11 / 7 79 97 12
www.anthroposophische-kunsttherapie.de

E.F.N.M.U.
Europäischer Verbraucherverband für Naturmedizin
Gerhard-Kienle-Weg 18
58313 Herdecke
Tel. 0 23 30 / 62 33 28
Fax: 0 23 30 / 62 33 30
www.efnmu.de

Weleda AG
Stollenrain 11
CH–4144 Arlesheim
Tel. 00 41 / (0) 61 / 7 05 21 21
Fax. 00 41 / (0) 61 / 7 05 23 10
www.weleda.ch

Weleda AG Deutschland
Möhlerstraße 3–5
73525 Schwäbisch Gmünd
Tel. 0 71 71 / 9 19-0
Fax. 0 71 71 – 9 19-424
www.weleda.de

Wala Heilmittel GmbH
Postfach 11 91
73085 Eckwälden / Bad Boll
Tel. 0 71 64 / 9 30-0
Fax. 0 71 64 / 9 30-297
www.wala.de

Abnoba Heilmittel GmbH
Hohenzollernstraße 16
75177 Pforzheim
Tel. 0 72 31 / 31 64 78
Fax 0 72 31 / 35 87 14
www.abnoba.de

Helixor Heilmittel
Fischermühle
72348 Rosenfeld
Tel. 0 74 28 / 93 5-0
Fax 0 74 28 / 93 5-102
www.helixor.de

Birken GmbH
Wurmberger Straße 19
75223 Niefern-Öschelbronn
Tel. 0 72 33 / 94 30 80
Fax 0 72 33 / 97 41 61
www.birkencreme.de

Register

Bildnachweis

Die Abbildung der Geräte erfolgt mit freundlicher Genehmigung der Herstellerfirmen: Seite 121 links (www.spaewa.de), 121 rechts (www.cegla.de) und 160 (www.respimat.de)

Bildagentur Blickwinkel – www.blickwinkel.de: Seite 171

COPD. Chronisch obstruktive Bronchitis und Lungenemphysem – besser mit der Krankheit leben. Der Patientenratgeber zur COPD-Leitlinie. Hrsg. von der Deutschen Atemwegsliga e. V., Burgstraße 12, 33175 Bad Lippspringe. Konzeption iKOMM – Information und Kommunikation im Gesundheitswesen GmbH, Seite 52: www.atemwegsligs.de oder www.ikomm.info: Seite 147, 158

Deutsche Atemwegsliga e. V., Burgstraße 12, 33175 Bad Lippspringe – www.atemwegsliga.de: Seite 106, 117 und 118 («Mein Asthma-Tagebuch»)

Ulrich Fenegl, Recklinghausen – www.ulrich-fengel.de: Seite 202

Christian Josef, D-91301 Forchheim, Tel.: 0 91 91/1 51 36,
E-Mail: Ch.Josef@addcom.de: Seite 52, 115, 130, 131, 132, 142

Mareno Medizin-Verlag GmbH: *Mareno Patientenatlas – Lungenheilkunde 2003/2004*, Frankfurt 2003: Seite 101 (Therapie-Stufenschema)

© medicalpicture gmbh – www.medicalpicture.de: Seite 54

Wolfgang Schmidt, Ammerbuch – www.wolfgang-schmidt-foto.de: Seite 20/21, 25, 26/27, 28, 35, 36/37, 49, 50/51, 59, 60/61, 68/69, 72, 75, 76/77, 84/85, 90/91, 92/93, 97, 98/99, 111, 112/113, 127, 128/129, 137, 138/139, 156/157, 161, 162/163, 168/169, 179, 180/181, 187, 188/189, 191, 201, 204/205

Markus Sommer, *Der Hausarzt rät. Krankheiten verstehen – sich selbst helfen – gesund werden,* Stuttgart 2002, Seite 154. Foto Armin Wanka, München: Seite 154

THIEMEs Pflege. Professionalität erleben. Hrsg. v. Edith Kellnhauser, Susanne Schewior-Popp, Franz Sitzmann u. a., Stuttgart [10]2004, Seite 521 und 522: Seite 104